Schriftenreihe Neurologie — Neurology Series

Band 6

Herausgeber

H. J. Bauer, Göttingen · H. Gänshirt, Heidelberg · P. Vogel, Heidelberg

Beirat

H. Caspers, Münster · H. Hager, Gießen · M. Mumenthaler, Bern
A. Pentschew, Baltimore · G. Pilleri, Bern · G. Quadbeck, Heidelberg
F. Seitelberger, Wien · W. Tönnis, Köln

Jürg Ulrich

Die cerebralen Entmarkungskrankheiten im Kindesalter

Diffuse Hirnsklerosen

Mit einem Geleitwort von F. Lüthy

Mit 35 Abbildungen und einer Farbtafel

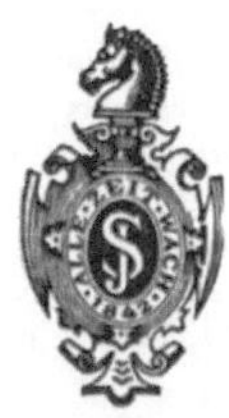

Springer-Verlag Berlin · Heidelberg · New York 1971

Privatdozent Dr. Jürg Ulrich

Aus der Forschungsabteilung der Neurologischen Univ.-Klinik (Direktor: Prof. Dr.
G. Baumgartner) und dem Kinderspital (Direktor: Prof. Dr. A. Prader) der
Universität Zürich

ISBN-13: 978-3-540-05244-9   e-ISBN-13: 978-3-642-65098-7
DOI: 10.1007/978-3-642-65098-7

Meiner Frau gewidmet

Geleitwort

Die vorliegende monographische Darstellung der kindlichen Entmarkungskrankheiten kommt einem ausgesprochenen Bedürfnis entgegen. Der Autor hat ein unter günstigen äußeren Bedingungen gesammeltes großes Material verwerten können; er legt ein Panorama dieser Krankheitsgruppe bei, das durch die Forschungen in der ganzen Welt, insbesondere aber in den angelsächsischen Ländern, in Deutschland und Belgien reich und vielgestaltig geworden ist. Er selbst steht, als Neuropathologe, in der vordersten Front dieser Wissenschaftler, so daß man sich seiner Führung unbedenklich anvertrauen darf.

Zürich, Oktober 1970   Prof. F. Lüthy

Vorwort

Die diffusen Hirnsklerosen oder Leukodystrophien waren im Laufe der letzten Jahrzehnte trotz ihrer Seltenheit der Gegenstand intensiver Forschungen. Das rührt davon her, daß sich bei diesen Krankheiten allgemein gültige Gesetzmäßigkeiten der Abbauprozesse im Nervensystem besonders gut erfassen lassen. Außerdem hoffte man immer wieder, durch das Studium der diffusen Sklerosen auch Aufschlüsse über die viel häufigere multiple Sklerose zu gewinnen.

Kliniker, Neuropathologen, Neurophysiologen und Chemiker haben sich mit den diffusen Sklerosen befaßt. Dadurch wurde unsere Kenntnis einzelner Formen — besonders der metachromatischen und der Krabbeschen Form der Leukodystrophie — erheblich vertieft und erweitert. Aber auch das Wissen über die anderen Formen wurde in den letzten Jahren stark bereichert.

Dadurch ist beim praktisch tätigen Pädiater, Neurologen, Neuropathologen und beim Neurochemiker ein Bedürfnis nach Überblick entstanden, dem die vorliegende monographische Darstellung entgegenkommen soll.

Diese Schilderung stützt sich auf die pathologisch-anatomisch untersuchten Fälle der Forschungsabteilung der Neurologischen Univ.-Klinik Zürich. Das Untersuchungsgut wurde somit großenteils von meinem Lehrer, Herrn Prof. F. Lüthy, gesammelt und bearbeitet. Die älteren Präparate stammen aus seiner Privatsammlung; sie sind bei den Fallbeschreibungen durch den Buchstaben „L" vor den Journal-Nummern gekennzeichnet. Es liegt mir daran, an dieser Stelle Herrn Prof. Lüthy für alle seine Anregungen, seine Kritik und seine Großzügigkeit herzlich zu danken. Ohne ihn hätte diese Arbeit nicht entstehen können.

Auch seinem Nachfolger, Herrn Prof. G. Baumgartner, bin ich für seine Ermunterungen und die aufmerksame, kritische Lektüre des Manuskriptes zu tiefem Dank verpflichtet.

Einmalige Einblicke in das pathologische Geschehen vermittelte mir Herr PD. Dr. A. Bischoff durch seine elektronenmikroskopischen Untersuchungen am peripheren Nerven von hier beschriebenen Patienten. Viele Vorstellungen über den Pathomechanismus der Leukodystrophien gehen auf diese Untersuchungen und auf Diskussionen mit Herrn Dr. Bischoff zurück.

Ein großer Teil der Gehirne gelangte durch die Vermittlung von Herrn Prof. E. Uehlinger, Direktor des Pathologischen Institutes Zürich, und Herrn Prof. A. Prader, Direktor des Kinderspitales Zürich, sowie der Privatdozenten Frl. Dr. G. Molz und Herrn Dr. W. Isler in die Forschungsabteilung der Neurologischen Klinik zur Untersuchung. Herrn Prof. A. Prader und Herrn PD. Dr. W. Isler verdanke ich außerdem die Möglichkeit, ohne jede Einschränkung die Krankengeschichten und anderen Dokumente des Kinderspitales Zürich einzusehen. Die Darstellung des klinischen Aspektes der verschiedenen Entmarkungskrankheiten wurde im wesentlichen

durch die Konsultation dieser vorbildlich geführten Krankengeschichten möglich. Dasselbe gilt für die Einsichtnahme in die Sektionsprotokolle des Pathologischen Institutes. Eine ganz besondere Hilfe war es mir aber, die histologischen Nebennieren-
präparate der Fälle 17, 19 und 20 einsehen und mit Herrn Prof. E. UEHLINGER
besprechen zu dürfen.

Weiteres Untersuchungsgut samt klinischen Informationen wurde unserer Forschungsabteilung durch die Vermittlung von Herrn Dr. W. HIRT und der Herren
Professoren A. HOTTINGER und G. STALDER (Kinderspital Basel) zugestellt (Fälle 4,
13 und 18), wofür ich den Herren ebenfalls zu Dank verpflichtet bin. Der gleiche
Dank gebührt auch Herrn Prof. M. AUFDERMAUR (Luzern) (Fall 24).

Wichtige Kenntnisse vermittelten uns die chemischen Untersuchungen durch Herrn
Prof. J. CUMINGS, National Hospital, Queen Square, London (Fälle 2, 12, 17, 16
und 21), Herrn Dr. W. KAHLKE, Heidelberg (Fall 7) und Herrn Priv.-Doz. H. PILZ,
Göttingen (Fälle 7, 8 und 12). Herrn PILZ verdanke ich besondere Informationen
über die Lipidchemie des Falles 7.

Wesentliche Einblicke in die pathogenetischen Zusammenhänge sowie Informationen über anderweitig veröffentlichte Fälle gaben mir die persönlichen Mitteilungen
und schriftlichen Stellungnahmen von Herrn Prof. R. D. ADAMS, Boston, Herrn Prof.
LUDO VAN BOGAERT, Antwerpen, Frau Dr. E. FARKAS, Paris, und Herrn Prof.
J. PEIFFER, Tübingen. Ihnen allen sei für ihr promptes Eingehen auf meine Anfragen
an dieser Stelle bestens gedankt.

Eine Arbeit wie die vorliegende kann nur dann zustande kommen, wenn die heikle
neurohistologische Arbeit während Jahren immer wieder mit Intelligenz und beharr-
lichem Einsatz geleistet wird. Es ist mir deshalb ein besonderes Anliegen, allen tech-
nischen Mitarbeiterinnen zu danken, die im Laufe der Jahre unserer Forschungsabteilung geholfen haben. Hier sei lediglich Herr WERNER GEHRET, Cheflaborant, erwähnt,
dem ich die Photographien und graphischen Darstellungen verdanke.

Ganz besonderen Dank schulde ich Fräulein ELISABETH HAAG für die Nieder-
schrift des Manuskriptes, die ja wegen der zahlreichen Tabellen besonders anspruchs-
voll war.

Zürich, Oktober 1970   J. ULRICH

Inhaltsverzeichnis

Verzeichnis der Abkürzungen

ML   — Metachromatische Leukodystrophie
SL   — Sudanophile Leukodystrophie
DS   — Diffuse Sklerose
MA-DS — Kombination von Morbus Addison und diffuser Sklerose
PMK   — Pelizaeus-Merzbachersche Krankheit
SpD   — Spongiöse Degeneration
MS   — Multiple Sklerose
SSLE   — Subakute sklerosierende Leukoencephalitis

1. KAPITEL

Einleitung

Die Entmarkungskrankheiten des Kindesalters, unter denen wir besonders die diffusen Hirnsklerosen verstehen, sind progrediente, tödlich verlaufende Hirnleiden. Man betrachtete ursprünglich eine Verhärtung des Gehirns infolge einer Vermehrung der Gliafasern als pathologisch-anatomisches Leitsymptom. Wie man heute weiß, tritt sie aber nicht immer auf. Erkrankungen mit normaler oder gar erniedrigter Konsistenz des Gehirns kommen vor. Dabei werden heute diejenigen Nervenleiden als diffuse Hirnsklerose bezeichnet, bei denen vorwiegend die weiße zentralnervöse Substanz erkrankt ist und bei denen die entmarkten Gebiete nicht — oder nicht vorwiegend — herdförmig sind. Die Beschreibung und Klassifikation dieser Veränderung bilden den Gegenstand der vorliegenden Arbeit. Dabei werden besonders die Genese und die klinischen Manifestationen dieser Krankheiten besprochen.

1. Historisches

Der Begriff „diffuse Sklerose" soll auf A. STRÜMPELL (1879) zurückgehen. In seiner Arbeit benutzt ihn STRÜMPELL aber, wie wenn er den damaligen Nervenärzten bereits geläufig gewesen und wie heute der disseminierten, resp. multiplen Sklerose gegenübergestellt worden wäre. Welche Krankheit unserer modernen Nomenklatur beim 66jährigen Patienten STRÜMPELLS vorgelegen hat, ist kaum mehr zu verifizieren.

Der erste Bericht über ein Kind mit einer diffusen Sklerose ist der von HEUBNER (1897). HEUBNER schildert einen 5jährigen Knaben, bei dem sich eine Tetraspastik und eine Demenz entwickelte und es außerdem zu epileptischen Anfällen kam, und der nach einem Jahr verstarb. Pathologisch-anatomisch bestand eine Hirnatrophie und eine Verhärtung des Großhirns, weniger auch der übrigen Teile des Zentralnervensystems.

Mit dem Falle SCHILDERs (1912) beginnt die neuere Kasuistik. Von diesem Bericht an sind die Publikationen meist so abgefaßt, daß die Fälle nach moderneren Kriterien zu klassifizieren sind. SCHILDER kommt das Verdienst zu, durch Publikationen mehrerer Fälle (1912, 1913, 1924) von diffuser Sklerose dieselbe in das diagnostische Denken eingeführt zu haben. Während Jahrzehnten wurde daher die Bezeichnung „Schildersche Krankheit" von Pathologen und Klinikern synonym mit „diffuser Sklerose" verwendet.

Heute weiß man, daß SCHILDER in seinen Mitteilungen 3 Patienten mit verschiedenen Krankheitsbildern beschrieb (LUMSDEN, 1955): Der Fall von 1912 war ein 14jähriges Mädchen mit großen, scharf begrenzten Läsionen ähnlich den Plaques der multiplen

Sklerose. Der 2. Fall (1913), der früher schon von HABERFELD u. SPIELER (1910) beschrieben worden war, war eine familiäre Entmarkungskrankheit mit unscharf begrenzten Läsionen, und der 3. Fall (1924) steht wahrscheinlich den subakuten sklerosierenden Leukoencephalitiden (VAN BOGAERT) nahe. Es hat sich deshalb eingebürgert, die Bezeichnung „Schildersche Krankheit" nur noch für die Krankheit mit den Riesenplaques vom MS-Typ zu verwenden oder die Bezeichnung ganz fallen zu lassen, was vorzuziehen ist.

BIELSCHOWSKY u. HENNEBERG (1928) bezeichneten erstmals einen Fall von diffuser Sklerose mit „Leukodystrophie". Sie wollten damit zum Ausdruck bringen, daß bei diesem kindlichen Fall die weiße Substanz einen abnormen Stoffwechsel aufweist. Diese Benennung hat sich durchgesetzt. Wir werden sie als Synonym mit „diffuser Sklerose" verwenden, also nicht nur eine bestimmte Gruppe damit bezeichnen.

Auf die Geschichte der Klassifikationsversuche soll erst bei der Schilderung der verschiedenen Krankheitsbilder eingegangen werden, sowie in einem eigenen, der Klassifikation gewidmeten Kapitel. Erwähnt sei jedoch die Abgrenzung der subakuten sklerosierenden Leukoencephalitis (SSLE) von der diffusen Sklerose durch VAN BOGAERT (1945). Die SSLE, welche klinisch und pathologisch-anatomisch eine gewisse Ähnlichkeit mit den diffusen Sklerosen aufweist, kann auf Grund sorgfältiger histologischer Untersuchung von ihnen isoliert werden. Inzwischen hat sich gezeigt, daß die SSLE außerdem nicht nur ein typisches EEG und einen charakteristischen Liquorbefund aufweist, sondern möglicherweise auch einen eigenen, besonderen Erreger hat — das Masernvirus (BOUTEILLE, 1965, Spezialausgabe des Neurology 1968, Hrsg. ZEMANN u. Mitarb.).

Bei der Schilderung der Krankheiten folgen wir der Klassifikation von GREENFIELD (1950, 1952, 1958), da sie ausschließlich vom Befund ausgeht und die Einbeziehung von Interpretationen am erfolgreichsten vermeidet.

Wir werden also die verschiedenen Formen in folgenden Kapiteln besprechen:

— Metachromatische Leukodystrophien
— Leukodystrophien mit Globoidzellen (Krabbesche Krankheit)
— Sudanophile Leukodystrophien
— Pelizaeus-Merzbachersche Krankheit
— Spongiöse Leukodystrophie (VAN BOGAERT-BERTRAND, 1949)
— Seltene, schwer einzureihende Formen, die als selbständige Krankheitsbilder behandelt werden.

2. Vorbemerkungen zur normalen Struktur der weißen Substanz und zu den Entmarkungsvorgängen im allgemeinen

A. Die weiße Substanz im normalen, reifen Gehirn

a) Elektronenmikroskopie

Die weiße Substanz des Zentralnervensystems besteht aus Achsencylindern, Markscheiden, Gliazellen und Gefäßen. Die Markscheiden sind eingerollte Cytoplasmamembrane von Oligodendrogliazellen im zentralen Nervensystem, von Schwann-

Zellen im peripheren Nerven (GEREN, 1954; ROBERTSON, 1955; BUNGE, 1962). Ontogenetisch kann man besonders am peripheren Nerven gut verfolgen, wie zunächst der Achsencylinder sich in das Cytoplasma der Schwann-Zelle einstülpt und nur noch über ein schmales „Mesaxon" mit dem Extracellulärraum in Verbindung steht. Dann beginnt sich dieses Mesaxon so zu verlängern, daß es spiralförmig in mehreren Lagen um das Axon herum zu liegen kommt.

Die einzelnen Lagen der Membran verschmelzen so, daß immer an der Berührungsfläche der Innenseite eine stark elektronendichte Linie (dense line), an der Berührungsfläche zweier äußerer Seiten aber eine weniger dichte Linie (interperiod line) entsteht, welche sich in starker Auflösung als Doppellinie darstellt. So imponiert schließlich die Markscheide als eine dicht aufgespulte Spirale mit dunklen und hellen Linien, die mit dem Extracellulärraum durch ein äußeres, mit dem Axon durch ein inneres Mesaxon verbunden ist. Der Abstand zweier dense lines mißt nach SJÖSTRAND (1953, 1960) 120 Å (fixiertes Gewebe, peripherer Nerv), nach BISCHOFF u. MOOR (1967) 185 Å im peripheren Nerven, 160 Å im Zentralnervensystem der Maus (unfixiertes Gewebe, Gefrierätzmethode). Eine ähnliche Periodik kann auch mit Hilfe der Röntgendiffraktionstechnik erschlossen werden (SCHMITT et al., 1941; FINEAN, 1953).

Die Schwann-Zelle des peripheren Nerven bildet jeweils nur die Markscheide um ein einziges Axon. Die Zelle selbst ist dabei ungefähr so lang wie ein Internodium (Abstand zwischen zwei Ranvierschen Schnürringen). Das äußere und innere Mesaxon sind deshalb ungefähr ebenso lang und bilden eine langgezogene, parallel zum Faserverlauf liegende Fläche. Die Wahrscheinlichkeit, daß man diese in Nervenquerschnitten schneidet, ist relativ groß, weshalb hier das Mesaxon relativ früh entdeckt wurde (GEREN, 1954).

Anders die Oligodendroglia im Zentralnervensystem: Trotz der Kleinheit ihres Zelleibes bildet eine solche Zelle mit ihrer Cytoplasmamembran die Markscheide mehrerer Achsencylinder. Die Brücke, welche das Membransystem der Markscheide mit der Zellmembran verbindet, ist schmal und stielförmig, so daß sie auf Querschnitten nur selten zur Darstellung gelangt. Ihr Nachweis erfolgte deshalb erst 1962 durch BUNGE u. Mitarb.

Neben der Struktur der Markscheiden selbst wird uns in der Folge auch der Extracellulärraum und seine Beziehung zu Gefäßen und Glia beschäftigen: Alle Gefäße des reifen Gehirns wie auch die Leptomeningen sind durch eine Basalmembran vom eigentlichen nervösen Parenchym abgegrenzt. Bei den kleinsten Capillaren besteht eine einzige Schicht von Basalmembran, bei den größeren eine doppelte. Das eine Blatt derselben liegt unmittelbar dem Gefäß außen an, das andere schließt das zentralnervöse Gewebe gegenüber dem perivasculären Raum ab. Letzterer, welcher dem Virchow-Robinschen Raum entspricht, liegt also zwischen zwei Basalmembranen und ist mit Flüssigkeit gefüllt (ref. nach HAGER, 1964). Die äußere — in den kleinen Gefäßen die einzige — Basalmembran ist von einem lückenlosen Rohr umgeben, bestehend aus Endfüßen von Astrocyten. Genaueres über die Beziehung der Astrocyten zur Oligodendroglia und Markscheide ist nicht bekannt. Es ist anzunehmen, daß diese wie die Ganglienzellen der Rinde und der Kerngebiete über die Astrocyten ihren Stoffaustausch mit dem Kreislauf vornehmen.

Im Gegensatz zur grauen Substanz mit seinem sehr schmalen Extracellulärraum weitet er sich in der weißen etwas aus, was besonders für das Verständnis der Mikroanatomie des Hirnödems wichtig ist.

b) Chemische Zusammensetzung der weißen Substanz

Die weiße Substanz enthält ungefähr 70 % Wasser, im übrigen Proteine und Lipide. Letztere machen etwa 65 % des Trockengewichtes aus und sind vorwiegend in den Markscheiden lokalisiert. Diese können heute isoliert dargestellt werden. Unter den Lipiden finden sich unverestertes Cholesterol, Cerebroside und Phospholipide. Die Cerebroside sind teils unverestert, zu 20 % aber als Sulfatester vorhanden (BLIX, 1933). Andererseits kann man nach den in ihnen enthaltenen Fettsäuren Cerebrosid vom Cerebrontyp und solches vom Kerasintyp unterscheiden. Unter den Phosphatiden sind Lecithine, Cephaline, Acetalphosphatide zu unterscheiden. Cerebroside und Sphingomyelin werden, gemeinsam mit den Gangliosiden, als Sphingolipide bezeichnet — wegen ihres charakteristischen Alkohols „Sphingosin". Diese scheinen in verhältnismäßig einfachen molaren Mengenbeziehungen miteinander zu stehen (vgl. Tabelle 1, S. 135, nach PILZ). Man hat aus solchen Bestimmungen, den Untersuchungen mit Röntgendiffraktion (FINEAN, 1960; SCHMITT, 1941), Polarisationsoptik (SCHMIDT, 1936), elektronenoptischen Untersuchungen inkl. Gefrierätztechnik (BISCHOFF u. MOOR, 1967) den molekularen Aufbau der Markscheide erschließen können, so daß in vielen Arbeiten der genannten Autoren heute Modelle der Markscheide mit ihrem molekularen Aufbau gezeigt werden. Hier sei lediglich auf diese Arbeiten hingewiesen, ebenso für die genaueren Aufschlüsse über die Neurochemie (BRANTE, 1960; CUMINGS, 1964; SCHETTLER u. Mitarb. 1967). In allen diesen Modellen werden die elektronenmikroskopisch dichten, schwarzen Linien der Markscheiden als Proteine aufgefaßt, die hellen Schichten dagegen als Lipide. Diese Annahme wird neuerdings auch durch die Gefrierätztmethode der Elektronenmikroskopie bestätigt (BISCHOFF u. MOOR, 1967).

Bemerkenswert ist der Umstand, daß der Turnover der verschiedenen Markscheidenlipide unterschiedlich ist: Während die einmal eingebauten Cholesterolmoleküle praktisch nicht mehr herausgelöst werden, besteht offenbar für Phospholipide ein erheblicher Turnover (PRITCHARD, 1963; BISCHOFF u. RÖSLER, 1968). Es scheint allerdings nicht gesichert; daß diese Phospholipide tatsächlich in der Markscheide eingebaut werden.

c) Histologische Technik und Lichtmikroskopie der weißen Substanz

Trotz den kurz referierten neuesten Einsichten in die Struktur der weißen Substanz, besonders des Myelins, sind die Routinemethoden der diagnostischen Neuropathologie seit Jahrzehnten im wesentlichen gleich geblieben. Man verwendet weiterhin Modifikationen der Weigertschen Technik, welche durch vorgängige Beizung des Gewebes eine elektive Färbung durch Hämatoxylin erzielt. Wir verwenden gewöhnlich die Modifikationen nach LOYEZ und nach WOELKE. Sie scheint auf eine Darstellung der Proteine zu beruhen, möglicherweise auch der Phospholipide mit ihren polaren, den Eiweißen zugewandten Gruppen (C. W. M. ADAMS, 1965).

Daneben verwenden wir routinemäßig Luxol-fast-blue zur Darstellung der Markscheiden. Diese Färbemethode galt ursprünglich als spezifisch für cholinhaltige Phospholipide (PEARSE, 1961), also für das Sphingomyelin der Markscheiden, sie ist aber nach ADAMS (1965) lediglich ein unspezifisches Mittel zur Darstellung von Lipiden.

Beide Färbemethoden werden in erster Linie dazu verwendet, einen topographischen Überblick über die vorhandenen Markscheiden zu vermitteln. Es läßt sich mit ihnen auch der Vorgang in der Bemarkung beim Neugeborenen und Kleinkind erfassen sowie Lage, Ausmaß, Intensität und Begrenzung von Entmarkungsprozessen. Darüber hinaus scheinen diese Färbungen auch Details der Markscheidenstruktur aufzuzeigen. Wie man heute aber von der Elektronenmikroskopie her weiß, handelt es sich dabei vorwiegend um Artefakte, zurückzuführen auf Fixation, Entwässerung und Einbettung. Mit einiger Übung kann man sie von pathologischen Veränderungen abgrenzen, weshalb sie hier kurz geschildert seien.

Auf Querschnitten sind die Markscheiden ein Rohr mit einem Gesamtdurchmesser von 2—16 μ (GASSER u. GRUNDFEST, 1939). Sie wirken auf Querschnitten viel voluminöser als die Achsencylinder, die in den entsprechenden Färbungen wie dünne Drähte aussehen, d. h. im Querschnitt kleine schwarze Punkte sind. Diese Größenverhältnisse sind artefiziell und zwar fixationsbedingt. In Wirklichkeit ist das Verhältnis umgekehrt, die Markscheide ist eine verhältnismäßig dünne Hülle des recht dicken Achsencylinders. Die Markscheiden scheinen im Querschnitt oft radartig aufgebaut: Es finden sich „Speichen" anfärbbaren Materials, zwischen denen optisch leere Räume liegen. Zuäußerst liegt dann eine „Felge" anfärbbaren Materials.

Im Längsschnitt unterscheiden sich die Markscheiden des peripheren Nervensystems von denjenigen des zentralen. Im peripheren Nerven ist der Ranviersche Schnürring gut zu erkennen, während man ihn im Gehirn und Rückenmark gewöhnlich nicht sieht. Er ist *kein* Artefakt. Der Abstand zwischen zwei Schnürringen heißt Internodium. Ein Internodium entspricht dem Lamellensystem einer einzelnen Schwannschen Zelle. Seine Länge beträgt beim Menschen in den dicksten Markscheiden bis 1 mm (V. MURALT).

Ferner scheinen größere Markscheiden im peripheren Nerven aus lose ineinandergesteckten Trichtern anfärbbarer Substanz zu bestehen, was zu der sog. Fischreusenstruktur führt. Die Aufhellung zwischen zwei solchen Trichtern heißt Schmidt-Lantermannsche Kerbe. Es ist umstritten, ob sie einer physiologischen Struktur entspricht oder ein Artefakt darstellt. Sie wird im Zentralnervensystem kaum je beobachtet.

Fast immer zeigen die längs geschnittenen Markscheiden im peripheren Nerven und im Zentralnervensystem eine ausgesprochen schaumige Struktur. Sie scheinen aus optisch leeren Bläschen von etwa 1—3 μ Durchmesser zu bestehen, die durch feine Brücken anfärbbaren Materials voneinander getrennt sind. Man spricht hier von Fenestrierung (SPIELMEYER, 1922). Es handelt sich um ein Kunstprodukt, das sowohl im Zentralnervensystem wie im peripheren Nervensystem zustande kommt.

Kaliberschwankungen der Markscheiden sind innerhalb gewisser Grenzen normal, besonders im Zentralnervensystem. Erst eigentliche Perlschnurbildungen sind pathologisch. Besonders leicht kommt es in ödematösen Bereichen des ZNS zu solchen Anschwellungen, z. B. in Ventrikelnähe bei Hydrocephalus occlusivus. Vermutlich quellen die Markscheidenlipide auf infolge ihrer Hydrophilie (ADAMS, 1965).

Gelegentlich verwenden wir zur Darstellung der Markscheiden auch den unspezifischen Fettfarbstoff Sudanschwarz B. Sie zeigt keine Vorteile gegenüber den erwähnten Methoden, außer daß ihr histochemischer Charakter, eben derjenige eines Fettfärbungsmittels, bekannt ist.

Die Kunstharzeinbettung osmiumfixierter Gewebsstücke, wie sie für die Elektronenmikroskopie verwendet wird, kann auch für die Lichtmikroskopie benutzt werden. Die oben beschriebenen Artefakte werden dabei weitgehend ausgeschaltet. Leider kann man auf diese Weise nur kleinste Gewebestücke untersuchen. Eine weitere Möglichkeit besteht in der konventionellen Weiterverarbeitung osmiumfixierter Gewebsstücke. Auf weitere histologische und besonders histochemische Methoden möchten wir hier nicht eingehen. Sie sind u. a. eingehend von DIEZEL (1957) und von ADAMS (1965) beschrieben worden.

B. Die weiße Substanz im normalen neonatalen und kleinkindlichen Gehirn

Das eindrücklichste Phänomen in diesen Gehirnen ist sicher die Bemarkung. Sie schreitet im wesentlichen von caudal nach rostral fort. Von den zahlreichen Arbeiten, die sich mit dem zeitlichen Ablauf dieses Phänomens befassen, erwähnen wir FLECHSIG (1876), LUKAS-KEENE u. HEWER (1933), CONEL (1939—1953), YAKOVLEV u. ANDRÉ-ROCH LECOURS (1967).

Aus diesen Arbeiten sowie der eigenen Erfahrung ergeben sich folgende Faustregeln, welche erlauben, anhand des Bemarkungszustandes eines Gehirns auf das Alter zu schließen bzw. einen Bemarkungsrückstand zu erfassen.

a) Morphologie

Zeitpunkt der Geburt am normalen Termin (Abb. 1a, S. 189)*. Das Großhirn ist fast völlig markscheidefrei. Lediglich einzelne zur Zentralregion ziehende Fäserchen der Capsula interna sind bemarkt. Ferner finden sich in der Ansa lenticularis, im Pallidum, im Nervus und Tractus opticus sowie in der Radiatio optica wenige bemarkte Fasern. Auch im Cerebellum findet man nur in den medial gelegenen Gebieten bereits einzelne Markscheiden.

Im Hirnstamm sind die Ponshaube, der obere und untere Kleinhirnschenkel, der mediale Lemniscus, das ganze statoakustische System und der Olivenhilus bereits bemarkt. Dagegen fehlt die Bemarkung der Pyramidenbahn, der cortico-pontinen Bahnen und der Ponsarme.

Im Rückenmark sind die ascendierenden Systeme bemarkt, insbesondere der Hinterstrang, die spino-cerebellären und spino-thalamischen Bahnen.

Periphere Nerven, Wurzeln und Hirnnerven sind bei der Geburt bemarkt.

Im Alter von 3 Monaten haben sich im Großhirn fast überall Markscheiden entwickelt. Diese sind jedoch sehr dünn und locker angeordnet. Markscheiden fehlen in den Markinseln des Striatum, im Tractus mammillo-thalamicus, im Fornix und weitgehend im Balken. Die lateralen Anteile des Temporallappens sind noch unbemarkt. Die U-Fasern sind noch wenig bemarkt.

Im Kleinhirn ist jetzt ebenfalls eine lockere Bemarkung, am dichtesten in den lateralen Abschnitten der Hemisphären, festzustellen.

Im Hirnstamm zeigen alle Anteile Markscheiden. Die bei Geburt bereits myelinisierten Strukturen werden intensiv angefärbt, die übrigen leicht. Das gleiche gilt für das Rückenmark.

Im Alter von 6 Monaten ist die Bemarkung überall deutlich (Bildteil, Abb. 1 b, S. 189). Auch die intracorticalen Assoziationsfasern sind wie die U-Fasern jetzt deutlich bemarkt. Die Bemarkung ist aber im Groß- und Kleinhirn noch recht locker, besonders in den letztbemarkten Gebieten. Das steht im Gegensatz zum Zustand im Alter von einem Jahr.

---

* Die Abbildungen sind im Bildteil im Anhang zu finden.

Obwohl nachgewiesenermaßen die Bemarkung nach Abschluß des ersten Lebensjahres sich noch jahrelang fortsetzt, verändert sich das Übersichtsbild des normalen Gehirnes nur noch so wenig, daß diese Veränderungen für die praktische neuropathologische Arbeit keine Rolle mehr spielen.

Nicht weniger eindrücklich als dieser mit großer Konstanz innegehaltene Zeitplan sind die histologischen Veränderungen während der Myelinisation (Abb. 2, S. 190). Sie sind erstmals von ROBACK u. SCHERER (1935) systematisch untersucht worden. In neuerer Zeit beschäftigt sich vor allem die Gruppe um FRIEDE (1966) mit diesen Problemen. Im Prinzip sind die während der Bemarkung auftretenden histologischen Phänomene überall die gleichen. Als Untersuchungsobjekt wurde gewöhnlich die Capsula interna, gelegentlich auch der Balken gewählt, wo die Verhältnisse besonders übersichtlich sind.

Die unbemarkte, noch ruhende weiße Substanz ist zellarm, die vorhandenen Zellkerne klein, dicht, ohne auffallende Nucleolen. Kurz bevor die ersten Markscheiden histologisch dargestellt werden, tritt eine auffallende Zellkernvermehrung auf. Diese Zellkerne bilden oft kurze Reihen parallel zum Faserverlauf. Sie sind fast alle locker gebaut; sie gleichen also den späteren Astrocytenkernen und besitzen einen deutlich sichtbaren Nucleolus. Dieser Zellkernreichtum bleibt während der ganzen Bemarkung bestehen. Es ändert sich jedoch der Charakter einzelner Kerne: Sie werden kleiner und dichter, ihr Nucleolus weniger auffällig, und allmählich zeigen immer mehr Kerne diese Charakteristika der reifen Oligodendroglia. Beim reifen Gehirn sind dann oligodendrogliale und astrocytäre Kerne deutlich unterscheidbar. Die Zahl der Kerne pro Gesichtsfeld liegt deutlich unter derjenigen während und deutlich über derjenigen vor der Myelination. Die Zellvermehrung — *die Myelinationsgliose* — überdauert etwas die ohne genauere Messungen erfaßbare Zunahme der Markscheidenbildung. Mit roten Sudanfarbstoffen darstellbare Fette können normalerweise während der Myelination nicht nachgewiesen werden.

Auf die Ultrastruktur des Vorganges der Markscheidenbildung selbst sind wir bereits eingegangen. Interessant ist die gleichzeitige Differenzierung der Glia und des extracellulären Raumes (WECHSLER, 1965). Dieser Autor zeigte, daß die frühembryonale weiße Substanz aus nackten, meist parallel gelegenen Neuriten besteht. Der perivasculäre Raum ist gegenüber dem extracellulären Raum um diese Neuriten herum noch nicht abgegrenzt. Es kann also eine direkte Ernährung durch Diffusion aus den Capillaren erfolgen. Erst später — etwa am 9. Embryonaltage im Rückenmark des Huhns — schieben sich Gliafortsätze zwischen Gefäß und Dendriten, andere Gliafortsätze legen sich direkt um die Dendriten. Sie bilden später Markscheiden. Von nun an fehlen auch hier, wie im übrigen Zentralnervensystem, größere extracelluläre Diffusionsräume. Solche fehlen auch in denjenigen Partien der weißen Substanz, durch welche hindurch im Laufe der fetalen Entwicklung noch große Zellwanderungen erfolgen, also besonders im Großhirnmarklager.

b) Chemische Veränderungen während der Bemarkung

Die Veränderungen der chemischen Zusammensetzung der weißen Substanz spiegeln weitgehend den beschriebenen Myelinationsvorgang wider. Die Gesamtlipide nehmen zu, was besonders für Cholesterol, Cerebroside und Sphingomyelin untersucht ist (FOLCH u. Mitarb., 1959; CUMINGS u. Mitarb., 1965). Gleichzeitig nimmt der prozentuale Wassergehalt der weißen Substanz ab (JOHNSON, 1949; TINGEY, 1956). Vom Cholesterol ist bekannt, daß es teilweise im Gehirn selbst synthetisiert wird, teilweise aber aus dem Blutstrom stammt (SRERE et al., 1950; DAVISON et al., 1958 u. 1959; CLAREN-BURG et al., 1963). Es entstehen dabei vorübergehend Cholesterolester (TINGEY, 1956; CUMINGS, 1965; CLARENBURG et al., 1963; ADAMS u. DAVISON, 1959). Auch der zeitliche Ablauf der Synthese der übrigen Lipide kann mit Hilfe markierter Bestandteile, z. B. Acetat (KOREY u. ORCKE, 1959; DEBUCH, 1964), P32 (BIETH et al., 1962; BISCHOFF u. RÖSLER, 1968) und Äthanolamin verfolgt werden (McMURRAY, 1964).

Aufschlußreich ist das Verhalten der nicht zur Markscheide gehörigen Lipide während der Bemarkung, besonders der Ganglioside. Diese sind vor dem Einsetzen der Myelination im Cortex und im Mark etwa in gleicher Konzentration vorhanden. Sie gehen dann in der weißen Substanz im Verhältnis zu den Markscheidenlipiden zurück, während die absolute Konzentration etwa gleich bleibt (SVENNERHOLM, 1957). Entsprechend der intensiven Synthese von Markscheidenmaterial sind während der Myelinisation auch die RNS und DNS vermehrt. Es werden in dieser Zeit häufig polyploide Kerne innerhalb der Myelinationsglia beobachtet (VIOLA, 1963 KOENIG et al., 1962). Die oxydativen Enzyme (FRIEDE, 1966) sind vermehrt, was für einen erhöhten Energiebedarf während der Membransynthese spricht.

C. Allgemeine Daten zu den Entmarkungsvorgängen

a) Lichtmikroskopie

Alle Entmarkungsvorgänge sind morphologisch durch einen Verlust an Markscheiden sowie das Auftreten von Markscheidenabbauprodukten, Phagocytose und Gliareaktionen gekennzeichnet. Der Begriff des Entmarkungsvorganges schließt zunächst in sich, daß die Achsencylinder erhalten bleiben. Das verhält sich aber in vielen Fällen nicht so. Man spricht hier trotzdem von Entmarkungskrankheiten, sofern sich der Prozeß im wesentlichen an die weiße Substanz hält und nicht als eine sekundäre Folge von neuronalen Degenerationen gedeutet werden kann. Wenn die Degeneration der weißen Substanz als Folge einer Schädigung von grauen Gebieten auftritt (Wallersche Degeneration), spricht man nicht von einer Entmarkungskrankheit.

Man erkennt den Markscheidenverlust bereits mit bloßem Auge an einer schwächeren oder fehlenden Anfärbung in den üblichen Myelinschnitten. Grad, Topographie und Begrenzung der entmarkten Zone ist bei verschiedenen Formen unterschiedlich und wird deshalb erst später besprochen. An frisch entmarkten Stellen finden sich noch Markscheidenuntergangsfiguren, die teilweise mit den üblichen Myelinfärbungen noch erfaßt werden können. Es handelt sich um perlschnurartige Verquellungen, eiförmige und runde Schollen (sog. Markscheidenovoide) und feinkörnige bis staubartige Markscheidentrümmer (s. Handbuchartikel SCHOLZ, 1957) (Abb. 3, S. 190). Liegt die Zerstörung der Markscheide schon länger zurück, so werden ihre Trümmer bei den meisten Entmarkungskrankheiten mit den Myelinfärbungen nicht mehr dargestellt. Sie können aber zunächst mit der Marchi-Färbung und ihren Varianten, später mit den roten Sudanfarbstoffen, noch erfaßt werden.

Dieser Abbau mit Veränderung der Darstellbarkeit erfolgt im Innern von phagocytären Zellen, die sich allmählich zu Fettkörnchenzellen entwickeln. Einzelne Autoren geben aber auch an, daß man einen extracellulären Aufbau zu sudanophilen Fetten beobachten kann (z. B. SEITELBERGER, 1961). Auf Grund histochemischer und morphologischer Beobachtung unterscheidet PETRESCO (1966) zwei Phasen im Leben der Fettkörnchenzellen: Zunächst sind sie locker mit Lipiden bepackt. Diese sind vorwiegend hydrophil und lassen sich mit Markscheidenfärbungen noch darstellen. In der späteren Phase sind die Lipide viel dichter zusammengeballt, hydrophob und lassen sich nur noch mittels Marchi-Techniken und Sudan-Färbungen erkennen.

Der Ursprung der Fettkörnchenzellen kann möglicherweise verschieden sein. Nicht alles ist darüber bekannt. Sicher stammt ein Teil von der Mikroglia ab. Man kann alle Übergänge von Stäbchen- zu Fettkörnchenzellen beobachten. Daneben kommen periadventitielle Histiocyten in Betracht (KÖNIGSMARK u. SIDMAN, 1963).

Am Rand von Astrocyten kann man ebenfalls häufig kleine eingeschlossene Fetttröpfchen beobachten. Deshalb nehmen viele Autoren, unter ihnen auch SCHOLZ (1957) an, daß auch mit Fett vollgepfropfte Körnchenzellen aus ihnen entstehen können. Übergangsfiguren zwischen eindeutigen Astrocyten und solchen Fettkörnchenzellen werden aber kaum beobachtet. Auch ein Ursprung aus der Oligodendroglia wurde schon postuliert (FERRARO u. DAVIDOFF, 1928). In Analogie zur eindeutig nachgewiesenen Markscheidenphagocytose durch die Schwannschen Zellen im peripheren Nerven (BARTON, 1962) liegt diese Annahme nahe, besonders da die Fettkörnchenzellen häufig ähnlich angeordnet sind wie die Oligodendrogliazellen (s. Abb. III, S. 187).

Die gliale Reaktion besteht zunächst aus einer Vermehrung der Astrocyten und kleiner Gliaelemente. Die Proliferation der Astrocyten kann oft aus der Bildung von Gruppen mit 2—4 Astrocytenkernen in Nissl- oder Hämalaun-Eosin-Schnitten erschlossen werden. Meist bildet sich zuerst die gemästete Astroglia mit homogenem, voluminösem und anfärbbarem Plasma sowie exzentrischem Kern. Der Cytoplasmaleib ist oft zipfelig ausgezogen und geht in dünne Gliafasern über. Daneben finden sich auch Faserbildner mit sehr plumpen Fortsätzen. Bei langsam vor sich gehenden Entmarkungen kommt es zum sog. fixen Abbau (SCHOLZ, 1957): Statt daß sich mobile Fettkörnchenzellen bilden, wie oben geschildert, werden vereinzelte Fetttröpfchen durch die Astrocyten zu den Gefäßen transportiert, ohne daß sich diese Astrocyten von ihrer Umgebung lösen müssen.

Die Feststellung einer Entmarkungskrankheit ist in Gehirnen von Neugeborenen und Säuglingen besonders problematisch. Nicht nur fehlen bei diesen im Marklager schon normalerweise die Markscheiden, sondern es findet sich auch die physiologische Myelinationsgliose, welche manchmal von einer krankhaften Reparationsgliose nicht leicht abzugrenzen ist.

Die Feststellung einer Krankheit des Marklagers in dieser Altersstufe wird weiterhin erschwert durch das recht häufige Vorkommen von Neutralfetten im Gehirn von Neugeborenen. Diese wurden erstmals von VIRCHOW (1858) beschrieben und als „Encephalitis neonatorum" interpretiert. Als man Kinderhirne dann häufiger und systematischer untersuchte (z. B. SEITZ, 1907; FISCHL, 1899; SCHWARTZ, 1921), wurden Zweifel an der encephalitischen Genese dieses Fettabbaues laut. Wegen der Häufigkeit des Befundes wurde vielfach angenommen, es handle sich bei den Neutralfetten um einen Normalbefund. Diese Annahme lag auf der Hand, da die Fette für die Bemarkung in irgendeiner Form bereitgestellt werden müssen. Eine Arbeit von WOHLWILL (1921) klärte schließlich den Sachverhalt weitgehend ab: Nach diesem Autor sind lokalisierte Ansammlungen von Fettkörnchenzellen mit grobtropfigen sudanophilen Fetteinlagerungen pathologisch, diffus verteilte Gliazellen mit feinsten Fetttröpfchen aber normal. Die lokalisierten Ansammlungen von Fettkörnchenzellen liegen fast immer an der lateralen Ecke des Vorderhornes des Seitenventrikels. Sie werden als charakteristische Folgen eines Geburtstraumas aufgefaßt (NORMAN, in: Greenfield's Neuropathology, 1962). Immerhin halten einzelne moderne Autoren auch in jüngster Zeit diese Fettansammlungen für infektiös bedingt (GLUSZ et al., 1961) und unterstützen damit die ursprüngliche Interpretation VIRCHOWS. Die Kenntnis dieser Veränderung ist für die differentialdiagnostische Abgrenzung gegenüber den uns hier interessierenden Entmarkungskrankheiten wichtig. Es ist damit zu rechnen, daß Kinder mit solchen Läsionen überleben, wobei es zu entsprechend lokalisierten Narbenbildungen kommen müßte. Ausführlicher schildert SIEGMUND die Probleme der perinatalen Hirnschädigung (1955).

Was die diffus verteilten Zellen mit feindispersen Fetttröpfchen betrifft, so weichen unsere Erfahrungen in Übereinstimmung mit SCHWARTZ (1921) von denjenigen WOHLWILLS etwas ab: Wir konnten solche Fette nur ganz selten beobachten. Jedesmal handelte es sich um das Gehirn eines Kindes, welches nach längerer Agonie mit rezidivierenden Pneumonien und Zirkulationsstörungen verstorben war. Diese Kinder zeigten außer einer terminalen Bewußtseinstrübung keine Hinweise auf ein neurologisches Leiden. Ein Zusammenhang mit den protrahierten terminalen Atem- und Zirkulationsstörungen scheint uns deshalb wahrscheinlich, besonders da ja der Sauerstoffverbrauch während der Myelination erhöht ist. Wir sind aber einig mit WOHLWILL, daß der Befund in bezug auf neurologische Leiden als belanglos angesehen werden darf.

b) Elektronenmikroskopie

Über die elektronenmikroskopischen Befunde bei diffuser Hirnsklerose sei ausschließlich bei den einzelnen Krankheiten berichtet.

c) Chemische Befunde bei Entmarkungskrankheiten

Wie nach dem histologischen Bilde zu erwarten ist, kommt es bei den meisten Formen zu einer Abnahme aller Markscheidenlipide. Dies sind im Prinzip die gleichen chemischen Phänomene, wie sie auch bei der Wallerschen Degeneration beobachtet werden. Bei dieser wurde der zeitliche Verlauf des chemischen Abbaues erstmals von JOHNSON et al. (1950) untersucht und seither von zahlreichen Untersuchern bestätigt. Alle Markscheidenlipide nehmen in den ersten 2—3 Wochen rasch, dann langsamer ab, wobei sie nach 100 Tagen weitgehend verschwunden sind. Für die histologisch-histochemische Interpretation ist besonders die anfängliche Bildung von Cholesterolestern wichtig. In der normalen Markscheide findet sich nur unverestertes Cholesterol. Die Cholesterolester werden während des Abbaues gebildet und erreichen nach 2 Wochen ihr Maximum, gehen dann zurück, sind aber während vieler Monate nachweisbar. Auf Abweichungen der chemischen Vorgänge sei später in den einzelnen Kapiteln eingegangen.

In der chemischen Differentialdiagnose von Entmarkungskrankheiten spielt die Lipidgruppe der Ganglioside eine gewisse Rolle. Ihr charakteristischer Bestandteil ist die Neuraminsäure, eine Säure mit Hexosen und Aminogruppen (KLENK, 1941). Ganglioside kommen normalerweise in der grauen Substanz und in den Achsencylindern vor und sind dort bei der familiären amaurotischen Idiotie stark vermehrt.

BRANTE (1952) sowie EDGAR (1955) haben erstmals bei familiären Leukodystrophien in der weißen Substanz vermehrte Hexosamine festgestellt. Als ihre Ursache nahm EDGAR eine Gangliosidvermehrung an. Ähnliche Befunde sind in jüngster Zeit mit anderen Gangliosidbestimmungen am isolierten Myelin der metachromatischen Leukodystrophie festgestellt worden (SUZUKI, 1967). Da EDGAR eine Hexosaminvermehrung auch bei Fällen von Leukodystrophie mit sudanophilem Abbau beobachtete, hoffte man auf Grund dieses chemischen Befundes genetisch bedingte von exogenen Entmarkungskrankheiten unterscheiden zu können. Es ergaben sich aber bald Widersprüche: Gewisse Fälle von Pelizaeus-Merzbacherscher Krankheit, also eines sicher hereditären Leidens, zeigten keine Hexosaminvermehrung (EDGAR, in: LÜTHY et al., 1962; BARGETON u. EDGAR, 1964). Hingegen findet man bei gewissen Fällen von subakuter sklerosierender Leukoencephalitis (VAN BOGAERT) vermehrte Ganglioside (NORTON et al., 1966). Dabei ist diese Krankheit wahrscheinlich durch das Masernvirus verursacht. Die Bedeutung der Hexosamin- resp. Gangliosidvermehrungen ist also einstweilen ungeklärt.

d) Histochemische Phänomene

Hier sollen ausschließlich histochemische Reaktionen besprochen werden, die der Wallerschen Degeneration und vielen Entmarkungskrankheiten gemeinsam sind. Auf technische Details soll nicht eingegangen werden. Auch hinsichtlich der biochemischen Grundlagen der Färbungen wird auf die Spezialliteratur verwiesen (DIEZEL, 1957; C. W. M. ADAMS, 1965).

Die allgemeine Lipidabnahme stellt man am besten mit Hilfe der Sudanschwarz B-Färbung fest. Sie eignet sich auch zur Darstellung der Markscheiden, weil sie sämtliche Lipide anfärbt. Naturgemäß werden aber auch die Abbauprodukte der Markscheiden noch dargestellt, so daß die Abblassung des entmarkten Gebietes viel später zur Darstellung gelangt als mit den konventionellen Myelinfärbungen. Man kann aber mit dieser Färbung bei sudanophilen Leukodystrophien und bei multiplen Sklerosen den Abtransport der Lipide in die Gefäße gut verfolgen.

Etwa am 8. Tag der Wallerschen Degeneration und zu entsprechenden Zeitpunkten der Entmarkung wird die Marchi-Reaktion positiv, die in der OTAN-Reaktion von C. W. M. ADAMS (1965) eine moderne Modifikation gefunden hat.

Bei dieser Reaktion werden die Schnitte mit einem Gemisch von $KClO_3$- und OsO_4-Lösung behandelt. Die $KClO_3$-Lösung kann einzig in die hydrophilen Lipide — also z. B. die Markscheiden — eindringen, wird jedoch von den hydrophoben Fetten, die beim Abbau entstehen (besonders den Cholesterinestern), abgestoßen. OsO_4 hingegen dringt überall ein und oxydiert die Doppelbindungen. Wo es allein ist, entsteht dabei das schwarze OsO_2, das in den histologischen Schnitten nachgewiesen werden kann. In Anwesenheit von $KClO_3$, ebenfalls einem Oxydationsmittel, entstehen andere, farblose Endprodukte. Deshalb werden die hydrophilen Phosphatide, die hauptsächlich in den Markscheiden lokalisiert sind, mit der ursprünglichen Marchi-Färbung und ihrer Modifikation nach SWANK-DAVENPORT nicht dargestellt (ADAMS, 1958; GIOLLI u. SCULLY, 1968). Hingegen finden sich hier die farblosen Zwischenprodukte mit 6wertigem Osmium. Diese können mit Alpha-Naphtaquinon in rot-brauner Farbe dargestellt werden. Diese Substanz wird bei der OTAN-Methode (Osmium-Tetroxyd-Alpha-Naphtaquinon) verwendet. Es lassen sich mit dieser Färbung Entmarkungsvorgänge besonders schön erfassen: Einerseits kann man den Übergang der braunen Markscheiden in die schwarzen Degenerationsprodukte verfolgen, andererseits das Verschwinden der polaren Phospholipide zugunsten der unpolaren Cholesterinester.

Der Übergang von Cholesterin in Cholesterinester kann auch mit Hilfe der Schultz-Reaktion und ihrer Modifikationen (FEIGIN, SCHNABEL) verfolgt werden. Aber bereits recht gute Dienste leisten die roten Sudanfärbungen (Scharlach, Sudan III—IV, Oil red O), welche die Abbauprodukte leuchtend rot, die Markscheiden nicht oder ganz leicht bräunlich darstellen. Sie beruhen auf der unterschiedlichen Löslichkeit der Farbstoffe in verschiedenen Fetten. Auch die Betrachtung der Schnitte in polarisiertem Licht ist von Bedeutung. In Gefrierschnitten stellen sich die Markscheiden intensiv doppelbrechend dar. Auch die Abbauprodukte zeigen diese Eigenschaft, wobei sie zunächst körnig oder schichtförmig gestapelt aussehen. In älteren Fettkörnchenzellen erkennt man dann Malteserkreuze, die Cholesterinester anzeigen sollen (ASCHOFF, 1901; KAYSERLING, 1910; KAWAMURA, 1911). Besonders schön läßt sich die Doppelbrechung in ungefärbten Präparaten oder bei der Färbung mit saurem Kresylviolett nach HIRSCH-PEIFFER nachweisen.

Die PAS-Reaktion für den Saccharidgruppennachweis kann in der Modifikation nach ADAMS (1965) als zuverlässige Methode für Cerebroside angewandt werden. Bei Entmarkungsprozessen sind in den Fettkörnchenzellen meist einzelne PAS-positive Granula festzustellen. Zellen mit sehr viel PAS-positivem Material im Cytoplasma finden sich dagegen besonders bei der metachromatischen und bei der Globoidzell-Leukodystrophie. Die PAS-Reaktion (besonders in der modifizierten Form von ADAMS et al., 1965) ist daher für die Differentialdiagnose brauchbar.

Ebenfalls differentialdiagnostisch verwendbar ist die Reaktion mit saurem Kresyl-violett nach HIRSCH-PEIFFER (1957), mit welcher die Sulfatester der Cerebroside meta-chromatisch braun dargestellt werden.

D. Allgemeine Probleme der Entmarkungskrankheiten

Die Ätiologie der wichtigsten Entmarkungskrankheit des Erwachsenenalters, der multiplen Sklerose, ist noch immer unbekannt. Viele Autoren vermuten eine Virus-ätiologie (E. PETTE, 1968), andere wieder schuldigen eine Neuroallergie an (E. und H. PETTE, 1963). Im Gegensatz dazu sind die meisten kindlichen Entmarkungskrankheiten hereditäre Leiden. Neuerdings wird auch eine fehlerhafte Markbildung diskutiert (THOMPSON, 1966).

Deshalb steht hier die Frage nach der Pathogenese, nach den Mechanismen des Zustandekommens mehr im Vordergrund als die Fragen der Ätiologie. Für eine der Krankheiten, die metachromatische Leukodystrophie, steht fest, daß es sich um eine Speicherkrankheit, eine Lipidose, handelt. Andere Formen gehören vielleicht auch den Lipidosen an, ohne daß man dies bis jetzt hätte beweisen können. Weitere Ursachen einer Entmarkung sind Gewebsödem und mangelnde Gewebsatmung, die deshalb kurz besprochen werden sollen.

a) Rolle des Hirnödems bei den Entmarkungskrankheiten

Nach klinischen und pathologisch-anatomischen Beobachtungen scheint es wahrscheinlich, daß das Hirnödem selbst eine Entmarkung mit sich bringen kann. So teilen FEIGIN u. POPOFF (1963) eine Anzahl Fälle mit, bei denen traumatisches Hirnödem und peritumorales Ödem zu ausgedehnten Entmarkungen führte. Ähnliche Befunde fanden sie an Hypertonikerhirnen. Auffallenderweise verschonen hier Ödem und Entmarkung die subcorticalen U-Fasern. Nach JACOB (1941) treten bei solchen Fällen Nekrosen auf, weshalb er die Bezeichnung „Ödemnekrosen" prägte.

Es ist nach den experimentellen Beobachtungen schwierig, sich ein Bild über die Bedingungen zu schaffen, unter denen ein Hirnödem zur Entmarkung führt. So konnten IBRAHIM u. Mitarb. (1965) bei rein transsudativen Ödemen (Vasopressin mit intraperitonealer Wasserinjektion und Zinn) keine Entmarkung beobachten. Auch die elektronenmikroskopischen Untersuchungen von DAVID u. Mitarb. (1967) fördern keine Markscheidenschädigungen zu Tage. Diese Autoren verwendeten zur Erzeugung des Ödems einen abnorm niedrig gehaltenen Liquordruck. Umgekehrt kommt es bei Erzeugung von Hirnödemen unter Erhöhung des Druckes (TANI et al., 1965) zu deutlichen, elektronenmikroskopisch faßbaren Veränderungen an den Markscheiden, die sich entlang den intraperiod lines aufspleißen, ähnlich wie andere Autoren es bei der Anwendung von Triäthyl-Zinn beobachteten (LEE u. BAKEY, 1965).

Nach diesen Beobachtungen kommt es also bei Anwendung von cytotoxischen Substanzen bei Erhöhung des intrakraniellen Druckes zu Entmarkungen infolge Hirnödem. Eine intrakranielle Drucksteigerung dürfte bei menschlichen Hirnödemen fast immer vorhanden sein.

b) Gestörte Gewebsatmung und Entmarkung

Bei Kohlenmonoxydvergiftungen kommt es gelegentlich zu erheblichen Entmarkungen (TOMMASI et al., 1962; PLUM et al., 1962). Experimentell lassen sich Entmarkungen erheblichen Ausmaßes mit großer Konstanz durch Intoxikationen mit Cyanid erzeugen (HURST, 1941; LUMSDEN, 1950). VAN HOUTEN u. FRIEDE (1961) konnten mit Hilfe histochemischer Untersuchungen wahrscheinlich machen, daß solche Entmarkungen nicht mit einer gestörten Zellatmung im Innern des Nervensystems zusammenhängen. Vielmehr spielt wohl auch hier das Hirnödem eine Rolle, da die Vergiftung eine Störung der Blut-Hirn-Schranke mit sich bringt. Gegen diese Interpretation spricht, daß bei diesem Entmarkungsexperiment die Balkenregion bevorzugt wird, in der die ödematöse Gewebsdurchtränkung geringfügig ist.

c) Verzögerung der Bemarkung

Bei der Betrachtung der Hirnschnitte Neugeborener und von Säuglingen hat man gelegentlich den Eindruck, daß die Markreifung verglichen mit der Norm verzögert sei. Meist scheinen die Markscheiden lockerer beieinander zu liegen und sich weniger intensiv anzufärben als normal. Da hierbei technisch bedingte Unterschiede möglich sind und außerdem die Informationen über den errechneten Geburtstermin unzuverlässig sein können, ist es außerordentlich schwierig, diesen Eindruck objektiv zu sichern. Einen derartigen eindeutigen Befund konnten wir im Untersuchungsgut der Forschungsabteilung unserer Klinik ein einziges Mal feststellen.

Fall 1: J.Nr. 3173, männl. Kind, 10 Monate alt (KspZ Nr. 7578/66).
Klinische Informationen: Mutter hatte während der Schwangerschaft eine Primärlues durchgemacht. Geburt mit blauer Asphyxie. Später immer bewegungsarm, konnte nicht sitzen, wurde gelegentlich cyanotisch. Exitus an febrilem Infekt im Alter von 10 Monaten. Klinische Hinweise auf ein primäres Augenleiden liegen keine vor.
Pathologische Anatomie: Nur ganz geringe Bemarkung im Marklager. Im Tractus opticus lassen sich überhaupt keine Markscheiden darstellen. Sonst unauffällige Verhältnisse.

Leider sind in diesem Falle die Augen nicht pathologisch-anatomisch untersucht worden, so daß eine sekundäre Degeneration des Tractus opticus nicht sicher ausgeschlossen werden kann. Eine geringe Bemarkung des Marklagers wäre damit jedoch nicht erklärt.

Sicher faßbare verzögerte Bemarkungen sind extrem selten. Der Organismus hält offensichtlich den Zeitplan der Bemarkung streng ein. So konnte FRIEDE (1962) beobachten, daß bei schweren progressiven Hydrocephali und bei Mikrocephalen die Bemarkung zeitlich durchaus normal abläuft. Daß es immerhin zu Verzögerungen kommen kann, hat GILMORE (1966) gezeigt: Neugeborene Mäuse, die Röntgenstrahlen ausgesetzt werden, weisen elektronenmikroskopisch deutlich dünnere Markscheiden auf als normale Tiere. Eine solche Verdünnung dürfte aber lichtmikroskopisch sehr schwer zu fassen sein.

d) Zur Frage der Wiederbemarkung

Allgemein nimmt man an, daß eine Wiederbemarkung entmarkter Partien im Zentralnervensystem nicht möglich sei, ebensowenig wie eine Regeneration. Es liegen aber Beobachtungen vor, nach denen eine solche Wiederbemarkung trotzdem im Bereich des Möglichen liegt. BUNGE u. Mitarb. (1965) haben bei Katzen Entmarkungen im Rückenmark erzeugt, indem sie den Liquor wiederholt entzogen und reinjizierten. Nach 18 Tagen tritt eine intensive Gliaproliferation ein. Die Fortsätze derselben umgeben die entblößten Achsencylinder und beginnen neue Markscheiden zu bilden. Die Autoren vermuten, daß in den shadow-plaques der multiplen Sklerose ähnliches vorgehe. Zu ähnlichen Beobachtungen gelangten AKERT et al. (1961) bei einer experimentell erzeugten Stoffwechselstörung, die der Phenylketonurie nahe stand. Befunde an kindlichen Gehirnen, die auf ähnliche Vorgänge hinweisen würden, sind uns nicht bekannt geworden.

2. Kapitel

Die metachromatische Leukodystrophie (ML)

1. Vorbemerkung

Nach der Zahl der Publikationen zu schließen, ist die metachromatische Leukodystrophie (ML) die häufigste Form der diffusen Hirnsklerose. Sie befällt periphere Nerven und weiße zentralnervöse Substanz in gleichem Ausmaße. Charakteristisch ist die Anhäufung von Paketen eines granulären Materials, welches sich mit blauen oder violetten basischen Anilinfarbstoffen braun darstellt (Abb. I u. II, S. 187). Man nennt einen solchen Farbumschlag Metachromasie, was der Krankheit den Namen gegeben hat.

Diesem Phänomen liegt eine Ansammlung von Sulfatestern der Cerebroside (Sulfatide) zugrunde (Jatzkewitz, 1958; Austin, 1959). Man spricht deshalb auch von Sulfatid-Lipidose. Es handelt sich hier somit um eine Speicherkrankheit, ähnlich der familiären amaurotischen Idiotie — mit dem Unterschied, daß die Speicherung sich vorwiegend in der weißen Substanz und nicht in den Ganglienzellen abspielt.

Ähnliche Farbumschläge haben wahrscheinlich Nissl u. Alzheimer (1910) erstmals beobachtet. Die Bezeichnung „metachromatische Leukodystrophie" ist erstmals von Einarson u. Neel (1938) verwendet worden — unter Anlehnung an Bielschowski u. Henneberg (1928), die erstmals eine diffuse Sklerose als Leukodystrophie beschrieben. Eine für die pathologisch-anatomische Routine brauchbare standardisierte Methode zum Nachweis der Metachromasie verdanken wir Hirsch u. Peiffer (1955). Im Grunde können erst von diesem Zeitpunkt an Fälle mit Sicherheit als ML diagnostiziert werden. Die Erfahrung hat aber gezeigt, daß wenigstens die spätinfantile Manifestation der Krankheit einen recht typischen klinischen Verlauf zeigt und daß sich außer der Metachromasie andere charakteristische morphologische Merkmale zeigen. So kann man nachweisen, daß die Fälle Greenfield (1933), Brain u. Greenfield (1950), Norman (1967) sowie Jacobi (1947) zur Gruppe der ML gehören. Im englischen Sprachgebrauch wird deshalb diese Krankheit nach Greenfield bezeichnet (Jervis, 1960).

Im deutschen Sprachgebiet wird der Fall Scholz (1925) allgemein als in diese Gruppen gehörig aufgefaßt. Diese Annahme stützt sich auf eine Nachuntersuchung Pfeiffers (1959 u. 1968) an Gefrierschnitten des Falles Scholz. Peiffer konnte dabei mit seiner sauren Kresylviolett-Methode die Metachromasie nachträglich erzeugen. Gewichtige Argumente sprechen aber dagegen, daß beim Falle Scholz tatsächlich ML vorlag: Ein Schwestersohn des Falles Scholz starb unter einem ähnlichen klinischen Bild und wurde unter der Leitung Walthards von Pfister (1936) gründlich neuropathologisch untersucht. Bei diesem Vetter des Scholzschen Falles konnte ein eindeutiger Abbau der Markscheiden zu sudanophilen Lipiden nachgewiesen werden, was bei der metachromatischen Leukodystrophie nur in sehr geringem Ausmaß vorkommt.

Es bestand außerdem eine Nebennierenrindenatrophie, die einen manifesten Morbus Addison bewirkte. Wie in einem andern Kapitel dieser Arbeit dargelegt werden soll, ist die Kombination von Morbus Addison und diffuser Hirnsklerose ein von ML verschiedenes, heute wohlumschriebenes Leiden. Es wird rezessiv geschlechtsgebunden vererbt, was auch zum Stammbaum SCHOLZ' passen würde. Es scheint uns deshalb wahrscheinlich, daß beim Fall SCHOLZ (1925) dieses Leiden vorgelegen hat und nicht ML. Jedenfalls besteht Zweifel an dieser Diagnose, so daß es nicht gerechtfertigt scheint, die ML als „Leukodystrophie Typ Scholz" zu bezeichnen. Damit soll selbstverständlich keinesfalls der Wert der Betrachtungen SCHOLZ' über die Insuffizienz der Glia bei diffusen Hirnsklerosen in Frage gestellt werden, die in dieser Arbeit SCHOLZ' erstmals angestellt werden.

Angesichts der diagnostischen Zweifel an älteren Fällen haben wir die folgenden Ausführungen möglichst ausschließlich mit neueren Fällen zu belegen versucht.

2. Kasuistik

Die in der Literatur publizierten Fälle sind in Tabelle 2, S. 136 ff., zusammengestellt.

Eigene Fälle

Fall 2: S. Sonja, J.Nr. 2698 und 2726 (KspZ Nr. 6821/62), im Alter von $2^{1}/_{2}$ Jahren verstorbenes Mädchen (Fall klinisch geschildert von ISLER et al., 1963). Stammt aus gesunder Familie in Luxemburg. Normale Entwicklung bis zum 20. Lebensmonat, außer daß es nie selbst frei gehen konnte. Mit 20 Monaten Auftreten einer linksbetonten Paraspastik und einer Oculomotoriusparese links, deswegen Hospitalisation (KspZ Nr. 6821/62), Bestätigung der Paraspastik mit positiven Pyramidenzeichen. Liquoreiweiß 77 mg-% mit nach links gesenkten Goldsolkurven. Innert der nächsten Monate zunehmende Apathie, Oculomotoriuslähmung beiderseits, rotatorischer Nystagmus beim Fixieren und Intentionstremor beim Greifen. Zunahme der Allgemeinveränderung im EEG.

Folgende Befunde erwecken Verdacht auf ML:

1. In einem Urinsediment wird metachromatisches Material nachgewiesen (gefärbt nach AUSTIN, 1957).

2. Im Cholecystogramm mißlingt die Darstellung der Gallenblase bei guter Darstellbarkeit der Gallenwege.

3. Nervenleitgeschwindigkeit im N. tibialis auf 28 m/sec verlangsamt (normal um 60 m/sec).

Die Diagnose einer ML wird schließlich bestätigt auf Grund einer Biopsie des N. suralis: Mit saurem Cresylviolett (HIRSCH u. PEIFFER, 1955) stellt sich ein feinkörniges, braun-metachromatisches Material dar, welches in der Nachbarschaft der Schwann-Zellkerne angehäuft ist. Gleiches Material auch im perivasculären Histiocyten. Mit konventionellen Färbungen (H.E., VAN GIESON, Markscheiden- und Achsencylinderfärbungen) läßt sich ein pathologischer Befund nicht mit Sicherheit erheben. In der PAS-Färbung ist das pathologische Material zwar angefärbt, hebt sich aber von der Umgebung kaum ab (Abb. I, S. 187).

Eine gleichzeitig ausgeführte Rectumbiopsie ergibt nichts Pathologisches, insbesondere keine metachromatischen Substanzen.

Die Patientin stirbt in Luxemburg 2 Monate nach der Biopsie im Alter von $2^{1}/_{2}$ Jahren. Das Gehirn kommt in die Forschungsabteilung der Neurologischen Klinik Zürich zur neuropathologischen Untersuchung.

Makroskopische Untersuchung: Eher kleines Gehirn (1050 g, Altersdurchschnitt 1130 g) Äußerlich unauffälliger Befund. Auf Schnitt Grenze zwischen weißer und grauer Substanz nicht sicher zu sehen. Im Claustrum beidseits einige feine Spalten, sonst nichts Auffallendes.

Mikroskopische Untersuchung: Leptomeningen zellreich, sonst unauffällig. — *Graue Substanz:* Abgesehen von den in ihnen enthaltenen Markscheiden sind folgende Strukturen unauffällig: Großhirnrinde, Hippocampus, Striatum, Pallidum, Substantia nigra, Kleinhirnrinde. Im Claustrum beidseits Verlust zahlreicher Ganglienzellen, Gliafaserwucherung, spongiöse Veränderung. Im lateralen und ventrolateralen Thalamuskern Verlust zahlreicher Ganglienzellen. Eine mäßige Auftreibung der Ganglienzellen durch ein metachromatisch anfärbbares Material ist nachweisbar im Nucleus dentatus, im Ponsfuß, in der Substantia reticularis und in verschiedenen Hirnnervenkernen (III, V mesencephal, VIII vestibulär, X, XI, XII) (Abb. 4, S. 191). — *Weiße Substanz:* Schon von bloßem Auge am gefärbten Schnitt deutlich erkennbare, aber unvollständige Entmarkung im Marklager des Großhirnes und Kleinhirnes sowie der bemarkten Achsen der Windungen und Blättchen. Keine Verschonung der U-Fasern. Deutlich blasser als normal sind in den Markscheidenpräparaten auch Balken, Irradiatio optica, innere Kapsel, Hirnschenkel, Pyramidenbahn, Bindearm und horizontale Ponsfasern. Hingegen sind die Tractus optici, das hintere mediale Längsbündel und die Lemnisci auffallend gut erhalten.

Auch in den intensiv befallenen Strukturen, wie dem Großhirnmarklager, sind noch einzelne intakte, meist dünne Markscheiden nachzuweisen. Sie sind teilweise kugelig aufgebläht, gelegentlich finden sich auch in ihrem Verlauf eindeutige Markscheidentrümmer.

Der auffallendste Befund im Marklager von Groß- und Kleinhirn ist das vollständige Fehlen von Oligodendrogliakernen. Auch Astrocyten und Mikroglia lassen sich nur vereinzelt nachweisen: Erstere vorwiegend in Gestalt gemästeter Makroglia, letztere ausschließlich als perivasculäre Körnchenzellen. Auch von den noch darstellbaren Kernen sind viele sehr blaß. Gelegentlich finden sich auch Karyorhexisfiguren sowie ganz blasse verdämmernde Kerne von normalem Aspekt (Abb. 6, S. 192). Daß die Zellkerne nicht etwa infolge eines schlechten Fixationszustandes des Gewebes so blaß dargestellt werden, geht aus den klar darstellbaren Zellkernen der Gefäße und der Stammganglien hervor.

Da im Marklager fast keine Zellkerne mehr darstellbar sind, hat man hier in einzelnen Gesichtsfeldern den Eindruck, auf völlig lebloses Gewebe zu blicken, in dem nur die Blutgefäße und die Achsencylinder erhalten sind. Letztere sind an Zahl zwar reduziert, aber zahlreiche, besonders die dünneren, sind erhalten.

Neben der diffusen unvollständigen Entmarkung und dem fast vollständigen Fehlen darstellbarer Zellkerne sind Ansammlungen pathologischen Materials der auffallendste Befund (Abb. II, S. 187). Diese Ansammlungen färben sich alle mit den üblichen Methoden für Markscheiden an, was im Übersichtsbild einen viel besseren Erhaltungszustand der weißen Substanz vortäuscht, als es der Tatsache entspricht.

Unter diesen Ansammlungen kann man verschiedene Arten unterscheiden:

Die große Mehrzahl hat einen Durchmesser von etwa 25 μ und ist mit feinsten metachromatischen Körnchen gefüllt. Sie sind in der Regel kernlos. Nur selten liegt an ihrem Rand ein lockerer „astrocytärer" Zellkern. Gelegentlich läßt sich auch nachweisen, daß ein solcher Ballen einem großen, progressiv veränderten Astrocyten unmittelbar anliegt. In der Regel zeigen sie keine Beziehung zu den Markscheiden. Im Balken und in der Capsula interna sind sie aber in Reihen angeordnet. Meist liegen sie in Gefäßnähe etwas näher beieinander, so daß die Gewebsschnitte im Überblick ein geflecktes Aussehen erhalten.

Außerdem finden sich kleinere Aggregate metachromatischen Materials von etwa 15 μ Durchmesser. Diese sind dichter bepackt. Die Körnchen sind zum Teil größer und erreichen einen Durchmesser von 1 μ. In diesen Aggregaten läßt sich oft ein dichter längsovaler Zellkern nachweisen. Die meisten solcher Zellen liegen im perivasculären Raum, einzelne aber auch im Parenchym, ebenfalls fast immer in Gefäßnähe. Es handelt sich also offensichtlich um mesenchymale, möglicherweise mikrogliale Elemente.

In Markscheiden- und Achsencylinderfärbungen finden sich neben den beschriebenen Ansammlungen pathologischen Materials optisch leere um 25 μ im Durchmesser haltende Kugeln, welche die Markscheiden aufblähen und den Achsencylindern unmittelbar anliegen.

Außer den bisher beschriebenen krankhaften Ansammlungen von Speichermaterial finden sich ganz vereinzelt auch eigentliche Fettkörnchenzellen mit sudanophilen Körnchen. Sie liegen ausschließlich im perivasculären Raum.

Fall 3: K. Jürg, J.Nr. 3235, KspZ Nr. 8718. Erstes Kind gesunder Eltern. Normale Entwicklung, soll mit Zeichnen etwas Schwierigkeiten gehabt haben. Fällt mit 4 Jahren 7 Monaten durch sein deprimiertes Wesen auf. Wird oft schläfrig und apathisch. 2 Monate später wird es innerhalb weniger Tage unfähig zu gehen. Die Sprache wird undeutlich, die Mimik verarmt. Bei der Untersuchung fällt allgemeine Muskelschwäche auf, kann nur mit Unterstützung gehen. Außerdem gesteigerte Eigenreflexe, Pyramidenzeichen und diskrete Facialisparese. EEG leicht diffus abnorm, Liquor auffallenderweise normal, insbesondere keine Eiweißerhöhung.

Biopsie aus dem N.suralis: Braunrötlich gefärbte metachromatische Ballen in Schwann-Zellen und perivasculäre Histiocyten. Der Befund entspricht weitgehend demjenigen in Fall 2.

Fall 4: C. Fabienne, J.Nr. 3341, Kinderspital Basel. Einziges Kind gesunder Eltern. Normale motorische und psychische Entwicklung bis im Alter von 1^1/$_3$ Jahren. Damals allmählich progredient unsicheres Gehen. Geht mit 2 Jahren nur noch auf Aufforderung. Wird zunehmend apathisch. Zeigt bei Untersuchung im Alter von 2 Jahren 1 Monat einen Strabismus divergens, eine deutliche Ataxie beim Greifen, eine Spastizität der Oberschenkeladduktoren bei eher wenig lebhaften Eigenreflexen. Negative Pyramidenzeichen. Gang auf Fußspitzen mit schleudernden Bewegungen.

Liquor (lumbal): 7/3 Zellen, Gesamteiweiß 69,9 mg-%, Nervenleitgeschwindigkeit im N.medianus 17,9 m/sec, im N.fibularis 15 m/sec, also hochgradig herabgesetzt.

Pathologisch-anatomisch kann an einem sehr kleinen exzidierten Stück des N.suralis eine Speicherung braun-metachromatischen Materials beobachtet werden, womit die Diagnose einer metachromatischen Leukodystrophie gesichert ist.

Fall 5: M. Verena, J.Nr. L 2046, Path. Inst Zürich 922/47, KspZ Nr. 3268/47. Gest. mit 2^2/$_3$ Jahren. Erstes Kind gesunder Eltern. Ein jüngerer Bruder mit 1^1/$_2$ Jahren gesund. Keine Konsanguinität der Eltern. Patientin entwickelt sich normal bis 1 Jahr. Lernt aber nie frei gehen. Im Alter von 1^3/$_4$ Jahren Nystagmus und Tremor an allen Extremitäten beobachtet. Zunehmende Apathie, motorisch Rückschritte, so daß es mit 2 Jahren 5 Monaten nicht einmal mehr den Kopf selbst halten kann. Deshalb Einweisung ins Kinderspital Zürich. Hier apathisch, kaum fähig, den Kopf selbst zu halten, verfolgt Lichtquelle, nimmt aber sonst keinen Anteil an der Umgebung. Weint auf Schmerzreize. Leichter Exophthalmus, hohe Stirne, leichte Opticusatrophie, ständiger Horizontalnystagmus. Extremitäten anfänglich schlaff, später mit Rigor. Eigenreflexe nie auslösbar, Pyramidenzeichen negativ. Liquor: Zellen normal. Eiweiß immer erhöht auf 80—126 mg-%.

Pathologisch-anatomisch findet sich ein ziemlich kleines Gehirn mit etwas erweitertem Ventrikelsystem. Mikroskopisch eine diffuse unvollständige Entmarkung bei relativ gut erhaltenen U-Fasern. Mit Markscheidenfärbung gut darstellbare Ballen um 30 µ Durchmesser. Diese werden in Scharlachrot-Färbungen nur durch das Hämatoxylin (Gegenfärbung), nicht aber vom Fettfarbstoff selbst dargestellt. Nur wenige Zellen in den perivasculären Räumen stellen sich mit dem roten Farbstoff dar. Bei einer Überfärbung der Sudanschnitte mit saurem Kresylviolett nach Hirsch-Peiffer (20 Jahre später) färben sich diese Ballen metachromatisch-braun im Gegensatz zu 6 Kontrollfällen, bei denen alte Schnitte in der gleichen Art überfärbt wurden.

In den grauen Strukturen findet sich eine Zerklüftung des Claustrum und eine Ansammlung von basophiler Speichersubstanz in vielen Ganglienzellen des Ponsfußes und der Substantia reticularis. Im Ponsfuß oft Konglomerate von solchen basophilen Ballen, möglicherweise entsprechend Ganglienzellen mit ihren glialen Satelliten.

Fall 6: S. Elisabeth, J.Nr. L 2477, geb. 27. 9. 46, gest. 8. 1. 49, KspZ J.Nr. 7107/48. Einzelkind. In Familien der Eltern keine neurologischen Leiden. Trotz blauer Asphyxie bei Geburt normale frühkindliche Entwicklung bis zum Alter von 1^1/$_2$ Jahren. Damals im Anschluß an eine Erkältung vorübergehende Unfähigkeit zu stehen und zu sprechen. Erlernt diese Fähigkeit vorübergehend wieder. Hingegen häufig Weinen, Durchfall und Erbrechen von diesem Zeitpunkt an. Deswegen hospitalisiert. Erweist sich in der psychischen Entwicklung als zurückgeblieben. Untere Extremitäten extendiert mit gesteigerten Eigenreflexen und positiven Pyramidenzeichen. Liquor mit positiven Pandy, Zellen o. B. Wird mit 1 Jahr 11 Monaten wieder entlassen.

Aufnahme wegen generalisierten Krampfanfällen 2 Monate später. Hat jetzt Strabismus convergens, Rigor und Extensionsspastizität sowie Opistotonus. Wirkt psychisch stark abgebaut. Liquor: Eiweiß 115 mg-%, pathologische Kolloidkurven. Stirbt mit 2 Jahren 2 Monaten während einer Fieberattacke.

Pathologisch-anatomisch beschränken sich die wichtigen Befunde auf das Zentralnervensystem. Diffuse, unscharf begrenzte Entmarkung im Marklager des Großhirns, Kleinhirns und des Hirnstamms. Die Befunde entsprechen weitgehend dem vorherigen Fall. Eine Speicherung basophilen granulären Materials kann im Pallidum, Nucleus nervi abducentis und in den Oliven innerhalb der Ganglienzellen nachgewiesen werden. Auch hier Metachromasie der basophilen Ballen durch Überfärbung der Sudanschnitte nachgewiesen.

3. Klinik

A. Vorkommen und Häufigkeit

Bisher sind etwa 90 Fälle mit gesicherter Diagnose veröffentlicht worden. Seit im Kinderspital Zürich bei progredienten Krankheiten des Zentralnervensystems regelmäßig eine Biopsie aus dem N. suralis vorgenommen wird, stellen wir die Diagnose etwa einmal im Jahr, eingerechnet die atypischen Fälle mit Beziehung zum Gargoylismus, die im Anhang des Kapitels dargestellt werden. Ähnliche Frequenzen melden auch andere Autoren (LYON et al., 1961). Fallbeschreibungen aus den meisten europäischen Ländern und aus verschiedenen Regionen der USA liegen vor.

B. Alter und Geschlecht; Heredität

Von den 89 Patienten mit ausreichenden Angaben waren 42 männlichen, 43 weiblichen Geschlechts, bei 4 war das Geschlecht nicht angegeben. Beide Geschlechter erkrankten also gleich häufig.

Die große Mehrzahl der Patienten erkrankt im 2. Lebensjahr und stirbt vor Abschluß des 5. Bisher wurden 2 connatale Fälle beschrieben (FEIGIN, 1954; BUBIS, 1966). Beide wurden aber nicht mit der nach HIRSCH-PFEIFFER standardisierten Methode untersucht. Die späteste Erkrankung erfolgte im 28. Lebensjahr. Die große Mehrzahl gehört also zu der von GREENFIELD (1933) beschriebenen spätinfantilen Gruppe. Im allgemeinen verläuft das Leiden bei früh erkrankten Patienten relativ rasch, bei spät erkrankten exzessiv-chronisch. Nach HOLLÄNDER (1964) sterben Patienten, die im Alter von weniger als 10 Jahren erkranken, innerhalb weniger als 4 Jahren, Patienten, die später erkranken, nach einer längeren Zeitspanne. Bei der großen Mehrzahl der Patienten führt die Krankheit innerhalb 1—2 Jahren zum Tode. Die Extreme liegen bei 1 Tag (dem connatalen Fall von BUBIS) und 25 Jahren. Details über das Erkrankungsalter und die Krankheitsdauer zeigen die Tabelle 2, S. 136, und die graphischen Darstellungen 1 und 2:

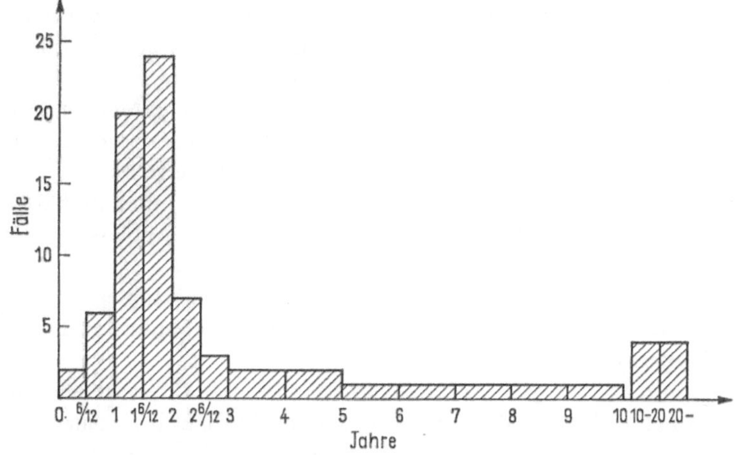

Schema 1. Metachromatische Leukodystrophie: Erkrankungsalter von 82 Fällen

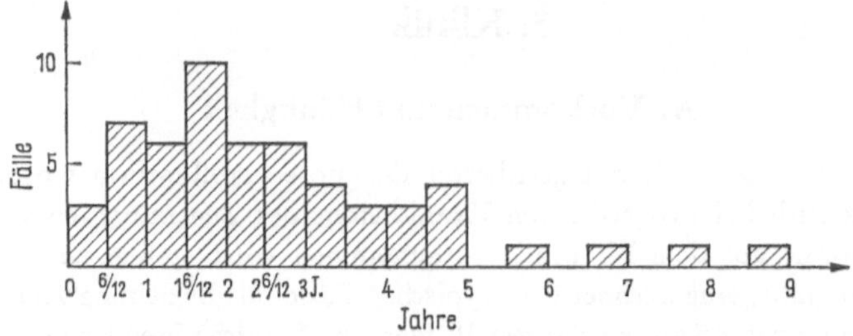

Schema 2. Metachromatische Leukodystrophie: Krankheitsdauer von 60 Fällen

Heredität: Für die spätinfantilen Fälle haben SCHUTTA et al. (1966) eindeutig nachgewiesen, daß es sich um ein recessiv autosomal vererbtes Leiden handelt. Das war von vielen Autoren bereits früher vermutet worden (z. B. LYON et al., 1961; JERVIS, 1960), da recht häufig Geschwister erkranken. An Fällen in weiterer Verwandtschaft meldet HAGBERG Fälle von 2 Cousins zweiten und Fälle von solchen ersten Grades. Erstaunlicherweise wurde eine Konsanguinität der Eltern bisher nicht beobachtet.

Weniger eindeutig sind die Verhältnisse bei juvenilen Formen: Hier überwiegt nach SCHUTTA das männliche Geschlecht (18 männliche zu 9 weiblichen), ferner sollen Stammbäume mit eindeutig dominantem Erbgang vorkommen. Da sich diese Untersuchungen z. T. auf ältere Fälle der Literatur stützen, muß aber damit gerechnet werden, daß auch Fälle anderer Entmarkungskrankheiten miteingeschlossen wurden.

C. Klinischer Verlauf

Bei allen Fällen beobachtet man die allgemeinen Zeichen einer progredienten Hirnkrankheit: Psychomotorischer Entwicklungsrückstand, der über eine Paraspastik und Tetraspastik in eine Dezerebrationsstarre übergeht und zu einer völligen Demenz führt.

HAGBERG et al. haben 1961 anhand von 9 selbst beobachteten kindlichen Fällen 4 Phasen der Krankheit unterschieden:

1. Eine durchschnittlich 1¹/₄ Jahre dauernde Initialphase mit schlaffen Paresen und Reflexabschwächung (Peripherer Nerv!), selten auch Ataxie. Stagnation, aber nicht Regression der geistigen und sprachlichen Fähigkeiten. Das erste Zeichen ist oft ein ungeschickter Gang, wobei Stehen und Gehen rasch unmöglich werden können.

2. Phase des raschen Zerfalls: Dauer einige Tage bis 6 Monate. Sprache wird dysarthrisch, gelegentlich auch aphasisch. Geistige Fähigkeiten nehmen ab. Muskelhypertonie, Unfähigkeit zu stehen, Nystagmus, häufig Gliederschmerzen.

3. Phase mit schweren Gliederschmerzen. Dauer ¹/₄—3¹/₂ Jahre. Bulbäre Zeichen mit Schluck- und Atemstörungen, evtl. Fieber. Sehstörungen, Abblassung der Papillen. Patienten reagieren noch auf Anrede.

4. „Ausgebranntes" Stadium: Dauer evtl. Jahre. Die Kinder sind decerebriert, blind, taub, müssen künstlich ernährt werden. Exitus gewöhnlich an Pneumonie oder cerebraler Hyperpyrexie.

Auch wenn man eine größere Zahl von Fällen in der Literatur überblickt, ist der von HAGBERG et al. (1961/63) geschilderte Verlauf durchaus bezeichnend. Er ist daher in Tabelle 2, S. 136 f., als „typisch" charakterisiert. Immerhin kommen abweichende klinische Bilder vor, worauf hier nochmals kurz eingegangen sei:

Eine organische Demenz kommt regelmäßig zustande. Jedoch ist für die spätinfantile ML bezeichnend, daß sie sich erst im späteren Verlauf der Krankheit ausbildet. In diesem Punkte verhält sich die ML also gegensätzlich zur familiären amaurotischen Idiotie. Im Erwachsenenalter stehen aber psychische Symptome von Anfang an im Vordergrund. Es kommt dabei gelegentlich zu Psychopathien und zu schizophrenieähnlichen Bildern (PEIFFER, 1959, Fall Seit.; ETTINGER, 1965; HOLLÄNDER et al., 1964; TARISKA, 1959). Selten läßt sich ein solcher Beginn auch im Kindesalter beobachteten (OGAWA, 1961; NORMAN, 1947; SOURANDER et al., 1962).

Selten kommt es zu epileptischen Manifestationen, so in den Fällen von ETTINGER (1965), JERVIS, Fall 2 (1960) und beim Neugeborenen FEIGINs (1954).

An Hirnnervensymptomen ist eine Visusabnahme mit Abblassung der Papillen in den späten Stadien des Leidens die Regel. Ungewöhnlich ist die Ausbildung eines kirschroten Maculafleckes, wie ihn ALLEN et al. (1962) beschreiben. Er trat hier kurz vor dem Tode auf.

Häufige Hirnnervensymptome der Anfangsstadien sind Augenmuskellähmungen, die zu einem intensiven Strabismus führen, so im Falle 1 von GREENFIELD (1933), im Fall 1 von JERVIS (1960) und in unseren eigenen Fällen 4, 5 und 6. Als weitere Störung der Augenmotilität kommt Nystagmus häufig vor — meist in späteren Stadien der Krankheit, z. B. in den Fällen von BERTRAND et al. (1954), den Fällen 5 und 6 von FULLERTON (1964) und unserem Fall 5.

Eine Dysarthrie stellt sich in den späteren Krankheitsstadien regelmäßig ein, gelegentlich aber schon recht früh wie im Falle von D'ANGELO (1963). Weitere häufige Symptome sind Spastizität und Rigor sowie extrapyramidale Störungen (z. B. Tremor und ballistische Bewegungen). Die Spastizität war im Falle HELMSTAEDTs dermaßen im Vordergrund des klinischen Bildes, daß eine spastische Spinalparalyse diagnostiziert wurde. Seltener kommt es zu einer cerebellären Ataxie (z. B. im Fall 2 von BRAIN u. GREENFIELD, 1950).

Bezeichnend für ML in den Frühstadien sind Symptome von seiten des peripheren Nervensystems: Schlaffe Paresen mit Reflexabschwächungen, gelegentlich sogar mit Muskelatrophien (HELMSTAEDT), so daß zunächst klinisch eine Polyneuropathie diagnostiziert wird. Solche Zeichen wurden bei allen in der Tabelle 2, S. 136, als „typisch" resümierten klinischen Verläufen beobachtet.

Ophthalmoskopisch auffallend ist der kirschrote Maculafleck im Falle von ALLEN et al. (1962), ein Befund, der u. U. zur Verwechslung mit der familiären amaurotischen Idiotie führen könnte.

D. Hilfsuntersuchungen

a) *Unspezifische:* Fast alle kindlichen Fälle zeigen eine erhebliche Vermehrung des *Liquor*eiweißes, besonders in den frühen Stadien des Verlaufes. Eine Ausnahme ist der Fall D'ANGELOs u. Mitarb. Auch die Goldsolkurven können pathologisch sein. Die biologische Bedeutung dieses Eiweißbefundes ist noch ungeklärt. Er scheint mit der Wurzelaffektion im Zusammenhang zu stehen: Im Fall 1 von BRAIN u. GREENFIELD (1950) betrug der Eiweißgehalt des Ventrikelliquors 10 mg-%, des lumbalen Liquors 150 mg-%.

EEG: Es kann lange normal sein und später uncharakteristische Allgemeinveränderungen zeigen.

Pneumoencephalogramm: Es zeigt eine uncharakteristische Verkleinerung des Gehirns mit entsprechender Erweiterung des Ventrikelsystems und des Subarachnoidalraumes. Bei Fällen mit Kleinhirnatrophie, die offenbar besonders bei der Variante der Krankheit vorkommen (s. Anhang zum Kapitel) läßt sich die Volumenabnahme des Kleinhirnes im Pneumoencephalogramm darstellen.

Nervenleitgeschwindigkeit: Sie ist bei allen uns bekannten Fällen, in denen sie bestimmt wurde, wesentlich verlangsamt (FULLERTON, 1964; ISLER et al., 1963; eigene Fälle 2, 3 u. 4). Zusammen mit dem Bild einer zentralnervösen Erkrankung und der Eiweißerhöhung im Liquor muß eine solche Verlangsamung der Leitgeschwindigkeit als wesentliches Verdachtsmoment auf ML gelten.

Intravenöses Cholecystogramm: Es zeigt oft eine fehlende Füllung der Gallenblase. Der Befund scheint auf Schleimhautwucherungen, gelegentlich auf Papillombildungen in der Gallenblase zu beruhen (NORMAN et al., 1947).

b) *Spezifische, meist zur Diagnose führende Hilfsuntersuchungen: Urin:* Im Sediment können gelegentlich nach der von AUSTIN (1957) angegebenen Toluidinblau-Methode metachromatische Granula in Epithelzellen nachgewiesen werden. Ebenfalls nach AUSTIN (1957) ist es möglich, metachromatische Lipide im Urin nachzuweisen. Diese Methode wurde von MÅRTENSSON (1963) sowie HAGBERG (1965) verfeinert. Es gelingt mit dieser Methode eine chromatographische Darstellung von 2 „spots", von denen einer ein Dihexosidsulfat darstellt. Dieser soll pathognomonisch sein. 1965 und 1966 hat AUSTIN eine einfache Methode entwickelt, die es erlaubt, den Sulfatasemangel im Urin zu erfassen. Mit Hilfe dieser Technik ist es GREENE et al. (1967) gelungen, einen Fall von spätinfantiler ML bereits 6 Monate vor den ersten klinischen Manifestationen zu erfassen.

Liquorsediment: CANELAS et al. (1964) geben an, metachromatische Substanz in cellulären Elementen des Liquors nachweisen zu können. Uns selbst ist dies nur bei Fällen der Variante der ML mit Beziehungen zum Gargoylismus gelungen (s. Anhang zu diesem Kapitel).

Auch im *Speichel* können offenbar metachromatische Lipide nachgewiesen werden (CANELAS et al., 1964).

Biopsien: Entsprechend dem Vorkommen der metachromatischen Sulfatide können Biopsien aus Gehirn, peripherem Nerven, Haut mit Nervenendigungen, Rectum mit nervösem Plexus (BODIAN et al.), Niere (AUSTIN, 1964) und sogar der Zahnpulpa (GARDNER et al., 1965) zur Diagnose führen.

Die Nervenbiopsie aus dem N. suralis eignet sich vor allem zur Sicherung der Diagnose (z. B. nach THIEFFRY et al., 1964; HAGBERG 1961/63). Voraussetzung dazu ist eine zuverlässige Färbung des Gefrierschnittes mit saurem Kresylviolett nach HIRSCH u. PEIFFER.

4. Pathologische Anatomie

A. Zentralnervensystem

Makroskopisch

Die meisten Gehirne der ML-Patienten sind eher klein, wobei recht selten ausgesprochene Atrophien vorkommen, gelegentlich auch ausschließliche Kleinhirnatrophien (BARGETON, 1961 u. 1963). Entsprechend der Atrophie ist das Ventrikelsystem eher weit. Erstaunlicherweise ist die Entmarkung auf der Schnittfläche am fixierten Gehirn oft nicht ohne weiteres erkennbar. Es fällt lediglich auf, daß das Gehirn ungewöhnlich zäh zum Schneiden ist („diffuse Sklerose"). Ferner hebt sich die weiße Substanz von der grauen im Farbton nur wenig ab. Die Kombination mit Mißbildungen kommt vor, ist jedoch selten (BRAIN u. GREENFIELD, 1950, Fall 1).

Mikroskopisch: Weiße Substanz

In Schnitten mit Markscheidendarstellungen läßt sich schon von bloßem Auge eine ausgedehnte unscharf begrenzte, unvollständige Entmarkung des Marklagers von Groß- und Kleinhirn erkennen. Meist, so in unserm Falle 2, sind die U-Fasern nicht besonders verschont. In andern Fällen, wie in dem von BARGETON (1961 u. 1963) und bei unsern Fällen 5 und 6, sind sie aber einigermaßen erhalten. Auffallend ist, daß Nervus und Tractus opticus, lateraler und medialer Lemniscus, die weiße Substanz des Rückenmarks mit Ausnahme der Pyramidenbahn und die dorsalen Hirnstammstrukturen vom Prozeß weitgehend ausgenommen sind und in der Markscheidenfärbung sich durch ihre Farbstoffaufnahme abheben. Wie GREENFIELD (1933 u. 1958) sowie BRAIN u. GREENFIELD (1950) hervorheben, sind es die bei der Geburt bereits bemarkten Systeme, welche von der Entmarkung verschont bleiben. Eine Ausnahme sind die subcorticalen U-Fasern, deren Bemarkung sehr spät erfolgt.

Bei Betrachtung in stärkerer Vergrößerung sieht man, daß auch in den hochgradig geschädigten Abschnitten einzelne Markscheiden erhalten bleiben. Sie sind allerdings oft aufgebläht oder zerfallen in Trümmer. Auch die Achsencylinder sind in der Regel gelichtet, wenn auch nicht im gleichen Ausmaß wie die Markscheiden. GREENFIELD (1933, 1952, 1958) sowie BRAIN u. GREENFIELD (1950), BERTRAND et al. (1954), NORMAN et al. (1956, 1958, 1960) heben hervor, daß die Oligodendroglia in den entmarkten Gebieten völlig fehle. Dies trifft für unseren Fall 2 zu, nicht aber für die Fälle 5 und 6.

Deutlich erkennbar sind dagegen Astrocyten, teils als Faserbildner, teils als gemästete Glia. Es finden sich auch zahlreiche Gliafasern, die besonders dicht in der Umgebung von Gefäßen liegen. Die in den perivasculären Räumen sichtbaren Zellen dürften in Fettkörnchenzellen umgewandelte Mikroglia sein. Sie sind teilweise mit sudanophilem, teilweise aber auch mit metachromatischem Material beladen.

Charakteristisch für ML sind aber die Anhäufungen eines pathologischen Materials, die, wie in Fall 2 geschildert (Abb. I u. II, S. 186; Abb. 6 u. 7, S. 192), sich färberisch unterschiedlich verhalten.

Bei dem ganz feinkörnigen, fast wasserklaren, innerhalb der Markscheiden gelegenen kann es sich entweder um unspezifische Axonschwellungen oder um Ansammlungen eines pathologischen Materials im Innern derselben, vielleicht auch im innern axonnahen Teil der Gliazelle, handeln. Die andern Typen von Aggregaten entsprechen offensichtlich den 2 Lebensphasen der Abräumzellen, die PETRESCO bei „normalen" Abbauvorgängen beschrieben hat. Die größeren sind ähnlich den Zellen, die nach PETRESCO noch Markscheidenlipide neben Cholesterinestern enthalten, die dichten kleinen entsprechen PETRESCOs älteren Fettkörnchenzellen mit dichten Aggregaten von Fettkörnchen. Sie unterscheiden sich aber in ihrem färberischen Charakter wesentlich von den durch PETRESCO beschriebenen Elementen: Sudanophile Körner können in den meisten nicht nachgewiesen werden. Nur der morphologische, nicht aber der chemische

Aspekt des Entmarkungsprozesses ist also in vieler Hinsicht ähnlich den anderen Entmarkungskrankheiten.

Auffallend ist der Kernverlust in vielen von diesen Paketen, was auf eine Toxizität des von ihnen phagocytierten Inhaltes schließen läßt. Die angedeutet konzentrische Anordnung (Abb. 7, S. 192) der Aggregate in bezug auf die Marklagergefäße spricht für eine Bewegung dieser Zellen auf das Gefäß zu. Das gleiche Phänomen findet sich auch bei sudanophilen Leukodystrophien, wie später erwähnt.

Wesentlich zum Verständnis der Pathogenese der ML ist die Tatsache, daß sich metachromatisches Speichermaterial in Ballen auch in Gebieten mit gut erhaltenen Markscheiden findet, worauf besonders LYON et al. (1961) hinweisen. Durch den Untergang von Oligodendroglia und allen anderen Zelltypen wie in unserem Fall 2 kommt ein völlig lebloses Gewebe mit gespeicherten Lipiden zustande, durch welches als einzige vitale Elemente Achsencylinder und Blutgefäße ziehen. Es ist erstaunlich, wie wenig reaktive histologische Veränderungen hierdurch hervorgerufen werden. Es kommt lediglich zu geringfügigen lymphocytären Infiltraten. Geringfügig sind auch Abbau und Abtransport. Es finden sich meist nur wenige perivasculäre Phagocyten.

DIEZEL u. RICHARDSON (1957) beobachteten in allen Fällen ein Pigment von graubrauner Eigenfarbe in Gitter- und Ganglienzellen. Ein ähnliches Pigment konnte LYON (1961) in den Stammganglien feststellen. DIEZEL bestimmte dieses Pigment auf Grund histochemischer Befunde als Melanin. Ähnliches Pigment entdeckten DIEZEL u. RICHARDSON in Ganglienzellen von Erwachsenen mit Marklagerdegenerationen. Sie diskutierten daher, ob es sich bei diesen Erwachsenenfällen um ML handelt. PEIFFER, der 1959 einen dieser Fälle nachuntersuchte, hält dagegen eine sudanophile Leukodystrophie für wahrscheinlicher. Wegen der Beobachtung von Melanin bei ML und dessen chemischer Verwandtschaft mit Phenol und Tyrosin vermuteten DIEZEL u. RICHARDSON, daß die Speichersubstanz bei ML ein Polyphenol sei. Die Entdeckung der Sulfatidvermehrung durch JATZKEWITZ (1958) hat dies nicht bestätigt.

Graue Substanz

Regelmäßig finden sich bei ML auch metachromatische Einlagerungen in Ganglienzellen verschiedener Kerne, von denen der Nucleus dentatus, der N. subthalamus und das Pallidum die meistgenannten sind. NORMAN et al. (1960) haben eine Liste dieser Kerne zusammengestellt, die hier wiedergegeben sei:

Griseum pontis, Nucleus ambiguus, Nucleus arcuatus, Nucleus cochlearis-ventralis, Nucleus conterminalis, Nucleus corporis pontobulbaris, Nucleus cuneatus lateralis, Nucleus interstitialis, Nucleus medullae oblongatae lateralis, Nucleus nervi abducentis, Nucleus nervi facialis, Nucleus nervi hypoglossi, Nucleus nervi trigemini mesencephali, Nucleus nervi trigemini motorius, Nucleus nervi trochlearis, Nucleus oculomotorius principalis, Nucleus paramedianus-dorsalis, Nucleus substantiae nigrae und lenticulatus, Nucleus vestibularis lateralis, Nucleus vestibularis spinalis, Nucleus vestibularis superior, Colliculus superior, Nucleus giganto-cellularis, Nucleus nervi trigemini sensibilis principalis, Nucleus olivaris inferior, Nucleus paragiganto-cellularis, Nucleus pontis centralis, Nucleus praepositus hypoglossi, Nucleus tractus spinalis trigemini, Nucleus trapezoidei, Nucleus vestibularis medialis. Auch die Vorderhornganglienzellen des Rückenmarks zeigen diese Speicherung. ABRAHAM (1963) berichtet außerdem über Beteiligung der Spinalganglien.

Ein Vergleich mit unseren Fallbeschreibungen 2, 5 und 6 ergibt, daß diese auch in bezug auf die Lokalisation der speichernden Ganglienzellen mit denen anderer Autoren übereinstimmen. Die Ansammlung von metachromatischem Lipid in Ganglienzellen wurde oft mit der bei familiärer amaurotischer Idiotie verglichen, insbesondere von NORMAN (1947), DIEZEL (1957) und BARGETON (1963). Diese Überlegung war sehr fruchtbar. Rein morphologisch ist sie nicht adäquat, da diese Ganglienzellen weder in unsern Beobachtungen noch in den Abbildungen anderer Autoren in dem Ausmaß gebläht sind, wie das bei der familiären amaurotischen Idiotie der Fall ist (Abb. 4 u. 5, S. 191).

Die grauen Strukturen, welche in der Liste von NORMAN nicht angeführt sind, zeigen gewöhnlich nur geringfügige Veränderungen. Lediglich die in ihnen enthaltenen Markscheiden nehmen am allgemeinen Abbauprozeß in stärkerem Maße teil.

Die Markscheiden in der Großhirnrinde sind stark reduziert. An ihre Stelle treten gelegentlich Gliaelemente. Einzelne Autoren heben hervor, daß metachromatische Substanzen auch in den Ganglienzellen der tieferen Rindenschichten beobachtet werden können (BLACK u. CUMINGS, 1961; BUBIS u. ADLESBERG, 1966; ETTINGER, 1965; HAGBERG u. SVENNERHOLM, 1960). BRAIN u. GREENFIELD (1950) geben an, daß die satellitäre Oligodendroglia im Cortex vermindert sei, was in Einklang mit dem Untergang der Oligodendroglia in der weißen Substanz stehen würde. Wir haben bei unsern Fällen auf die Zahl der Satellitenoligodendroglia geachtet, konnten aber keine solche Verminderung feststellen.

Auffallend häufig sind bei ML Ganglienzellausfälle, Nekrosen und spongiöse Auflockerungen im Claustrum beobachtet worden (Fall 2; Fälle von PEIFFER, 1959, von WOHLWILL u. PAINE, 1958, und DIEZEL u. RICHARDSON, 1957).

Das Striatum zeigt in seinen grauen Partien gewöhnlich keine Veränderungen, wohl aber recht ausgeprägte in seinen Markinseln. Hier läßt sich das Nebeneinander von erhaltenen Markscheiden und metachromatischen Speicherprodukten oft besonders deutlich demonstrieren (s. z. B. die Abb. von LYON et al., 1961).

Im Thalamus findet man sonst im lateralen und ventro-lateralen Kerngebiet meist sekundäre Ganglienzelluntergänge. Einzelne Ganglienzellen zeigen hier metachromatische Lipideinlagerungen.

Schwer geschädigt ist oft die Kleinhirnrinde mit maximaler Ausprägung in der Körnerschicht (WOHLWILL u. PAINE, 1958; HAGBERG et al., 1960; JERVIS, 1960; NORMAN, URICH u. TINGEY, 1960; OGAWA, 1961; PEIFFER, 1959).

B. Peripherer Nerv und Auge

Die Beteiligung des peripheren Nerven bei ML wurde von JACOBI (1947) und NORMAN (1947) erstmals beobachtet. THIEFFRY u. LYON (1959) stellten erstmals auf Grund einer Nervenbiopsie die Diagnose zu Lebzeiten. Seither hat sich die Nervenbiopsie als sicherstes und wenig aufwendiges Mittel der klinischen Diagnose allgemein eingebürgert (HAGBERG et al., 1962). Die Beteiligung des peripheren Nerven erklärt viele klinische Befunde: Die häufig abgeschwächten Eigenreflexe, die verlangsamte Nervenleitgeschwindigkeit und die anfänglich oft zu beobachtende Hypotonie.

HAGBERG (1963) interpretiert sein Krankheitsstadium I (s. S. 20) vorwiegend als die Folge der metachromatischen Polyneuropathie.

Die Befunde unterscheiden sich von einem Nerven zum andern und von einem Fall zum andern erheblich. So zeigen eine Abbildung von JACOBI (1947) und von BARGETON (1961) bei konventionellen Markscheidenfärbungen hochgradige Ausfälle. Nach unsern eigenen Erfahrungen an Biopsien des N. suralis scheint die Schädigung mit solchen Färbungen allein gering. Charakteristisch ist hingegen, daß sich in der Färbung mit essigsaurem Kresylviolett (nach HIRSCH u. PEIFFER) metachromatisch braune oder gelbe Granula von etwa 1 μ Durchmesser in kleinen Haufen darstellen lassen. Sie liegen meist in der Nachbarschaft der Kerne von Schwann-Zellen, oft scheinbar innerhalb der Markscheiden. Dieser Befund ließ sich in allen unsern Fällen erheben. Daneben kommt es zu Ansammlungen metachromatischen Materials in gefäßnahen Phagocyten. Diesen Befund erhoben wir bei Fall 2 und bei Fall 9 der später zu besprechenden Variante (Abb. I, S. 187). Bei beiden hatte das Leiden sicher schon über ein Jahr bestanden. Hingegen zeigte Fall 8, wohl der jüngste so untersuchte Patient der Weltliteratur, noch kein phagocytiertes pathologisches Material. Das Ausmaß des Abtransportes von pathologischem Lipid zu den Gefäßen gibt also Anhaltspunkte für die Dauer des Leidens. DAYAN (1967) stellte mittels der Thomasschen Zupftechnik einzelne Nervenfasern dar, die er nach HIRSCH-PEIFFER, aber auch mit Techniken für die Markscheiden färbte. Er konnte dabei feststellen, daß viele Nervenfasern über kürzere Strecken entmarkt waren, daß die Stellen der Entmarkung aber *nicht* mit den Ansammlungen des metachromatischen Lipids zusammenfielen. Wir werden bei der Besprechung der Pathogenese auf diesen Befund zurückkommen.

Auch das vegetative Nervensystem zeigt Ansammlungen metachromatischen Materials, welche die Diagnose erlauben (z. B. BODIAN u. LAKE, 1963; NAKAI u. LANDING, 1960).

Auge

Das Auge wurde von COGAN et al. (1958), HAGBERG et al. (1962), LYON et al. (1961), TOUSSAINT et al. (1965) untersucht. Nach den ersten Autorengruppen ist metachromatische Substanz in den Ganglienzellen der Retina nachweisbar. Außerdem findet sie sich im N. opticus, in dem die gleichen Aggregate geschildert werden, wie im Zentralnervensystem. Abgesehen von diesen Ansammlungen sind die funktionellen Strukturen aber gut erhalten. Nach TOUSSAINT et al. ist die Retina normal, lediglich der N. opticus zeigt die charakteristischen Läsionen.

C. Extraneurale Befunde

Bereits WITTE (1921) konnte bei einem Fall, den wir heute wahrscheinlich als ML diagnostizieren würden, sog. „Prälipoide" (von roten Sudanfarbstoffen nur ganz leicht angefärbte Substanzen) in Niere, Leber, Hoden und Hypophyse nachweisen. Die Befunde wurden später bestätigt durch AUSTIN (1957), BERTRAND et al. (1954), BRAIN u. GREENFIELD (1950), HAGBERG et al. (1960), HAIN u. LA VECK (1958), JERVIS (1960), NORMAN (1947), NORMAN et al. (1960), SCHEIDEGGER (1950), LYON et al. (1961), WOLFE u. PIETRA (1964) und BARGETON (1961).

In der Leber liegen die metachromatischen Lipide in den Parenchymzellen, periportalen Histiocyten, Kupfferschen Sternzellen und den Gallengangsepithelien. In der Gallenblase findet man sie in den Ephitelzellen der Mucosa. Hier kommt es gelegent-

lich auch zu eigentlichen Papillomen (NORMAN, 1947). In den Nieren sind die Epithe-
lien der distalen Tubulusabschnitte (Henlesche Schleifen, Tubuli contorti II, Sammel-
röhrchen) betroffen. Die gleichen Strukturen sind gelegentlich von PAS-positiven
Cylindern ausgegossen. Die Befunde an der Niere erlauben unter Umständen eine
Diagnose in vivo durch Nierenbiopsie oder durch Nachweis metachromatischer Substanzen in Epithelzellen des Sedimentes (AUSTIN, 1957). Metachromatische Substanzen
zeigen ferner gelegentlich die reticulo-endothelialen Zellen in der Milz, der Hypo-
physenvorderlappen, der Hoden, selten auch Leukocyten des zirkulierenden Blutes
und des Knochenmarks (AUSTIN, 1958). SCHEIDEGGER (1950) konnte bei einem Fall
einer wahrscheinlichen metachromatischen ML Schaumzellen in der Lunge nachweisen.

5. Histochemie

Die Befunde von Fall 2 sind in der Tabelle 5, Seite 147, zusammengestellt. Alle
gespeicherten Substanzen färben sich mit Sudanschwarz B an, sind also eindeutig Fette.
Hingegen fehlen charakteristischerweise Substanzen, die sich mit den roten Sudanfarbstoffen Sudan III und IV anfärben lassen. Es handelt sich also nicht um sogenannte Neutralfette, d. h. nicht um Triglyceride und Cholesterinester. Die histochemische Reaktion, welche die ML charakterisiert, ist eben die Metachromasie, welche
in der Hirsch-Peiffer-Färbung mit essigsaurem Kresylviolett standardisiert wurde.
Die Färbung von HIRSCH u. PEIFFER ist sehr zuverlässig und hat uns bisher weder
falsche positive Resultate geliefert noch die Diagnose verfehlen lassen. Bevor sie aus-
gearbeitet wurde, ist zwar die Metachromasie gelegentlich beobachtet worden, war
aber ein unsicheres Zeichen.

Die ersten systematischen Untersuchungen der Metachromasie führten BRAIN u.
GREENFIELD (1950) durch. Sie beobachteten dabei, daß die Reaktion durch Kontakt mit
organischen Fettlösungsmitteln sehr rasch abgeschwächt und schließlich aufgehoben
wurde. Auf Grund dieser Untersuchungen hat GREENFIELD (1952) erstmals die metachromatische Leukodystrophie als Krankheitseinheit beschrieben. Seit HIRSCH u. PEIFFER
ihre Reaktion angegeben haben, führten diese Autoren selbst (1955) sowie DIEZEL
Reaktionen an alten, früher veröffentlichten Fällen durch. Sie erhielten dabei eine
Anzahl positiver Reaktionen und klassifizierten daher einige ältere Fälle als ML. Da
die Vorbehandlung des Gewebes durch die älteren Autoren nicht immer als bekannt
gelten darf, ist eine gewisse Reserve angezeigt. Denn sowohl STAM (1960) wie auch
IBRAHIM (1967) haben durch Vorbehandlung gesunden zentralnervösen Gewebes mit
Alkohol metachromatische Färbungen erzeugen können. Seit JATZKEWITZ (1958) bei
ML erstmals die Vermehrung der Sulfatide nachwies, wird immer wieder diskutiert,
ob die metachromatische Reaktion durch die Sulfatide bedingt ist. Nach Versuchen von
C. W. M. ADAMS (1965) und neuerdings von SUZUKI (1967) mit isoliertem Sulfatid
resp. mit isolierten Speichergranuli ist dies wahrscheinlich. Damit im Einklang steht
auch die Beobachtung, daß einzelne braun-metachromatische Granula innerhalb normaler Markscheiden beobachtet werden können.

Die Metachromasie ist nur im Gefrierschnitt, kaum mehr im Paraffin- und gar
nicht im Celloidinpräparat nachweisbar. Von den meisten Autoren wird das so gedeu-

tet, daß der Alkohol die metachromatisch färbbaren Substanzen herauslöst. Einzig STAM (1960) hebt hervor, daß der Verlust an Metachromasie andere biophysikalische Ursachen haben kann. Er gibt an, daß er die Metachromasie auch noch am Paraffinschnitt erhält, sofern er mit stark verdünnten wäßrigen Lösungen färbt. Wir haben das entsprechend STAMS Angaben versucht und damit am Paraffinschnitt noch eine leichte Metachromasie gesehen. Die Färbung ist aber blaß und hebt die metachromatischen Lipide nur wenig von der Umgebung ab. Die einleuchtendste Erklärung hierfür ist die Herauslösung der färbbaren Sulfatide.

Eine andere, von HOLLÄNDER (1964) publizierte Methode, die ebenfalls Sulfatide darstellen soll, beruht auf Färbung mit Acridin-Flavin. Es gelingt damit, die sonst metachromatischen Substanzen fluorescierend gelb bzw. mit einer Variante der Färbung leuchtend rot zu färben. Letztere ist besonders geeignet zum Studium der cellulären Details im Gefrierschnitt, welche mit der Kresylviolett-Methode nicht so deutlich erfaßbar sind (vergl. Abb. III, S. 187).

Doppelbrechung: Daß die metachromatischen Substanzen auch doppelbrechend sind, wurde schon verschiedentlich hervorgehoben, in den letzten Jahren namentlich von AUREBECK et al. (1964). Wir können diesen Befund bestätigen. Er läßt sich am besten am ungefärbten Gefrierschnitt oder an einem Hirsch-Peiffer-Präparat beobachten. Es handelt sich teils um plattenartig aufeinandergeschichtete Linien, teils um Ansammlungen von doppelbrechenden feinen Körnern. Interessanterweise fehlt diese Doppelbrechung in den mit metachromatischer Substanz beladenen Ganglienzellen, während sie in metachromatischen Anhäufungen aller andern Strukturen vorhanden ist.

Die histochemischen Untersuchungen weisen darauf hin, daß neben den metachromatisch färbbaren Lipiden noch andere Substanzen in den pathologischen Speicherballen vorhanden sein müssen: Einmal PAS-positive Substanzen, welche von RÉSIBOIS (1967) und HOLLÄNDER (1965/1967) als Mucopolysaccharide identifiziert wurden, dann aber wahrscheinlich auch Phospholipide (Bakersche Reaktion, Braunfärbung in der OTAN-Färbung, Nil-blau), ferner Cholesterin (Schultze-Reaktion), möglicherweise sogar Cholesterinester.

DIEZEL (1957), C. W. M. ADAMS (1965) u. a. haben den Chemismus und die Bedeutung dieser histochemischen Reaktionen ausführlich besprochen, so daß wir darauf verzichten können.

Einen ungewöhnlichen Befund erwähnen R. ADAMS (1957), PEIFFER (1959) und JERVIS (1958). An einzelnen Stellen des Gehirns von an ML gestorbenen Patienten bestand eine intensive sudanophile Reaktion. Im Falle ADAMSs (1957) handelte es sich um die Stelle einer Cortexbiopsie, im Falle PEIFFER's um eine hypoxische Ammonshornläsion und im Falle von JERVIS (1958/1960) um eine wahrscheinlich krampfbedingte Hirnrindenschädigung. Die Enzyme, welche den sudanophilen Abbau steuern, sind also auch bei ML vorhanden. Wir werden auf diesen Befund bei der Besprechung der Pathogenese zurückkommen.

Was die Enzymhistochemie betrifft, so sind besonders Versuche von AUSTIN und von GOLDFISCHER interessant, welche histochemisch die Arylsulfatase nachzuweisen versuchten. Dieses Enzym baut normalerweise die Sulfatide weiter ab. Sein Mangel ist, wie später besprochen werden soll, bei ML nachgewiesen worden. Er läßt sich an frischem Gewebe jetzt offensichtlich auch histochemisch erfassen.

6. Elektronenmikroskopie

Wir stützen uns bei unsern Ausführungen auf die Untersuchungen von DE WEBSTER (1965), CRAVIOTO (1966), CRAVIOTO u. Mitarb. (1966), BISCHOFF u. ULRICH (1967) am peripheren Nerven und auf diejenigen von AUREBECK et al. (1964), GRÉGOIRE (1964), GRÉGOIRE et al. (1966), RÉSIBOIS et al. (1967), SUZUKI (1966), CRAVIOTO (1966), TERRY (1966) am Zentralnervensystem. Die Befunde von BISCHOFF u. ULRICH stammen von einem Fall der im Anhang besprochenen ML-Variante, so daß sie möglicherweise von den Befunden der Hauptgruppe abweichen. Sie sollen trotzdem hier besprochen sein.

Alle Autoren sind sich einig, daß bei ML abnorme cytoplasmatische Einschlüsse in Schwann-Zellen und Glia vorkommen. Sie variieren stark in ihrem Aussehen. Einzelne sind homogen und intensiv osmiophil, andere im elektronenmikroskopischen Schnitt völlig klar. Viele sind konzentrisch geschichtet, andere zeigen eine pseudokristalline Struktur mit wohldefinierter Periodik. Häufig finden sich außerdem tuffsteinartige Einschlüsse mit Bläschen und prismatische und kugelsegmentartige Bestandteile charakteristischer Periodik.

Von den verschiedenen Einschlüssen sind die homogenen und solche mit der gewöhnlichen Markscheidenperiodik von etwa 100 Å uncharakteristisch. Spezifisch sind nach bisheriger Erfahrung die tuffsteinartigen und die konzentrisch geschichteten Einschlüsse mit einer Periodik von 56—64 Å. Beide scheinen Träger metachromatischer Reaktionen zu sein. Jedenfalls ließen sich die konzentrisch geschichteten, mit der Ultrazentrifuge isolierten Körper von SUZUKI et al. (1966) metachromatisch anfärben. Sie enthielten also offensichtlich Sulfatide. Andererseits teilen BISCHOFF et al. (1968) mit, daß sie bei allen ihnen zugänglichen Nervenbiopsien von ML mit typischer Metachromäsie die tuffsteinartigen Gebilde gefunden haben. Gleiche Einschlüsse werden auch von GRÉGOIRE et al. (1966) beschrieben. Wir finden sie auch auf manchen Bildern von AUREBECK, der sie allerdings im Text nicht erwähnt. DE WEBSTER (1962) bildet ähnliche Aggregate ab, jedoch nicht in einer Vergrößerung, welche die elektronenoptische Auflösung in einzelne Lamellen gestattet. Bei den neuesten Arbeiten (CRAVIOTO, CRAVIOTO et al., TERRY et al.) handelt es sich einstweilen um Zusammenfassungen von Kongreßmitteilungen ohne Abbildungen, so daß wir nicht sicher sind, ob die gleichen pathologischen Strukturen vorgelegen haben oder nicht.

Es scheint daher wahrscheinlich, daß die von BISCHOFF et al. (1967) beschriebenen tuffsteinartigen Körner das charakteristische ultrastrukturelle Substrat der ML sind, ähnlich wie die sogenannten „Zebra bodies" das des Gargoylismus (ALEU et al., 1965).

Die tuffsteinartigen Körper messen 1 μ im Durchmesser, sind mäßig osmiophil und zeigen einerseits vesikuläre, andererseits feste Anteile. Letztere bestehen aus unregelmäßig angeordneten, mosaikartig aneinandergrenzenden Platten, Prismen und konzentrischen Ringabschnitten. Diese festeren Teile sind ihrerseits geschichtet und haben eine charakteristische Periodik von 56—64 Å. Im Querschnitt einzelner Prismen zeigen die Kristalle eine 12fach-periodische Struktur (GRÉGOIRE et al., 1966). Zwischen ihnen liegt nach dieser Autorin eine elektronenoptisch nicht mehr weiter auflösbare osmiophile Matrix, die durch Behandlung der Schnitte mit Hyaluronidase herausgelöst wird. An vielen Stellen sind die Prismen geschichtet. GRÉGOIRE spricht von einem helicoidalen Aufbau.

Die Gebilde liegen im peripheren Nerven im Cytoplasma der Schwann-Zellen von bemarkten und unbemarkten Fasern. Im Zentralnervensystem kommen sie in Oligodendrogliazellen, Astrocyten und Phagocyten vor. Nach GRÉGOIRE et al. sind sie immer von einer Membran umgeben. BISCHOFF et al. fanden diese Membran nicht regelmäßig.

Die Herkunft dieser Einschlußkörper ist noch offen. Sicher handelt es sich nicht oder wenigstens nicht ausschließlich um ein Produkt des Markscheidenabbaues. Denn sie kommen auch in Schwann-Zellen unbemarkter Fasern vor. Außerdem finden sie sich in Fasern mit intakter Markscheide (AUREBECK et al., DE WEBSTER, BISCHOFF et al.). Es handelt sich danach um Entgleisungen des Zellstoffwechsels, die der eigentlichen Markschädigung vorausgehen. Wie die Lysosomen enthalten sie saure Phosphatase (GRÉGOIRE et al.). Es ist daher denkbar, daß sie aus erkrankten Lysosomen hervorgehen.

Einige Schwierigkeiten bereitet die Zuordnung der konzentrisch geschichteten Gebilde. Sie finden sich in der gleichen Lokalisation wie die tuffsteinartigen, sind etwa gleich groß wie diese und ebenfalls häufig von einer Membran umgeben. Ihre charakteristische Periodik beträgt 50—60 Å nach GRÉGOIRE, 44—48 Å nach BISCHOFF et al.

Ähnliche Körper mit einer Periodik von 50—60 Å sind ursprünglich von TERRY u. WEISS in den Ganglienzellen einer Tay-Sachsschen familiären amaurotischen Idiotie als „membranous cytoplasmic bodies" beschrieben worden. Sie sahen diese Körper damals als charakteristisch für die Tay-Sachssche Krankheit an. Seither wurden aber gleiche Körper auch bei Niemann-Pickscher Krankheit (LYNN u. TERRY, WALLACE) und bei Gargoylismus (UCHIMURA et al.) beobachtet. Ihre Morphologie ist also unspezifisch.

SUZUKI et al. (1960, 1967) isolierten diese Einschlußkörperchen bei einem Fall von ML mit Hilfe der Ultrazentrifuge. Sie erwiesen sich elektronenmikroskopisch als konzentrisch geschichtet und färbten sich nach HIRSCH-PEIFFER metachromatisch an. Chemisch fand sich u. a. Sulfatid. Sie sind danach für ML charakteristisch. Es ist demnach damit zu rechnen, daß die bei verschiedenen Krankheiten morphologisch identischen Granula verschieden zusammengesetzt sind.

Häufig wird über ungewöhnliche Aspekte der Markscheiden bei ML berichtet. Sie werden als locker gefügt beschrieben (DE WEBSTER, 1962; CRAVIOTO, 1966; Diskussion mit TERRY, 1966), weshalb sie beim Präparieren leicht zerfallen sollen. Außerdem werden Myelin mit Aufspleißungen und abnorme Lamellierungen beobachtet (BISCHOFF et al., 1967; CRAVIOTO, 1967). Solche Befunde sind an sich unspezifisch. Der Zerfall beim Präparieren kann ein Artefakt sein. Trotzdem ist die Möglichkeit chemisch fehlerhaft aufgebauter Markscheiden nicht auszuschließen.

Neben spezifischen finden sich wie üblich auch unspezifische Degenerationsphänomene in der weißen Substanz und im peripheren Nerven. Sie sind um so ausgeprägter, je länger die Erkrankung dauerte, und bestehen aus einer Erweiterung des Extracellulärraumes, reichlicher Gliafaserbildung, unregelmäßigen Ausbuchtungen der Markscheiden (GRÉGOIRE et al.), verstärkter Osmiophilie der Mitochondrien, (CRAVIOTO et al., 1966) sowie verstärkter Osmiophilie der Achsencylinder durch Vermehrung der Neurofibrillen und Neurotubuli (GRÉGOIRE, CRAVIOTO).

Am peripheren Nerven degeneriert die Markscheide offenbar zuerst in der Nähe der Ranvierschen Schnürringe (DE WEBSTER, 1962). Auffallenderweise werden am peripheren Nerven keine Cajalschen Verdauungskammern beobachtet, die sonst bei jeder Degeneration des Nerven nachgewiesen werden können (CRAVIOTO, 1966).

7. Chemie

Die normale Zusammensetzung der weißen Substanz und die chemischen Veränderungen bei Wallerscher Degeneration und sudanophiler Leukodystrophie wurden im einleitenden Kapitel bereits besprochen. Auch die Tatsache der Sulfatidspeicherung (JATZKEWITZ, 1958; AUSTIN, 1959 u. 1960) wurde wiederholt erwähnt. Der Befund bestätigt sich an allen kasuistischen Mitteilungen, bei denen chemische Untersuchungen durchgeführt wurden. Es sind dies: Fall 2 und Fall 7 (untersucht durch CUMINGS), die Fälle von AUSTIN, BLACK u. CUMINGS (1961), HAGBERG u. SVENNERHOLM (1960), HOLLÄNDER u. PILZ (1964), JATZKEWITZ, PILZ u. HOLLÄNDER (1964), NORMAN, URICH u. TINGEY (1960), SOURANDER u. SVENNERHOLM (1962) und SUZUKI et al. (1966). Eine entsprechende Sulfatiderhöhung läßt sich nach MALONE et al. (1967) auch im peripheren Nerven feststellen. Es geht aus diesen Untersuchungen hervor, daß die Sulfatide bei spätinfantilen Fällen um das 4—5fache, bei Erwachsenen etwa um das Doppelte vermehrt sind. Im gleichen Ausmaße sind gewöhnlich die Cerebroside vermindert. Auch die übrigen Markscheidenlipide, wie das Cholesterol und die Phospholipide, sind gewöhnlich um etwa 30 % herabgesetzt. Das Cholesterol ist nach SVENNERHOLM (1963) etwa zu 1—2 % verestert.

In der grauen und weißen Substanz findet sich eine Vermehrung der Hexosamine resp. der Neuraminsäure. Dieser Befund ist nach HAGBERG et al. (1960) vorwiegend durch mucoide Substanzen verursacht, was den Befunden von HOLLÄNDER (1965) und RÉSIBOIS (1967) entspricht. Daß daneben auch die Ganglioside vermehrt sind, geht aus den Arbeiten von Edgar (1956), CUMINGS (1957) und SUZUKI (1966) hervor.

Weitere Forschungen beschäftigen sich mit dem Fettsäuremuster der gespeicherten Lipide. O'BRIEN (1964) beschreibt eine Verminderung der Cerebroside mit langen Fettsäuren zugunsten solcher mit kurzen Ketten, was die Stabilität dieser Lipide herabsetzt.

Eine erhebliche Vermehrung der Sulfatide läßt sich auch in der Niere nachweisen: Nach AUSTIN (1959) um das 9fache, nach SVENNERHOLM (1963) sogar um das 25—70-fache. In der Milz ist dies nicht der Fall (SVENNERHOLM, 1963). Da das Fettsäuremuster der Sulfatide in der Niere wesentlich von demjenigen im Gehirn abweicht, scheint es sich um ortsständig in der Niere gebildete Substanzen zu handeln (HAGBERG et al., 1965).

Für den Morphologen ist wichtig, wo die pathologischen Substanzen lokalisiert sind. Wie bereits im Abschnitt über Histochemie betont, entsprechen sie wahrscheinlich den metachromatischen Granula. Diese sind einerseits mit den tuffsteinartigen Gebilden (BISCHOFF et al.), anderseits in konzentrisch geschichteten (SUZUKI et al.) lokalisiert. SUZUKI et al. stellen fest, daß diese Granula neben Sulfatiden auch Cholesterol und Phospholipide enthalten. Das Sulfatid liegt in den verschiedenen Gliazellen, Schwann-Zellen, Phagocyten und den mit metachromatischem Material gefüllten Ganglienzellen. Die Ansammlung erfolgt offensichtlich wenigstens z. T. unabhängig vom Markscheidenabbau.

Ob Sulfatide daneben auch in pathologischem Ausmaß innerhalb der Markscheiden vorkommen, ist umstritten. JATZKEWITZs Feststellung (1961/63), daß eine so komplizierte Struktur wie die Markscheide entweder richtig aufgebaut werde oder gar nicht, war angesichts der Befunde von NORTON (1966) und von SUZUKI (1966) an reinem Myelin verfrüht. Die genannten Autoren haben an reinem, elektronenoptisch unauffälligem Myelin bei ML chemische Abweichungen von der Norm beobachten können (Sulfatid- und Gangliosidvermehrung).

Die Erforschung des Sulfatidstoffwechsels, insbesondere des Sulfatid-turn-over, hat eine beträchtliche Verlangsamung des Sulfatid-turn-overs ergeben (Moser et al., 1967). Menkes (1966) konnte ferner zwei Fraktionen von Sulfatiden unterscheiden, eine mit einem langsamen Turn-over in den Markscheiden selbst, eine andere mit rascherem außerhalb derselben. Bei einer Enzymstörung muß es naturgemäß zuerst in der Fraktion mit raschem Turn-over zu faßbaren Störungen kommen. Das kann erklären, weshalb die Speichergranula zuerst völlig unabhängig vom Markscheidenzerfall und sehr früh (unser Fall 8 des Anhanges; Fälle von Bubis und Feigin) auftreten, während die Entmarkung sich erst später manifestiert. Zur Erklärung des Krankheitsgeschehens ist die Entdeckung des Mangels an Sulfatase (Austin, 1964) bei Patienten mit ML von entscheidender Bedeutung. Es handelt sich um ein Enzym, das in vitro Sulfatgruppen aus aromatischen Verbindungen eines künstlichen Substrats auf einen Empfänger, etwa ein Metallion, überträgt. Nach den Wirkungsoptima in vitro unterscheidet Austin eine Arylsulfatase A, B und C (aromatische Gruppen = „Arylgruppen"). Von diesen Enzymen sind die Gruppen A und B löslich, C hingegen nicht und nur histochemisch nachweisbar. Im allgemeinen ist bei ML Sulfatase A ausgefallen, in einzelnen Fällen aber alle 3 Fraktionen, worauf wir im Anhang noch eingehen werden.

Arylsulfatasen wurden auch in der Niere nachgewiesen. An der Schweineniere konnten Mehl u. Jatzkewitz (1963 u. 1965) erstmals nachweisen, daß diese Enzyme Sulfatgruppen nicht nur einem künstlichen aromatischen Substrat entziehen, sondern auch dem Cerebrosidsulfat, also dem natürlichen Substrat. Das Enzym katalysiert also den Zerfall von Sulfatid in Cerebrosid und Sulfatgruppen.

$$\text{Sufatid} \rightarrow \text{Cerebrosid} + -\text{SO}_4 \qquad \boxed{\text{Sulfatase}}$$

Mit der Entdeckung des Sulfatasemangels wurde ein wesentliches Glied der Kausalkette Gen—Enzym—pathologisches Speicherprodukt gefunden. Daß man trotzdem von einem lückenlosen Verständnis der Pathogenese noch weit entfernt ist, hat Austin (1965) selbst hervorgehoben. Ein Versuch, dieses chemische Geschehen zu beeinflussen, wurde bisher nur von Melchior et al. (1968) unternommen. Sie verabreichten eine Vitamin A-arme Diät, da Vitamin A zur Synthese der Sulfatide nötig ist. Eine vorübergehende Verminderung der im Urin ausgeschiedenen Sulfatidlipide, d. h. der Sulfatide, wurde zwar erreicht, der klinische Verlauf wurde indessen nicht beeinflußt.

Versuche, das fehlende Enzym zu ersetzen, wurden von Austin (1967) und Greene et al. (1969) unternommen. Austin instillierte aus menschlichem Urin gewonnene Sulfatase A vorsichtig in den Liquor. Es kam dabei zu einer fieberhaften Reaktion mit Nackensteifigkeit, welche einige Tage lang dauerte. Im Liquor war $7^{1}/_{2}$ Std nach der Injektion noch etwas Sulfatase nachweisbar. Bei der nächsten Punktion — 4 Tage nach der Injektion — war die Sulfataseaktivität im Liquor völlig verschwunden. Injektion des gleichen Enzyms in den Liquor von Schweinen zeigte, daß nur die Wurzeln der Cauda equina das Enzym aufnahmen. Greene et al. injizierten vom Rinderhirn gewonnene Arylsulfatase A einem Patienten intravenös und in den Liquor. Es erfolgte während der intravenösen Infusionsbehandlung eine Zunahme des Enzymgehalts in Leberbiopsien und im Serum, nicht aber in einer Hirnbiopsie. Nach der intrathekalen

Gabe des Enzyms erfolgte ein vorübergehender Anstieg seiner Aktivität im Liquor.
Weder klinisch noch morphologisch (wiederholte Hirnbiopsien) erfolgte eine Veränderung unter dem Einfluß dieses Therapieversuches.

8. Pathogenetische Erwägungen

A. Die morphogenetischen Phasen der ML

Die neurologischen und morphologischen Befunde lassen zusammen mit der
klinischen Entwicklung und der allgemeinen neuropathologischen Erfahrung im Ablauf
des pathologischen Prozesses drei Phasen unterscheiden:
1. die Phase der primären Sulfatidspeicherung,
2. die Phase des Markscheidenzerfalles,
3. die Phase der Phagocytose und Vernarbung.

Die einzelnen Phasen werden verständlicherweise praktisch nie isoliert angetrof-
fen. Jeder histologische Schnitt zeigt ein Mischbild. Nur das letzte Stadium der Phagocytose und Vernarbung ist als stabiler Endzustand leicht verifizierbar und benötigt
keine Diskussion. Dagegen ist die Differenzierung der ersten beiden Stadien schwieriger. Sie ist daher zu begründen:

ad 1: Phase der primären Sulfatidspeicherung: Entsprechend dem allmählich progredienten Verlauf der Erkrankung finden sich in Hirnsektionen und Biopsien immer
noch Strukturen, an denen der pathologische Prozeß im Frühstadium erfaßbar ist. Dies
gilt vor allem für die noch erhaltenen Markscheidenbezirke, so z. B. für den Tractus
opticus unserer Fälle und die Nervenbiopsien von erst kürzlich erkrankten Patienten,
die Markinseln des Falles von LYON et al. (1961) und die subcorticalen U-Fasern der
Abbildungen von BARGETON (1961/1963). In allen diesen Bezirken sind bereits An-
reicherungen metachromatischen Materials nachweisbar. Der dadurch erweckte Eindruck, die Speicherung dieses Materials gehe dem Markscheiden-Zerfall voraus, wurde
durch die Einzelfaserpräparation DAYANs (1967) erhärtet. Das gleiche Resultat ergibt
die Untersuchung 1 μ dicker, in Kunstharz eingebetteter Nervenschnitte. Hier sieht
man deutlich Speichermaterial in den Schwann-Zellen bemarkter Nervenfasern und
in Schwann-Zellen völlig intakter Markscheiden. Das metachromatische Material ist
also kein Endprodukt des Markscheidenabbaues, sondern ist als ein vor demselben
entstehendes fehlerhaftes Stoffwechselprodukt aufzufassen.

Am Zentralnervensystem ist wegen seiner ineinander verschachtelten Zellfortsätze
der Nachweis einer primären Speicherung schwieriger. Pathologische Aggregate im
Plasma von Oligodendrocyten (AUREBECK, 1964) weisen aber auch dort auf eine primäre Speicherung hin.

Nimmt man an, daß in den erhaltenen Markscheiden bei mäßiger primärer Speicherung
eine normale Signalübermittlung noch möglich ist, so erklärt sich, weshalb die Krankheit erst
im zweiten Lebensjahr manifest wird, obwohl der Enzymdefekt ja bereits kongenital vorhanden ist: Symptome treten erst dann auf, wenn eine kritische Menge des zellfremden
Materials überschritten ist und eine Zerstörung der Markscheiden begonnen hat.

Wie die Befunde AUREBECKs (1964) und die Untersuchungen am peripheren Nerven
(DAYAN, 1967; DE WEBSTER, 1962; CRAVIOTO, 1966; BISCHOFF et al., 1967) zeigen, erfolgt die Speicherung zuerst in der Oligodendroglia und in der ihr homologen

Schwann-Zelle. Die Ansammlung metachromatischer Substanzen in Ganglienzellen verschiedener Strukturen, insbesondere der Retina, zeigt, daß die neuralen Elemente von dem Prozeß nicht ausgeschlossen sind.

ad 2: Phase der Entmarkung: Entmarkungen sind eines der Charakteristika der ML. Es ist aber trotzdem schwierig, den Entmarkungsvorgang selbst zu beobachten und von der primären Speicherung abzugrenzen. Folgende Phänomene sind dem Entmarkungsprozeß selbst zuzuschreiben: Aufgeblähte Markscheiden, z. T. feinkörniges Speichermaterial enthaltend (s. Fall 2), segmentale Entmarkung in Abschnitten der peripheren Nerven, elektronenmikroskopisch nachweisbare unregelmäßige Ausstülpungen, Aufsplitterungen und Verdünnungen der Markscheiden, beginnend in den Ranvierschen Schnürringen (DE WEBSTER, 1962; BISCHOFF et al., 1967 GRÉGOIRE et al., 1966). Das Fehlen von den bei andern Entmarkungsprozessen so charakteristischen Markscheidentrümmern ist wohl durch den gleichen Enzymdefekt vermittelt, der einen sudanophilen Abbau verhindert.

Die metachromatischen Abbauprodukte unterscheiden sich — soweit bekannt — von den primären Speicherprodukten weder morphologisch noch histochemisch. Für das Verständnis des Geschehens ist es aber wichtig, die primäre Speicherung vom pathologischen Markscheidenabbau zu unterscheiden. Die primäre Speicherung führt, wie erwähnt, zu einem Zustand, in welchem die Zellstrukturen, insbesondere die Markscheiden, nicht mehr aufrecht erhalten werden können. Im weiteren Verlauf führt das gespeicherte Sulfatid zum Zelltod, was die Entleerung des Marklagers von Oligodendrogliazellen erklärt (Fälle von GREENFIELD, eigener Fall 2).

Im Laufe der Entmarkung kommt es auch zur Zerstörung der Achsenzylinder. Das geht einerseits aus der hochgradigen Lichtung ihres Bestandes hervor, andererseits auch aus den elektronenmikroskopisch faßbaren Untergangsfiguren. Trotzdem bleibt das Bild der Wallerschen Degeneration aus. Im peripheren Nerven kommt es auch nicht zur Bildung von Cajalschen Verdauungskammern, auch dann nicht, wenn der Nerv 10 Tage vorher durchtrennt wurde (vgl. S. 35).

ad 3: Phase der Vernarbung und Abräumung: In diesem Stadium kommt es zur Fasergliose, Phagocytose und zum Abtransport der pathologischen Substanzen. Es handelt sich somit um Phänomene, die bei jeder Hirnkrankheit vorkommen. Eine krankheitsspezifische Prägung erhält die Phagocytose dadurch, daß auch hier fast keine sudanophilen Abbauprodukte entstehen und daß eine große Zahl der beteiligten Zellen untergeht (Nekrose von gemästeten Astrocyten und mikroglialen Phagocyten, s. Fall 2). Manchmal gelingt es, noch verschiedene Typen von Abräumzellen zu identifizieren. Eindeutig erkennbar sind gemästete Astrocyten mit charakteristischem homogenem Plasma und lockerem, zum Rand verdrängtem Kern. Sie nehmen in ihrer Peripherie Körner des metachromatischen Materials auf und bilden auch einzelne Fasern. Ferner finden sich faserbildende Astrocyten. Sie sind die Ursprungszellen der höchst zahlreichen, das Gewebe verhärtenden Gliafasern. Die perivasculär liegenden Zellen mit dicht gepackten metachromatischen, vereinzelt auch sudanophilen Körnern sind Körnchenzellen mikroglialen Ursprunges.

Schwer zu klassifizieren ist die große Mehrheit von Zellen mit bald locker, bald dicht gepacktem, körnigem, bald homogen metachromatischem Lipid. Häufig zeigen sie schon eine beginnende Nekrose mit teils pyknotischen, teils lytisch verdämmernden Kernen.

B. Zur Lokalisation der Entmarkung

GREENFIELD hat wiederholt darauf hingewiesen, daß Strukturen, welche bei der Geburt noch nicht bemarkt sind, von dem Entmarkungsprozeß besonders stark betroffen werden (s. S. 23). Auch in den früh bemarkten Strukturen findet sich zwar eine Ansammlung von metachromatischem Material. Sie besitzen aber noch reichlich intakte Markscheiden. Das kann mit der Annahme eines während der Bemarkung besonders intensiven Lipidstoffwechsels erklärt werden (s. einleitendes Kapitel), da ein Enzymdefekt innerhalb des Lipidmetabolismus sich unter dieser Voraussetzung besonders leicht äußert. Schwer zu verstehen ist allerdings, daß die Krankheit erst im zweiten Lebensjahr beginnt, in welchem die Bemarkung bereits erheblich verlangsamt ist.

C. Sudanophiler Abbau bei ML

In beschränktem Ausmaße findet sich auch bei den meisten Fällen ein sudanophiler Abbau. Die entsprechenden Fettkörnchenzellen liegen ausschließlich perivasculär. In einem Falle PEIFFERS (1959), in einem von R. ADAMS (1957) und in einem von JERVIS (1960) kam ein sudanophiler Abbau in größerem Ausmaß vor. Im Falle PEIFFERS wurde dieser in einem anoxisch geschädigten Ammonshorn, in demjenigen von JERVIS in krampfgeschädigter Rinde, in demjenigen von ADAMS an einer Hirnbiopsiestelle festgestellt. Diese Beobachtungen stehen im Gegensatz zur Ansicht, daß bei ML der Organismus nicht fähig sei, zerstörtes Nervengewebe sudanophil abzubauen. Anhand des Falles 9 (s. Anhang) versuchten wir, sudanophile Veränderungen artefiziell am peripheren Nerven zu erzeugen. Die Biopsiestelle eines N. suralis wurde 10 Tage nach dem ersten Eingriff wieder dargestellt und die beiden freiliegenden Enden des N. excidiert. Eine Wallersche Degeneration war nicht nachweisbar, eine sudanophile Degeneration war nicht sicher festzustellen. Sie ist allerdings auch nicht ausgeschlossen, da die Beurteilung durch aus der Umgebung in den Nervenstumpf eingewuchertes Fettgewebe erschwert war. Die Marchi-Reaktion (resp. OTAN nach ADAMS) war negativ, die Beurteilung aber wegen dem OTAN-schwarzen Speichermaterial erschwert.

Der sudanophile Abbau bei vereinzelten ML erfolgte stets in hypoxischem Gewebe.

Normalerweise ist jedes Gehirn fähig, zerstörte Zentralnervensubstanz in sudanophile Abbauprodukte umzuwandeln. Es ist dabei gleichgültig, welcher Art die Schädigung war, ob es sich um eine Encephalomalacie, eine Kontusion, einen Entmarkungsprozeß, eine Wallersche Degeneration oder irgendeine andere Noxe handelte. Aus dem gleichen morphologischen Aspekt des sudanophilen Abbaues nach Einwirkung verschiedener Noxen schließt man allgemein, daß er in den verschiedenen Fällen auch wesensgleich sei, d. h. sich der gleichen Enzymsysteme bediene, chemisch identische Produkte erzeuge, an gleiche Organellen gebunden sei etc. Das braucht aber nicht unbedingt so zu sein.

Es ist denkbar, daß sich der sudanophile Abbau beispielsweise unter hypoxischen Bedingungen anderer Enzymsysteme bedient als bei normalem Sauerstoffangebot.

Es fällt auf, daß die Stellen der ML-Gehirne, welche massiven sudanophilen Abbau aufweisen, alle ischämischen Bedingungen unterworfen waren: Sicher führte die Exzision im Falle von ADAMS zur Ischämie des benachbarten Gebietes, ebenso sicher scheint die hypoxische Verursachung der Krampfschäden im Ammonshorn und in der Rinde in den Fällen von PEIFFER und von JERVIS. Wenn wir also zwei verschiedene Enzymsysteme für den sudanophilen Abbau unter normalem Sauerstoffangebot und unter hypoxischen Bedingungen annehmen, so wäre es denkbar, daß bei ML die Enzyme, die unter normalem Sauerstoffangebot arbeiten, weitgehend ausgefallen wären, jedoch diejenigen, die unter hypoxischen Bedingungen in Aktion treten, noch unversehrt sind.

9. Experimentelle Aspekte und ML beim Tier

A. Erzeugung von metachromatischen Einlagerungen durch Injektion

HOLLÄNDER hat Kaninchen, AUSTIN Ratten verschiedene reine Lipide intracerebral injiziert. Sie konnten dabei durch Injektion von Sulfatiden intrazelluläre metachromatische Granula erzeugen. Sie unterscheiden sich von denjenigen der natürlichen ML jedoch durch ihre Rotfärbung, welche sich von der braunen oder gelben deutlich unterscheidet. Das gleiche Phänomen konnten SOURANDER et al. (1966) durch Zugabe von Lipiden in Gewebskulturen erzeugen. Die Gruppe um SOURANDER, HANSSON u. OLSSON (1966 u. 1967) hebt hervor, daß eine celluläre Aufnahme von Sulfatid nur dann erfolgt, wenn vorgängig die mesenchymalen Elemente aktiviert wurden. Das ist einerseits der Fall in Gewebskulturen, andererseits, wenn durch Kälte oder durch Nervendurchtrennung Läsionen gesetzt worden waren. MUR u. Mitarb. (1959) injizierten Schafen während 8 Monaten täglich 1 %o Natriumdiaethylcarbonat i. v. Diese Substanz bewirkt eine Blockierung des stoffwechselaktiven Kupfers. Entsprechend kam es bei diesen Tieren zu einer Senkung des Serumkupferspiegels. Histologisch zeigten sie eine Entmarkung mit PAS-positivem metachromatischem Material zwischen den Achsencylindern. Diese Beobachtung sollte dazu anregen, bei ML den Kupferstoffwechsel genauer zu untersuchen.

B. ML bei Tieren

CHRISTENSEN u. PALLUDAN (1965) sowie BRANDER et al. (1965) konnten bei Nerzen eine Krankheit beobachten, die der menschlichen ML ähnlich ist. Es handelte sich um eine Zucht mit 30 erkrankten Tieren, die alle von den gleichen 2 importierten Tieren abstammten. $1/4$ der Nachkommen erkrankte, was genau einem rezessiv autosomalen Erbgang entspricht. Die Dauer der Krankheit war 2—4 Monate. Sie trat im gleichen biologischen Alter wie beim Menschen auf, d. h. im Anschluß an die Bemarkung. Die graue Substanz war jeweils normal, in der weißen Substanz kam es zuerst zu einem Ödem, später zu einer Proliferation der protoplasmatischen Astrocyten. Sämtliche Oligodendrogliazellen schienen pathologisch: Sie waren entweder geschwollen oder massiv mit PAS-positiven und metachromatischen Granuli gefüllt. Die Krankheit begann recht regelmäßig im Cerebellum, wodurch die Tiere ataktisch wurden, später wurden auch andere Teile des Zentralnervensystems und der peripheren Nerven befallen. Metachromatische Granula konnten auch in Parenchymzellen der Leber, im Epithel der Tubuli der Nieren beobachtet werden. Sudanophile Abbauprodukte kamen nur ganz vereinzelt vor. Chemische Untersuchungen derselben Zucht wurden durch ANDERSON (1967) vorgenommen, der eine Sulfatidverminderung festgestellt hat. Trotzdem erfolgte bei den kranken Tieren ein beschleunigter Einbau von markiertem Schwefel im Gehirn, was im Gegensatz zu den Verhältnissen bei menschlicher ML zu stehen scheint (vgl. S. 32; MOSER et al., 1967).

10. Zusammenfassung

ML ist eine recessiv-autosomal vererbte Krankheit, die meist Kleinkinder befällt und in einem bis mehreren Jahren unter dem klinisch unspezifischen Bild einer progressiven Hirnkrankheit zum Tode führt. Sie kann zu Lebzeiten aus Nervenbiopsien und auf Grund der Ausscheidung von Sulfatiden im Harn sowie enzymatischen Untersuchungen diagnostiziert werden. Es liegt ihr eine Speicherung von Sulfatestern der Cerebroside in der weißen Substanz des ZNS, im peripheren Nerven und anderen Organen zu Grunde. Diese führt zu ausgedehnten Entmarkungen und oft zum Tod der Zellen, in welchen die Speichersubstanz gebildet und später phagocytiert wird. Daneben kommt es zu intensiver sekundärer gliöser Vernarbung. Die Speicherung der Sulfatide ist Folge eines histologisch nachweisbaren vererbten Mangels an Sulfatase. Die pathologisch-anatomischen Untersuchungen sprechen dafür, daß dieser Enzymmangel sich nicht nur bei der primären Speicherung auswirkt, sondern daß er auch bei der morphologischen Gestaltung der Entmarkung selbst, den sekundären Degenerationen und den Abräumphänomenen sichtbar wird.

Anhang

1. Eine Variante der ML mit Beziehung zum Gargoylismus

Im Jahre 1961 beschrieben MOSSAKOWSKY, MATTHIESON u. CUMINGS drei kanadische Geschwister, deren Erkrankung klinisch, bis auf den zu Beginn im Vordergrund stehenden psychischen Zerfall, den metachromatischen Leukodystrophien ähnlich war. Pathologisch-anatomisch zeigten sie außer den üblichen metachromatischen Abbauprodukten im Marklager und der metachromatischen Lipidspeicherung in zahlreichen Ganglienzellen des Hirnstammes eine hochgradige Schädigung der Groß- und Kleinhirnrinde sowie des Striatums. Diese bestand in einer Blähung der Ganglienzellen, ähnlich wie bei der familiären amaurotischen Idiotie. Das in den Ganglienzellen gespeicherte Material war *nicht* metachromatisch. Das gleiche Speichermaterial lag in den Dendriten der Purkinje-Zellen, welche elchgeweihartig aufgebläht waren. Es bestanden ausgedehnte laminäre Ganglienzellausfälle und erhebliche Ausfälle in der Körnerschicht des Kleinhirns ohne sudanophilen Gewebsabbau.

A. Kasuistik

Die in der Literatur publizierten Fälle sind in Tabelle 3, S. 145, zusammengestellt.

Eigene Fälle

Fall 7: J.Nr. 2784 und 2792. Fall bereits veröffentlicht von LÜTHY et al. und BISCHOFF et al. KspZ Nr. 6269/62. A. B., ältere Schwester des Patienten A. S. (Fall 8).

Erkrankt im Alter von einem Jahr. Stillstand der psychomotorischen Entwicklung. In der Folge allmählich progrediente Spastizität, Tremor und Demenz.

Untersuchung im Alter von $2^3/4$ Jahren: Mikrocephalie, Hypoplasie des Kleinhirns im Pneumoencephalogramm.

Ichthyosis, Hepatosplenomegalie, Aldersche Granulationsanomalie der Leukocyten. Keine auf Gargoylismus verdächtigen Skeletanomalien außer einem Hypertelorismus, pigmentarmer Augenfundus. — Ein Jahr später ist die Patientin psychisch völlig abgebaut, teilnahmslos. Horizontaler Pendelnystagmus, deutliche Spastizität, Liquoreiweiß bis auf 286 mg-% erhöht. Normale Zellzahl. Im Liquorsediment nach KISTLER u. BISCHOFF lassen sich in den etwas vermehrten reticulären Elementen violett-braune Körner nachweisen (vgl. Abb. 10, S. 194). Nervenleitgeschwindigkeit stark verlangsamt (23 m/sec im N. tibialis). Elektroretinogramm schwer abnorm im Sinne einer tapetoretinalen Degeneration. Keine metachromatischen Substanzen im Urinsediment.

Biopsie aus dem N. suralis: Lichtoptisch typischer Befund einer metachromatischen Leukodystrophie. Der Nerv wurde auch elektronenoptisch untersucht, worauf im Hauptteil dieses Kapitels eingegangen wurde.

Exitus wenige Wochen nach der Biopsie im Alter von $3^1/_3$ Jahren. Sektion auf das Gehirn beschränkt.

Pathologisch-anatomisch: Ganzes Gehirn stark atrophisch (720 g; Soll 1170 g), wobei besonders die Atrophie des Kleinhirns auffiel. Ventrikel entsprechend leicht erweitert. Gewebe ungewöhnlich zäh zu schneiden.

Mikroskopisch: Meningen zell- und faserreich, enthalten einige abgerundete, große Histiocyten. Graue Substanz: Im Gegensatz zu Fall 2 zeigten sich hier auch hochgradige Veränderungen in Großhirnrinde, Stammganglien und Kleinhirnrinde. *Großhirnrinde:* In allen Abschnitten ungefähr gleiche Veränderungen. Überall kommt es zu einer erheblichen Rindenatrophie mit weit klaffenden Sulci, Schichtung überall erhalten. Mit wenigen Ausnahmen sind alle Ganglienzellen fast auf das 2—3fache ihres Volumens angeschwollen und enthalten ein feinkörniges Speichermaterial (Abb. 9, S. 193). Der Kern ist in allen Zellen zur Seite geschoben; teils gegen den apikalen Dendriten, teils mehr seitlich. Die Gliazellen scheinen etwas vermehrt, besonders in der ersten Schicht. Viele enthalten ein feinkörniges, teils auch grobtropfiges Speichermaterial. Nirgends Hinweis auf Neuronophagie. Intakte Markscheiden innerhalb der Rinde kaum nachweisbar, stattdessen liegen in ihrer Gegend besonders viele abgerundete Gliazellen. *Ammonshorn:* Dieses zeigt die gleichen Veränderungen, welche in den großen Ganglienzellen stärker auffallen als in den kleinen. Vermehrung der Astrocyten, hier im Endblatt besonders deutlich. Claustrum erhalten. Ganglienzellspeicherung in gleicher Weise wie in der Rinde.

Stammganglien: Im Striatum alle Ganglienzellen mit Speicherung eines feinkörnigen, nicht metachromatischen Materials. An den großen Ganglienzellen ist diese Veränderung auffallender als an den kleinen. Alle diese Ganglienzellen maximal balloniert. Die kleinen Ganglienzellen sind an Zahl möglicherweise leicht reduziert. Glia wie in der Rinde. Markinseln wie weiße Substanz. Im *Pallidum* deutlich geringere Speicherung, welche in verschiedenen Ganglienzellen verschieden weit fortgeschritten scheint, so daß man unterschiedliche Stadien des Speicherprozesses beobachten kann. Es handelt sich hier aber um metachromatisches Speichermaterial. *Kleinhirnrinde:* Körnerschicht hochgradig gelichtet, von Gliazellen und Gliafasern durchsetzt. Einzelne Golgi II-Zellen erhalten, mit feinkörnigem, nicht metachromatischem Speichermaterial. Nur wenige Purkinje-Zellen erhalten. Sie zeigen eine massive Speicherung des gleichen feinkörnigen Materials wie in der Großhirnrinde. Im Gegensatz zu dieser erfolgt die Ansammlung des Materials vor allem in den Dendriten, was zu elchgeweihartigen Aufblähungen führt (Abb. 8, S. 193). Ferner findet man das gleiche Speichermaterial im *Thalamus* (lateraler und ventrolateraler Kern, Corpora geniculata interna et externa).

Im übrigen erfolgt die Ansammlung metachromatischen Materials in den gleichen Kerngebieten, wie bei Fall 2 und im allgemeinen Abschnitt über ML beschrieben.

Schwierig sind die Verhältnisse im Ponsfuß zu beurteilen: Die meisten Ganglienzellen auffallend klein, von großen, fast wasserklaren Gliazellen begleitet, welche die Ganglienzellen zu komprimieren scheinen. Bei der Färbung mit saurem Kresylviolett nach HIRSCH-PEIFFER starke Speicherung metachromatischen Materials, welches in den satellitären Gliazellen und nicht in den nervösen Elementen selbst zu liegen scheint.

Weiße Substanz: In bezug auf ihre Verteilung und die Art der Schädigung entspricht die Veränderung der weißen Substanz weitgehend derjenigen von Fall 2. Auch hier Ansammlungen von metachromatischer Substanz entsprechend den dort erwähnten Typen 1, 2 und 3. Als wesentlicher Gegensatz aber ist hervorzuheben, daß hier alle Aggregate einen Zellkern aufweisen, und zwar die grobgranulären meist einen lockern, an Astrocyten erinnernden, die homogenen eher einen dichten kleinen (Abb. III, S. 187). Die in Reihen liegenden Elemente der Capsula interna und im Balken, ebenso wie die perivasculär liegenden sind vorwiegend vom Typ 3. Die Tatsache der Reihenbildung legt nahe, daß es sich hier um Oligodendrogliazellen handeln könnte.

Die Formvariationen der Zellen mit pathologischen Abbauprodukten sind größer als bei Fall 2: Einerseits sind die Zellkerne recht verschieden, bald locker, bald dicht und weisen auch Teilungs- und Karyorhexisfiguren auf. Anderseits variieren die cytoplasmatischen Einschlüsse von sehr feinen Granuli über grobkörnige Ansammlungen zu lichtmikroskopischen homogenen dichten Ballen. Gelegentlich sind grobe Einzelkörper und feingranulierte Einschlüsse in den gleichen Zellen vorhanden. Selten kann beobachtet werden, wie eine solche Zelle eine andere phagocytiert.

Feinkörnige, nicht-metachromatische Massen sind auch hier an die Achsencylinder gebunden, meist innerhalb erhaltener Markscheiden. Es kommen auch hier Markscheidentrümmer ohne Metachromasie vor. Etwas mehr als bei Fall 2 finden sich sudanophile Abbauprodukte, die aber auch hier alle perivasculär liegen.

Chemische Untersuchung (Dr. H. Pilz, Göttingen): Das Marklager zeigt eine deutliche Vermehrung der Sulfatide auf etwa das Dreifache. Ein völlig anderes Lipid ist in der Großhirnrinde gespeichert. Es handelt sich um eine gangliosidähnliche Substanz mit zwei Saccharidgruppen — im Gegensatz also zum Tay-Sachs-Gangliosid, das drei Saccharidgruppen aufweist. Erhöhung der Sulfatide im Marklager sowie Präsenz eines andersartigen Lipids in der Rinde wurden auch von Prof. Cumings, London, festgestellt.

Fall 8: A. S., geb. 21. 5. 1967: J.Nr. 3491. KspZ Nr. 2779/67. Knabe von 4 Monaten, der um 7 Jahre jüngere Bruder von A. B. (Fall 7). Das Kind weist bereits einen schweren psychomotorischen Entwicklungsrückstand auf, sowie eine Hepatosplenomegalie. Nachweisbare Spastik aller Extremitäten mit Hyperreflexie. Vermehrte Mucopolysaccharidausscheidung (Toluidinblautest), Aldersche Granulationsanomalie der weißen Zellen in Blut und Knochenmark, im Augenhintergrund tapetoretinale Degeneration mit albinoidem Fundus. Liquoreiweiß erhöht. Perinatal bestanden Krämpfe und eine Hypoglykämie.

Die Suralisbiopsie zeigt die typischen Ballen eines metachromatischen Materials, angelagert an die Kerne von Schwann-Zellen. Sie treiben gelegentlich die Markscheiden etwas auf. Es findet sich noch kein histiocytäres Speichermaterial in der Umgebung der Gefäße, was diese Biopsie von den übrigen besprochenen unterscheidet. Das Speichermaterial ist eindeutig PAS-positiv. Es wird mit dieser Technik aber nur etwa gleich intensiv angefärbt wie die Markscheiden und viel weniger als das umgebende Bindegewebe. Sie heben sich deshalb färberisch von der Umgebung nur wenig ab und würden ohne Spezialfärbung leicht übersehen.

Urinuntersuchung auf Arylsulfatase (Dr. H. Pilz, Göttingen): Fehlen der Arylsulfatase, im Gegensatz zum Vorhandensein bei normalen Kontrollurinen.

Fall 9: C. Marcella, J.Nr. 3601, geb. 11. 4. 62, 5 Jahre 10 Monate bei Biopsie. Anamnese: 2 ältere Geschwister gesund. Normale Entwicklung bis zum Alter von einem Jahr. Dann Entwicklungsrückstand und Rückschritt. Kann schließlich weder sitzen noch lächeln. Entstehung von schweren Kontrakturen und Spitzfuß-Stellung. Hospitalisation ausschließlich wegen interkurrentem Infekt des Respirationstraktes im Alter von 5 Jahren 10 Monaten.

Status: Hochgradig cerebral geschädigtes Mädchen, das kaum auf irgendwelche äußere Reize reagiert. Schwerst verformte Extremitäten mit Ulnarabduktion der Hände und Supination-Flexion der Füße. Wegen der Kontrakturen sind die Reflexe nicht prüfbar. Mikrocephalie. Hypertelorismus. Im Blutbild Aldersche Granulationsanomalie. Liquor mit Eiweißerhöhung und metachromatischen Zelleinlagerungen. Urin mit 9fach erhöhter Ausscheidung der sauren Polysaccharide.

Nervenbiopsie: Ansammlungen von metachromatischen Substanzen, wie in allen oben beschriebenen Fällen. Starke Zerstörung von Markscheiden. Oft liegen die Phagocyten mit metachromatischer Substanz in der unmittelbaren Umgebung der Gefäße.

B. Allgemeiner Kommentar zur nosologischen Zuordnung dieser Fälle

Mossakowsky et al. (1961) sowie Lüthy et al. (1965) vermuteten bei ihren Fällen eine Beziehung zur familiären amaurotischen Idiotie. Nachdem nun beim Geschwisterpaar A (Fall 7 und 8) diskrete knöcherne Anomalien (Hypertelorismus), eine Hepatosplenomegalie und eine Aldersche Granulationsanomalie der Leukocyten bestehen, liegt eine Beziehung zum Gargoylismus nahe. Liquor mit Eiweißerhöhung und Zelleinlagerungen entsprechend denjenigen im Fall 7.

Eine solche Beziehung zwischen ML und Gargoylismus haben kürzlich Thieffry et al. (1967) anhand eines den unsrigen durchaus entsprechenden Falles vermutet. Sie haben die Beziehung der ML-Variante zum Gargoylismus erstmals betont und mit der Ausscheidung von sauren Mucopolysacchariden im Urin belegt. Thieffry et al. nehmen an, daß es sich um die gleiche Krankheit handelt, die Austin in seiner „M-Family" beobachtete. Diese Patienten Austins (1957, 1958, 1966) unterscheiden sich von seinen übrigen ML-Patienten dadurch, daß nicht nur die Arylsulfatase A, sondern auch die Arysulfatasen B und C fehlen. Außerdem fand sich bei ihnen eine Erhöhung der Mucopolysaccharide und der Ganglioside im Gehirn. Es ist daher wahrscheinlich, daß es sich um dieselbe Krankheit handelt. Auf Grund der klinischen und pathologisch-anatomischen Befunde in den uns zugänglichen Arbeiten Austins (Archives of Neurology, 1965) ist die Identität der Erkrankungen jedoch nicht zu sichern.

Klinik und Blutbild des Falles von Thieffry et al. stimmen dagegen mit dem hier beschriebenen Fall 7 überein. Der Fall von Thieffry zeigte lediglich knöcherne Anomalien, welche die Verwandtschaft zum Gargoylismus eindeutiger belegten. Bei Fall 8 (Bruder von Fall 7) ist der chemische Urinbefund gleich wie beim Falle Thieffrys. Anderseits entsprechen die morphologischen Befunde von Fall 7 in allen wesentlichen Punkten denjenigen von Mossakowsky et al. Es ist daher anzunehmen, daß es sich bei den Fällen Thieffrys, den Zürcher Fällen und den kanadischen Fällen Mossakowskys et al. um die gleiche Krankheit handelt. Außerdem ist wahrscheinlich, daß auch Austins „M-Family" das gleiche Leiden aufweist. Man sollte diese Krankheit daher nach Mossakowsky, Mathieson u. Cumings (1961) und nicht nach Austin (1965) benennen.

C. Klinik

Das Erkrankungsalter der bisher bekannt gewordenen Fälle scheint mit demjenigen der Hauptgruppe der ML zusammenzufallen. Eine Ausnahme ist unser Fall 8, der offensichtlich bereits kongenital erkrankte. Im ganzen scheint der klinische Verlauf der Variante eher chronischer zu sein als bei der Hauptgruppe. Auch bei der Variante scheinen beide Geschlechter etwa gleich häufig zu erkranken. Die bisher bekannt gewordenen Stammbäume lassen ebenfalls eine autosomale rezessive Vererbung annehmen. In der klinischen Symptomatologie stehen gegenüber der Hauptgruppe der ML die psychischen Symptome etwas mehr im Vordergrund. An Symptomen des Gargoylismus besteht offenbar recht regelmäßig ein Hypertelorismus, eine Hepatosplenomegalie, eine erhöhte Mucopolysaccharidausscheidung und eine Aldersche Granulationsanomalie der Leukozyten. Um solche Granulationsanomalien dürfte es sich auch bei den braun-violetten Körnern in den weißen Zellen des Liquors handeln. Die knöchernen Anomalien waren jedoch nur im Falle von Thieffry et al. besonders ausgeprägt. Sie wurden bei den Zürcher Fällen mit Ausnahme des Hypertelorismus überhaupt nicht nachgewiesen. Auch eine Hornhauttrübung fehlte bei allen bisher beschriebenen Patienten.

D. Pathologische Anatomie

Pathologisch-anatomisch steht das Nervensystem ganz im Vordergrund. Die Beschreibung des Falles 7 kann hier als völlig repräsentativ gelten. Die sehr ausgeprägte Atrophie, insbesondere die Kleinhirnatrophie, scheint besonders deutlich zu sein. Nach

Mossakowsky et al. weichen die Befunde an den innern Organen nicht von denjenigen der ML ab.

Über die Ultrastruktur des peripheren Nerven wurde bereits berichtet (s. Hauptteil). Abweichend war nur das Vorkommen von Zebra-bodies (Bischoff et al., 1967).

. *Zur chemischen Analyse des Gehirns von Fall 7:* Bei der Veränderung der Hirnrinde handelt es sich um eine Speicherung sui generis, die mit den bekannten Formen der familiären amaurotischen Idiotie nichts gemeinsam hat. Die Veränderung des Marklagers mit ihrer Sulfatidvermehrung entspricht ganz der bei ML gewöhnlich gefundenen. Die Speichersubstanz ist also von derjenigen in der Hirnrinde völlig verschieden, was schon das histochemische Verhalten vermuten ließ.

Dr. H. Pilz, Göttingen, ist der Ansicht, daß man für die Entstehung einer kombinierten Lipidose zwei verschiedene Gen-bedingte Enzymstörungen annehmen muß. Angesichts der Konstanz des klinischen und morphologischen Bildes in verschiedenen Familien halten wir eine zufällige Kombination zweier Gen-Störungen für unwahrscheinlich.

2. Atypische Fälle, möglicherweise in Beziehung zu ML stehend

Die publizierten Fälle sind in Tabelle 4, S. 146, zusammengestellt.

Beim Fall von Sherman u. Liebert (1950) handelt es sich um eine mit $8^{1}/_{4}$ Jahren verstorbene, mit 7 Jahren erkrankte Patientin. Die wichtigsten, allmählich progredienten Zeichen waren eine cerebelläre Ataxie aller Extremitäten, Demenz und pyramidale Symptome, später auch Sprachverlust, Inkontinenz und feinschlägiger Nystagmus. Ein Bruder war im Alter von 7 Jahren unter einem ähnlichen Krankheitsbild verstorben.

Pathologisch-anatomisch bestand eine Entmarkung im Striatum, der Capsula interna, dem Centrum semiovale, dem Marklager des Cerebellums und des Hirnstammes. Inseln besser erhaltener Markscheiden, diskrete Infiltrate. In einzelnen Abschnitten Körnchenzellen, deren färberische Eigenschaften nicht weiter beschrieben werden. Auffallend stark geschwollene Ganglienzellen im Nucleus dentatus cerebelli.

Wegen der Veränderung des Dentatums muß hier eine ML erwogen werden. Die Verfasser denken wegen der Markinseln eher an eine Beziehung zur Pelizaeus-Merzbacherschen Krankheit. Dagegen sprechen der späte Beginn und der verhältnismäßig rasche Verlauf.

Im Falle Scheideggers (1950) erkrankte ein 6jähriger Knabe an progressiven Charakterveränderungen, Tremor der rechten Hand und einer Spastizität. Später trat eine generalisierte Epilepsie dazu. Tod im Alter von 17 Jahren.

Pathologisch-anatomisch unscharf begrenzte, unvollständige Entmarkung mit ausschließlicher Lokalisation im Großhirn. Intensive Gliafaserbildung. Paraventrikulär gelegene Phagocyten färben sich mit Sudan-Farbstoffen nur wenig an. Einzelne Ganglienzellen geschwollen (keine Lokalisationsangabe).

Die geschwollenen Ganglienzellen sowie die geringe Affinität zum Sudanfarbstoff sprechen für ML, wobei der extrem chronische Verlauf ungewöhnlich ist.

Masters et al. (1964) beschreiben 2 Geschwisterpaare. Beim ersten (1 weibl., 1 männl.) treten nach auffallend langsamer psychomotorischer Entwicklung epileptische Anfälle auf. Es kommt zum Rückgang der psychischen Leistungen und schließlich zum plötzlichen Tod, der bei einem Kind in einem Status epilepticus erfolgt. Tod mit 2 Jahren 10 Monaten, resp. 5 Jahren 7 Monaten.

Das Brüderpaar der zweiten Familie zeichnet sich durch eine auffallende Kopfform mit viereckiger Stirne und hervorstechende subcutane Venen am Schädel auf. Außerdem haben beide ungewöhnlich lange Finger. Neurologisch psychomotorischer Entwicklungsrückstand ab Geburt. Im einen Fall sinnlose unwillkürliche Handbewegungen. In den letzten Lebensmonaten rasch progrediente Demenz, im einen Fall auch epileptische Anfälle. Tod im Alter von 1 Jahr 7 Monaten resp. $3^1/_3$ Jahren.

Pathologisch-anatomisch: Verkleinerung der Nebennieren beim zweiten Brüderpaar (Gewicht 2,5 g). Bei allen 4 Fällen metachromatische, extracellulär gelegene Gebilde von 10—20 μ Durchmesser. Keine Anhaltspunkte für intraganglionäre Speicherung. Die erwähnten Gebilde sind mit Toluidinblau rosa, PAS negativ, Oil red O (roter Sudanfarbstoff) negativ. Chemische Untersuchung (CUMINGS) des einen der zweitgenannten Brüder: Nur geringe Sulfatidvermehrung.

Eine Klassifikation dieser Fälle ist nicht eindeutig möglich. Neben Beziehungen zur ML (Metachromasie), zum Gargoylismus (Skeletanomalien) finden sich solche zu der noch zu besprechenden Kombination diffuse Sklerose — Morbus Addison.

Diese Fälle sind hier stichwortartig referiert worden, weil sie auf mögliche Zusammenhänge zwischen den verschiedenen Formen von diffuser Sklerose hinweisen.

3. KAPITEL

Die Leukodystrophie Typ Krabbe (Globoidzell-Leukodystrophie)

1. Vorbemerkung

Diese Form der Leukodystrophie ist durch große, kugelförmige Riesenzellen mit randständigen Kernen, die Globoidzellen, charakterisiert. Sie liegen meist in Gefäßnähe. Außerdem ist typisch, daß trotz hochgradiger Entmarkung nur wenige Fettkörnchenzellen nachweisbar sind. Auch diese finden sich meist in unmittelbarer Gefäßnähe.

2. Kasuistik

Die in der Literatur veröffentlichten Fälle sind in Tabelle 6, S. 148 ff., zusammengestellt.

Eigene Fälle

Fall 10: F. Hansruedi, J.Nr. 2354, KspZ Nr. 1669/46. Gestorben mit $1^3/_4$ Jahren. Einzelkind. Eltern aus kinderreichen Familien, in denen keine Hirnkrankheiten vorkommen. Patient nach unauffälliger Schwangerschaft normal geboren. Frühkindliche Entwicklung in den ersten 6 Monaten unauffällig: Lächelt mit $5^1/_2$ Wochen, greift mit 4 Monaten. Ab 6 Monaten häufiges Zucken mit allen 4 Extremitäten. Lächelt weniger als vorher. Deshalb mit 7 Monaten ins Kinderspital Zürich: Hier Opisthotonus, allgemeine Spastizität, Zuckungen der Hände. Gesteigerte Eigenreflexe und positive Pyramidenzeichen. Verfolgt Gegenstände mit den Augen.

Liquor: Druck leicht erhöht. Zellen $^2/_3$. Gesamteiweiß 229 mg-$^0/_0$, Pneumoencephalogramm: diffus erweitertes Ventrikelsystem.

Von nun an stetig progressiver Verlauf: Opticusatrophie, Extensionsspastizität der Beine, spastisch nach vorne extendierte Arme. Kein Wachstum des Kopfes. Umfang bleibt 45 cm. Stirbt in schwerem Marasmus anläßlich einer Otitis media.

Pathologisch-anatomisch: Kleines Gehirn von derber Konsistenz. Marklager auffallend grau. Histologisch praktisch vollständige Entmarkung des Großhirnes ohne Verschonung der U-Fasern. Auffallenderweise keine sudanophilen Abbauprodukte, obwohl in den perivasculären Räumen eindeutige Abräumzellen nachweisbar sind. Das Cytoplasma dieser Zellen ist mit einer in den üblichen Färbungen homogen anfärbbaren Substanz beladen. Außerdem in Gefäßnähe eindeutige Globoidzellen.

Fall 11: B. Gabriela, J.Nr. 3415, KspZ Nr. 9923/66. Gestorben im Alter von 1 Jahr. Patientin 4. Kind gesunder Eltern, 3 ältere Geschwister gesund. Normale Schwangerschaft und Geburt, unauffällige Entwicklung bis zum 5. Monat. Dann Anorexie, Gewichtsstillstand, zunehmende Apathie. Einzelne Zuckungen der Extremitäten, später richtige tonisch-klonische Krämpfe. Mit 8 Monaten im Kinderspital: Opisthotonus, Tetraspastik mit gesteigerten Reflexen und positiven Pyramidenzeichen. Oft tonisch-klonische Krampfanfälle. Gelegentlich Fieber ohne nachweisbaren Grund.

Liquor: $^{18}/_3$ Zellen, Gesamteiweiß 154 mg-%. Biopsie des N. suralis (J.Nr. 3328): Lichtmikroskopisch normaler peripherer Nerv (s. aber EM).

Patientin lebt die letzten 2 Monate zu Hause ohne ärztliche Kontrolle. Stirbt mit 1 Jahr.

Pathologisch-anatomisch: (ausschließliche Hirnsektion, in einem auswärtigen Spital durchgeführt): Kleines, auffallend derbes Kinderhirn. Marklager grau. Mikroskopisch erkennt man am gefärbten Schnitt eine praktisch vollständige Entmarkung des Marklagers von Groß- und Kleinhirn, sowie des Hirnstammes. Auch die Commissuren und die innere Kapsel sind schwer befallen. Im ganzen Gebiet nur vereinzelte Markscheiden erhalten, sie zeigen meist perlschnurartige Verquellungen. Im Großhirn ist das ganze Marklager durch einen dichten Gliafilz ersetzt. Abbauprodukte sind nicht mehr erkennbar. Sie finden sich dagegen hirnstammwärts, wo massenhaft Globoid- und Epitheloidzellen in der Umgebung von Gefäßen liegen. Außerdem finden sich perivaculär runde Zellen mit voluminösem homogenem Cytoplasma. Weder das Cytoplasma dieser Zellen noch dasjenige der Globoidzellen läßt sich mit roten Sudanfarbstoffen darstellen. Hingegen ist es intensiv PAS-positiv. Weiteres über die Färbeeigenschaften s. histochemisches Kapitel.

Auffallende Veränderungen finden sich hier auch in der grauen Substanz. Die untersten Rindenschichten sind vom Entmarkungsprozeß miterfaßt, wobei auch die Ganglienzellen untergegangen sind. Kleinhirnrinde mit mäßig reduzierter Purkinje-Schicht und ordentlich erhaltener Körnerschicht. Nucleus dentatus und untere Oliven mit vollständigem Verlust von Ganglienzellen.

Fall 12: H. Denise, J.Nr. 3525, KspZ Nr. 7136/67. Gestorben im Alter von $3^1/_2$ Jahren. Ein älteres Geschwister gesund. Schwangerschaft und Geburt normal. Schon als Säugling auffallend bewegungsarm. Ab 6. Monat Progredienz dieser Adynamie, dazu einschießende Spasmen. Verzögerung der psychomotorischen Entwicklung. Untersuchung mit 1 Jahr: Bewegungsloses liegendes Kind, Arme und Beine in Henkelstellung. Nur selten Spontanbewegungen von Füßen und Händen. Kann Kopf nicht heben. Ergreift in die Hand gelegte Gegenstände nicht. Angedeuteter Opisthotonus. Spastizität, gelegentlich auch Hypotonie.

Liquor mit normaler Zellzahl, Gesamteiweiß 96 mg-%. EEG unspezifisch gestört, multiple Krampfherde. Pneumoencephalogramm mit deutlicher Erweiterung des Ventrikelsystems. Elektroretinogramm unauffällig. Leicht erhöhte Senkungsreaktion. Biopsie aus dem N.suralis (J.Nr. 3013): Lichtmikroskopisch normaler peripherer Nerv, auch bei Färbung mit saurem Kresylviolett nach HIRSCH-PEIFFER. Siehe aber Abschnitt über Elektronenmikroskopie.

In den folgenden Jahren allmählich Progredienz, zunehmende Apathie. Tod zu Hause.

Pathologisch-anatomische Befunde (im wesentlichen nur im Bereich des ZNS vorhanden): Kleines, deutlich verhärtetes Gehirn. Das Marklager ist grau, U-Fasern scheinen makr. erhalten. Im Cerebellum intensiver Befall in der Umgebung des Nucleus dentatus, während lateral davon die Bemarkung unauffällig scheint. Mikroskopisch ebenfalls hochgradige Entmarkung, welche aber die subcorticalen U-Fasern und die unmittelbare Nachbarschaft des Linsenkerns verschont. Auch die Achsencylinder sind fast alle zerstört. Die entmarkten Partien sind durch einen dichten Filz von Gliafasern ersetzt, in denen Astrocyten liegen, und zwar teils vom gemästeten Typ, teils große Faserbildner. Perivaculär dicke Manschetten von phagocytären Zellen, die im Plasma reichlich ein homogenes bis ganz feinkörniges, intensiv PAS-positives Material enthalten. Diese Zellen sind besonders im Bereich des Kleinhirns oft mehrkernig und zeigen an den Rand verschobene Kerne. Sie haben hier also den typischen Aspekt von Globoidzellen, der sich im Großhirn kaum je nachweisen läßt. Mit den roten Sudanfarbstoffen läßt sich das Cytoplasma dieser Zellen nicht darstellen.

Erhebliche Beteiligung der grauen Substanz: Im Dentatum und in der Olive sind viele Ganglienzellen untergegangen, und zwar diffus im Dentatum, vorwiegend basal lateral in den Oliven. Von den verbleibenden zeigen auffallend viele große Vacuolen im Cytoplasma, deren Inhalt in sämtlichen Färbungen wasserklar ist (Abb. 13, S. 195). In der Kleinhirnrinde fällt eine Gliaproliferation in der Molekularschicht auf (Abb. 12, S. 195). In den lateralsten Abschnitten, also dort, wo man das Marklager als unauffällig beurteilen kann, hochgradiger Purkinjezellausfall bei erhaltener, aber verdünnter Körnerzellschicht. In den medialen Abschnitten eine geringfügige Lichtung der Körnerschicht bei erhaltenen Purkinje-Zellen.

Die Wurzeln und die proximalen Hirnnervenanteile zeigen keine wesentlichen Veränderungen. Eine Ausnahme ist der N.oculomotorius, schon sein intracerebraler Verlauf ist hochgradig entmarkt. In die peripheren Anteile wachsen Gliafasern von zentral her ein.

Chemische Untersuchungen (Dr. PILZ, Göttingen): Weitgehender Schwund von Lipiden der weißen Substanz, lediglich die Cerebroside sind noch weitgehend erhalten. Keine Cholesterinester.

Fall 13: E. Walter, J.Nr. 3116, Basel. Gestorben mit 3 Jahren. Normale Entwicklung bis 8 Monate. Dann Entwicklungsstillstand, Opisthotonus, Erblindung, Ertaubung, Dezerebrationsstarre. Stark erhöhtes Liquoreiweiß. Stirbt schließlich an Pneumonie.

Pathologisch-anatomisch konnten wir nur kleine Stücke des Groß- und Kleinhirns untersuchen (Abb. 11, S. 194). Sie ergaben etwa die gleichen Befunde wie im vorherigen Fall mit einzelnen eindeutigen, perivasculär gelegenen Globoidzellen im Kleinhirn- und im Großhirnmarklager. Ein ungewöhnlicher Befund war bei diesem Patienten am Nervus suralis erhoben worden, welcher einige Monate vor dem Tod biopsiert worden war (J.Nr. 3100): Die Markscheiden fehlten fast vollständig, während die Achsencylinder erhalten schienen.

Fall 14: W. Peter, J.Nr. L 2210, KspZ Nr. 4365/47. Gestorben im Alter von 10 Monaten In den Familien beider Eltern zahlreiche Fälle von Geistesschwäche, Schizophrenien und Epilepsie. Mutter des Patienten debil, Vater Epileptiker. Ein älterer Bruder des Patienten starb 6 Jahre vor demselben an einer ähnlichen Krankheit. 2 Schwestern sind gesund.

Patient selbst normale Geburt. Schon in den ersten Lebenswochen grobschlägiges Zittern in den Armen. Lächeln im Alter von 7 Wochen, dann Entwicklungsstillstand. Ab 5. Lebensmonat Dauersteifigkeit in allen Extremitäten. Untersucht mit 6 Monaten: Wirkt kretinoid, pastös. Kein Kontakt mit Umgebung. Dauernder schwerer Hypertonus der Skeletmuskulatur. Im Luftencephalogramm ist der dritte Ventrikel erheblich, die Seitenventrikel mäßig erweitert. — Tod mit 10 Monaten zu Hause.

Pathologisch-anatomisch (Pathologie Zürich Nr. 109/48): Außerhalb des Nervensystems normaler Befund.

Gehirn: Makroskopisch allgemeine Atrophie, besonders im Bereiche des Kleinhirns, Erweiterung des dritten Ventrikels. Marklager grau verfärbt, nur U-Fasern von üblicher Farbe.

Mikroskopisch bestätigt sich die hochgradige Entmarkung in Groß- und Kleinhirn. Degeneration der Pyramidenbahn. Im Marklager keine Fettkörnchenzellen, hingegen stellenweise in den tieferen Rindenschichten des Großhirns. Relativ geringe Gliafaserbildung. Perivasculär Ansammlung von Globoid- und Epitheloidzellen, die z. T. hier große Haufen bilden und das übliche histochemische Verhalten zeigen (Abb. IV, S. 187).

3. Klinik

A. Vorkommen, Häufigkeit

Über Globoidzell-Leukodystrophien wurde aus den meisten europäischen Ländern und aus den USA berichtet. Die Gesamtzahl wurde von HALLERVORDEN (1957) mit 25 Fällen angegeben, wobei er auch sehr atypische mitgezählt hatte. Heute liegen bereits 50 Fallveröffentlichungen vor, von denen etwa 46 für die folgende Darstellung genügende Angaben aufweisen. Dabei haben wir uns auf die typischen Fälle beschränkt (vgl. Anhang des Kapitels). Die Krankheit ist somit sicher häufiger, als bisher angenommen wurde. Es ist anzunehmen, daß auch heute noch viele Fälle nicht diagnostiziert werden.

B. Geschlecht, Alter, Heredität

Von den uns zugänglichen Fällen sind 27 männlichen und 20 weiblichen Geschlechts. Bei weiteren 3 wird das Geschlecht nicht angegeben. Beide Geschlechter erkranken also ungefähr gleich häufig.

Das Erkrankungsalter und seine Verteilung ist in Schema 3 dargestellt. Die große Mehrheit aller Patienten erkrankt danach im Laufe des ersten Lebenshalbjahres. Diese frühe Erkrankung ist bereits ein wichtiges differentialdiagnostisches Kriterium. Ein weiteres ist der subakute Verlauf mit Tod meist binnen einem Jahr.

Protrahierte Verläufe bis zu 3¹/₂ Jahren wurden beobachtet.

Über das Sterbealter orientiert Schema 4. Die meisten Kinder erleben das Ende des 2. Jahres nicht.

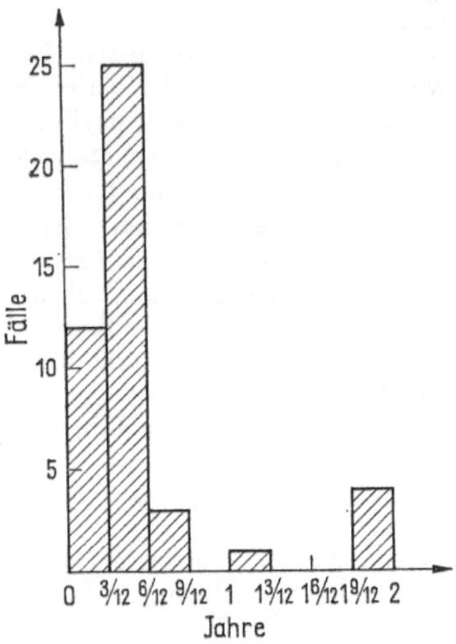

Schema 3. Leukodystrophie Typ Krabbe: Erkrankungsalter von 46 Fällen

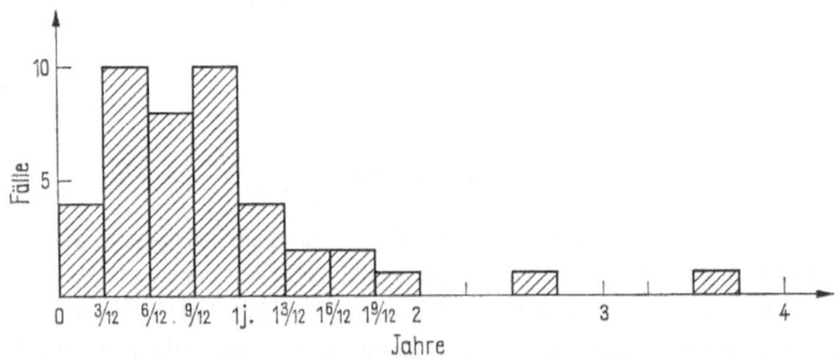

Schema 4. Leukodystrophie Typ Krabbe: Sterbealter von 45 Fällen

Systematische genetische Untersuchungen über die Krabbesche Krankheit liegen bisher nicht vor. Bei dem tödlichen Verlauf der Krankheit, der gleichmäßigen Beteiligung beider Geschlechter und der häufigen Erkrankung von Geschwistern liegt die Annahme eines autosomal recessiven Erbmodus jedoch nahe.

Die Fälle mit gesicherter Diagnose verteilen sich auf 30 Familien.

Fälle mit entfernterem Verwandtschaftsgrad als demjenigen von Geschwistern wurden bisher nicht mitgeteilt. Auch Patienten, deren Eltern blutsverwandt waren, wurden nicht bekannt.

C. Klinischer Verlauf

Die Kinder entwickeln sich unmittelbar nach der Geburt normal. Als erstes Krankheitszeichen wird meist ein Entwicklungsstillstand, später ein Verlust bereits erworbener Fähigkeiten wie Greifen, Sitzen, Stehen beobachtet. Es kommt dann fast stets zu einer Tonuserhöhung der Muskulatur. In vielen Mitteilungen wird diese als Opisthotonus, Extensionsspasmus der Beine oder Flexionsspasmus der Arme beschrieben. Charakteristisch soll die Überkreuzung der Beine sein.

Bei 6 Patienten werden generalisierte Krampfanfälle vermerkt (D'AGOSTINO, Fall 2, 1963; HÜBNER u. HALLERVORDEN, Fall 1, 1956; KRABBE, Fall 1 und 3, 1916; PEIFFER, 1957; DE VRIES, 1958). Gelegentlich wird außerdem von Zuckungen an einzelnen Extremitäten, Zuckungen am ganzen Körper und „anfallsweisen Versteifungen" gesprochen. Epileptische Phänomene sind offenbar eine mögliche Begleiterscheinung.

In den uns zugänglichen Publikationen wurden neun Erblindungen erwähnt, die teilweise mit einer ophthalmoskopisch faßbaren Opticusatrophie einhergingen (CHRISTENSEN, Fall 1, 1960; DE VRIES et al., 1958; KAYSER et al., 1948; HAGBERG et al., Fälle 1, 3 u. 4, 1963; NORMAN, 1961; BORN, 1956; D'AGOSTINO, 1963).

An nicht neurologischen Symptomen sind besonders Fieberschübe ohne nachweisbare Infektion zu erwähnen (HAGBERG et al., 1963), während denen das Leiden beschleunigt progredient ist.

D. Hilfsuntersuchungen

Liquor cerebrospinalis: Angaben finden sich bei 23 autoptisch bestätigten Fällen. Von diesen hatten 19 erhöhte Eiweißwerte, wobei allerdings auch Angaben wie „Eiweißreaktionen positiv" oder „stark positiver Pandy und Nonne" mitgezählt wurden. Der höchste Eiweißwert wurde im Fall 3 von NELSON u. Mitarb. (1963) mit 420 mg-% Gesamteiweiß angegeben. In der Regel liegt der Eiweißwert um 200 mg-%. Das niedrigste Liquoreiweiß fand VAN GEHUCHTEN (1955) mit 34 mg-%.

HAGBERG (1963) stellte in seinen 6 Fällen fest, daß die Albumin- sowie die Alpha 2-Fraktion vermehrt, die Beta 1- und Gamma-Globuline vermindert sind.

Die Liquorzellzahl ist normal bis leicht erhöht. Eine von BORN (1956) berichtete vorübergehende Erhöhung der Zellzahl auf 460/3 ist eine Ausnahme.

4. Pathologische Anatomie

A. Zentralnervensystem

Makroskopische Veränderungen: Das Gehirn ist stets verkleinert, wobei Großhirn, Kleinhirn und Hirnstamm etwa in gleichem Maße beteiligt sind. Entsprechend der allgemeinen Atrophie besteht eine mäßige Erweiterung des Ventrikelsystems. Regelmäßig fällt die extreme Verhärtung des ganzen Gehirns auf, die bei keiner andern Hirnkrankheit so hochgradig ist. Das entmarkte Gebiet wirkt im Schnitt porzellanweiß, wodurch es sich gelegentlich von den etwas gelblicheren, nicht entmarkten Abschnitten abhebt.

Weiße Substanz

Mikroskopisch: Regelmäßig zeigt sich eine schwere Entmarkung des Großhirn-marklagers bei Verschonung der U-Fasern (Abb. 11, S. 194). Eine Beteiligung der U-Fasern kommt aber vor [Fall 10, Fälle von Hübner u. Hallervorden, von Güthert u. Giegler (1959) und von Peiffer (1957)]. Häufig mitbefallen sind Balken, Capsula interna sowie Tractus und Nervus opticus. Auch das Marklager des Kleinhirnes, die weißen Strukturen von Hirnstamm und Rückenmark, die Bindearme und insbesondere das Corpus restiforme sind oft betroffen. Peiffer (1963) hebt außerdem die Beteiligung der Commissura anterior und der Stria medullaris hervor.

Die Entmarkung ist fast vollständig. Nur nach längerem Suchen sind noch vereinzelte, meist pathologisch verquollene Markscheiden zu finden. Außerdem ist der größte Teil der Achsencylinder befallen, was zu einer Degeneration der Pyramiden-bahn führt. An den entmarkten Stellen verschwinden die Oligodendrogliazellen. Dafür besteht eine intensive Proliferation der Astrocyten, welche in den verschiedensten Formen vorkommen: Sie erscheinen als hypertrophische Faserbildner, als gemästete Makroglia und als spindelförmige, an Spongioblasten erinnernde Zellen. Besonders eindrucksvoll ist die Faserbildung, welche für die Verhärtung des Gehirns verantwortlich ist.

Das charakteristische Gepräge der Krankheit sind die Globoidzellen. Wie ihr Name besagt, handelt es sich um runde Riesenzellen von 20—50 µ Durchmesser (Abb. IV, S. 187). Sie besitzen 8—20 lockere Kerne und ein homogenes, gelegentlich auch ganz feingranuläres PAS-positives Cytoplasma. Durch ihre intensivere Färbung mit PAS sind sie von der oft auch mehrkernigen gemästeten Astroglia eindeutig zu unterscheiden, die nur eine ganz blasse Anfärbung mit PAS zeigt. Die Globoidzellen liegen fast immer im Adventitialraum der Gefäße, seltener auch frei im Gewebe. Sie sind besonders häufig am Rande des entmarkten Gebietes. Über den Ursprung der Globoidzellen sind lange wissenschaftliche Diskussionen geführt worden (Blackwood u. Cumings, 1954; Peiffer, 1957; de Vries, 1958; Diezel, 1957). Es ist heute wahrscheinlich, daß sie umgewandelte Histiocyten, vielleicht auch Mikrogliazellen, sind.

Ebenfalls intensiv PAS-positiv ist das Cytoplasma der proliferierten Mikroglia, welche die Gestalt von Stäbchenzellen, spindelig-ovalen „Epitheloidzellen", sowie von abgerundeten Phagocyten annehmen. Die Bezeichnung „Epitheloidzelle" stammt von ihrer Ähnlichkeit mit entsprechenden Zellen im tuberkulösen Granulom.

Neben den Globoidzellen ist das Fehlen des sudanophilen Abbaues das augenfälligste Merkmal der Krankheit. Nur selten finden sich Fettkörnchenzellen mit sudanophilem Material. Sie liegen ausschließlich im perivasculären Raum. Einschränkend ist hier allerdings festzuhalten, daß der Mangel an sudanophilen Abbauprodukten als Auswahlkriterium der hier besprochenen sichern Fälle von Morbus Krabbe verwendet wurde. Fälle mit Globoidzellen *und* sudanophilem Abbau — wie der von Collier u. Greenfield — werden bei den atypischen Fällen im Abschnitt über Klassifikationsfragen besonders besprochen.

Graue Substanz

Neuere Autoren erwähnen fast regelmäßig Ganglienzellausfälle. In der Reiher-folge der Häufigkeit werden folgende Strukturen befallen:

Nucleus dentatus (schwere Ganglienzellausfälle mit Defektdeckung durch Gli) fasern): D'Agostino, Fall 4 (1963); Allen et al. (1967); Hübner u. Hallervord) 2 Fälle (1956); Norman et al., 3 Fälle (1961); Peiffer (1957); eigene Fälle 11 u.

Kleinhirnrinde: a) Atrophie vom Körnertyp: D'AGOSTINO, Fall 4 (1963); ALLEN et al. (1967); BORN (1956); HÜBNER et al., Fall 2 (1956); NELSON et al. (1963); NORMAN, 2 Fälle (1961); STAMMLER (1956) (Abb. 12, S. 195). b) Purkinjezellausfälle, laterale Abschnitte der Hemisphären: Fall 12.

Untere Oliven (hochgradiger Ganglienzellausfall, Gliawucherung): D'AGOSTINO, Fall 4 (1963); ALLEN et al. (1967); NORMAN et al., Fall 1 u. 2 (1961); PEIFFER (1957); eigene Fälle 11 und 12 (Abb. 13, S. 195).

Großhirnrinde (schichtweiser Ausfall in 3. Schicht oder abschnittweiser Ausfall in der Tiefe der Furchen, z. T. mit sudanophilem Abbau): ALLEN et al. (1967); HÜBNER et al. (1956); PEIFFER (1956); STAMMLER (1956).

Thalamus (Degeneration der Ganglienzellen aller Kerngebiete, außer mittelliniennahen und Pulvinar): DE LANGE (1940); NORMAN et al, Fall 1, 2 u. 3 (1961); eigener Fall 12.

Striatum (Untergang der kleinen Ganglienzellen): BORN (1956); NORMAN (1961).

Ammonshorn (Ausfall des Sommerschen Sektors mit sudanophilem Abbau): PEIFFER.

Geblähte Ganglienzellen wie bei der ML finden sich nicht.

B. Peripheres Nervensystem

Ältere Autoren erwähnen das periphere Nervensystem gar nicht oder stellen summarisch fest, daß die peripheren Nerven und ihre Wurzeln unauffällig seien. Erst seit bei der metachromatischen Leukodystrophie eine Beteiligung des peripheren Nervensystems festgestellt wurde (JACOBI, 1947; NORMAN, 1947), wird es auch beim Morbus Krabbe intensiver untersucht.

D'AGOSTINO et al. (1963) konnten am N. obturatorius und am N. femoralis ihres Falles 3 keine sicheren Veränderungen feststellen. Hingegen berichtet ALLEN (1967) über Schwellungen der Achsencylinder, Verschmälerungen und segmentale Schwellungen der Markscheiden sowie eine Vermehrung der Elzholzschen Granula. LAKE (1968) berichtet über 3 Fälle mit ausgedehnten segmentalen Entmarkungen und Ansammlungen von Abbausubstanzen, die er an Einzelfaseruntersuchungen und elektronenoptisch bestätigen konnte. Schwere Veränderungen fanden sich auch in unserem Fall 13. — Neuerdings hat auch SOURANDER (1968) Schädigungen des peripheren Nerven festgestellt und dabei die Speicherung eines PAS-positiven Lipids in Schwann-Zellen und endoneuralen Phagocyten beobachtet. Als bemerkenswert stark verändert zeigen sich die interstitiellen Elemente unter dem Elektronenmikroskop.

C. Extraneurale Befunde

Pathologisch-anatomische Veränderungen außerhalb des Nervensystems wurden nicht nachgewiesen.

5. Histochemische und chemische Befunde

Histochemische Untersuchungen des Inhalts der Globoidzellen hat DIEZEL (1955 u. 1957) durchgeführt. Seine Befunde wurden in allen wesentlichen Punkten durch ALLEN et al. (1967), D'AGOSTINO (1963), BORN (1956), PEIFFER (1957 u. 1963) und

STAMMLER (1956) bestätigt. Auch unsere Fälle verhielten sich histochemisch gleich (vgl. Tabelle 8, S. 135).

Die wichtigsten Reaktionen sind ein leicht positives Sudanschwarz B, positive PAS-Reaktion, fehlende Metachromasie mit saurem Kresylviolett nach HIRSCH-PEIFFER, positive gekoppelte Tetrazoniumreaktion, Methylenblau-Extinktion bei pH 1,4—1,6. Die PAS-positive Substanz ist mit Fettlösungsmitteln nicht oder nur teilweise mit Chloroform extrahierbar (ALLEN, 1967; eigene Erfahrung). Die Reaktion der Mucopolysaccharide nach HALE ist negativ, und auch Extraktionsversuche mit Hyaluronidase mißlingen (ALLEN; eigene Versuche). Auch mit Trypsin kann die PAS-positive Substanz nicht herausgelöst werden, wohl aber bis zu einem gewissen Grade mit Pronase, einem eiweiß-spaltenden Enzym. In der nach C. W. M. ADAMS modifizierten PAS-Reaktion färbt sich der Inhalt der Globoidzellen immer noch an. Es handelt sich demnach histochemisch sehr wahrscheinlich um Cerebroside, welche intensiv an Proteine gebunden sind.

Chemische Untersuchungen wurden bei dieser Krankheit u. a. von AUSTIN (1963 a u. b), BLACKWOOD u. CUMINGS (1954), HAGBERG et al. (1963), KLENK (1941), MOSER et al. (1959), PILZ (1964), SVENNERHOLM (1961/63) und TINGEY (1959) durchgeführt.

Alle Untersucher sind sich darüber einig, daß die Markscheidenlipoide in Fälle von Krabbescher Krankheit hochgradig vermindert sind. AUSTIN (1963), CUMINGS (1960) und PILZ (1964) heben aber hervor, daß die unveresterten Cerebroside nicht in gleichem Maße abnehmen, wie die übrigen Lipide. Nach AUSTIN kommt diese scheinbare Verschonung der Cerebroside dadurch zustande, daß dieses Lipid in den Globoidzellen angereichert wird. AUSTIN konnte das auch durch Isolation und chemische Analyse der Globoidzellen beweisen. PILZ hebt hervor, daß die Cerebroside vom Cerebrontyp und ihre Schwefelester rascher abgebaut werden als diejenigen vom Kerasintyp. Das unterscheide die Krabbesche Krankheit von der sudanophilen Leukodystrophie, wo die umgekehrte Reihenfolge eingehalten werde.

SVENNERHOLM wies bei der Krabbeschen Krankheit eine Vermehrung der kurzkettigen Fettsäuren mit Doppelbindungen nach. In den von ALLEN untersuchten peripheren Nerven waren auch vermehrte Mucopolysaccharide nachzuweisen.

Enzymchemische und -histochemische Untersuchungen wurden von ALLEN et al. (1967), AUSTIN et al. (1963) und ROBINSON und CUMINGS (1967) durchgeführt, in Kombination mit Elektronenmikroskopie auch durch NELSON. Diese Untersuchungen ergaben eine hohe Aktivität der sauren Phosphatase in den Globoidzellen und Epitheloidzellen (ROBINSON u. CUMINGS). Sie ist auffallenderweise nach NELSON nicht mit einer Vermehrung der Lysosomen gekoppelt (NELSON). Ungewöhnlich ist auch, daß diese starke Aktivität der sauren Phosphatase in den Globoidzellen mit einer starken Aktivität gewisser oxydativer Enzyme (G6-PDH, Alpha-GPDH) und der 5-Nucleotidase einhergeht, während sich sonst Phosphataseaktivität und vermehrte oxydative Tätigkeit gegenseitig ausschließen.

ALLEN et al. (1967) untersuchten saure Phosphatase, Beta-Glucuronidase und Arylsulfatase in der weißen und grauen Substanz sowie in den Meningen. Im Cortex ergaben sich keine Abweichungen von der Norm, während die Meningen und die weiße Substanz eine deutlich erhöhte Aktivität der Beta-Glucuronidase und der sauren Phosphatase zeigten. Die Aktivität dieser Enzyme war in der weißen Substanz an die Globoidzellen gebunden, wie durch Einzeldissektion dieser Elemente gezeigt werden konnte. Eine vermehrte Phosphataseaktivität wurde von LAKE auch im peripheren Nerven in der Nachbarschaft der Markscheiden festgestellt.

Einen wesentlichen Einblick in den Pathomechanismus dieser Krankheit vermittelt die Untersuchung von BACHHAVAT u. AUSTIN (1968): Die Autoren bestimmten die enzymatische Aktivität der Sulfotransferase. Dieses Enzym bewirkt die Überführung von Cerebrosid in Cerebrosid-Sulfat. Sein Fehlen würde das verschiedentlich festgestellte Überwiegen von Cerebrosid gegenüber dem Cerebrosid-Sulfat erklären (s. S. 50). Der Mangel an enzymatischer Aktivität beruht nicht etwa auf der Hemmung eines vorhandenen Enzymes, denn bei der Mischung von normaler Hirnsubstanz mit solcher von Krabbe-Kranken bleibt die Sulfotransferase voll aktiv. Durch den Mangel an Sulfotransferase kommt wahrscheinlich eine Störung des Markscheidenanabolismus zustande, was das frühe Auftreten der Krankheit erklärt. Möglicherweise handelt es sich bei dem Sulfotransferasemangel unmittelbar um den Ausdruck eines Gendefektes.

6. Elektronenmikroskopische Befunde im ZNS

Über elektronenmikroskopische Untersuchungen des Zentralnervensystems haben bisher nur NELSON et al. (1963) berichtet. Sie fanden einen massiv erweiterten Extracellulärraum, gelegentlich abnorme Blähungen der Markscheiden und mäßig osmiophile, teilweise membranbegrenzte strukturlose Massen.

Alle Epitheloid- und Globoidzellen waren durch die Basalmembran vom Parenchym getrennt. Sie enthielten auffallend wenige Lysosomen.

Aus dem peripheren Nervensystem liegen bisher neben den Befunden von BISCHOFF u. ULRICH (1969) nur die Beobachtungen von LAKE (1968) vor. LAKE wies dabei segmentale Entmarkungen und Myelindebris nach. In geringem Maße konnte eine solche Entmarkung auch von BISCHOFF et al. an Biopsien des N.suralis beobachtet werden. Bei diesen Untersuchungen waren aber Ansammlungen eines pathologischen, mäßig elektronendichten Materials in Schwann-Zellen, Histiocyten und endoneuralen Fibrocyten im Vordergrund. Das pathologische Material lag im endoplasmatischen Reticulum. Oft waren die Anhäufungen dieses Materials nadelförmig oder prismatisch und häufig membranbegrenzt. In solchen Ansammlungen fanden sich vereinzelt lamellär geschichtete Abschnitte. Diese standen aber im Vergleich zu den ziemlich homogenen, selten von Filamenten durchzogenen, mäßig elektronendichten Massen im Hintergrund. Es handelte sich offensichtlich um das gleiche Material, wie es NELSON im ZNS beschrieben hatte. Es weicht ultrastrukturell von allen bisher bekannten Markscheidenabbauprodukten ab.

7. Experimentelles, besondere Untersuchungen, vergleichende Pathologie

Experimentelles: AUSTIN (1963) hat Ratten Cerebrosid direkt intracerebral injiziert. SOURANDER (1966) gab Cerebroside Gewebskulturen vom Nervensystem bei. Sie berichten übereinstimmend, daß sie durch die Zugabe von Cerebrosiden die Produktion von Globoidzellen anregen konnten, was mit andern Lipiden nicht gelang.

Chromosomenuntersuchungen: GAGNON et al. (1966) züchteten Gewebe aus einer Hirnbiopsie eines 11-monatigen, typisch erkrankten Knaben. Sie konnten in ihrer Gewebskultur Mitosen beobachten und deren Chromosomen zählen. Es fanden sich nur 45 Chromosomen, und zwar fehlte eines in der Gruppe 17—18, so daß diese nur 3 statt 4 Elemente aufwies. Im Gegensatz dazu zeigten Gewebskulturen der Haut normale Verhältnisse. Leider handelt es sich bisher um eine Einzeluntersuchung.

Vergleichende Pathologie: FANKHAUSER et al. (1963) sowie FLETCHER et al. (1966) berichten über 2 Hunde, bei denen sie ausgedehnte Entmarkungen und Globoidzellen beobachteten. Der Krankheitsverlauf bei diesen Tieren hatte ungefähr demjenigen der menschlichen Krankheit entsprochen: Die Hunde erkrankten im Alter von 8—12 Wochen. Der eine wurde lahm in den hinteren Extremitäten und verweigerte die Nahrungsaufnahme, der andere wurde ataktisch, blind, übererregbar und führte zwanghafte Kreisbewegungen nach links durch. Beide mußten etwa im Alter von $^1/_2$ Jahren euthanasiert werden. Im Gegensatz zum Menschen zeigten sie recht massive perivasculäre Infiltrate und Ansammlungen von Fettkörnchenzellen. Die spinalen Nervenwurzeln waren bei diesen Tieren auch befallen.

8. Zur Ätiologie und Pathogenese

Die häufige Erkrankung von Geschwistern legt die Annahme einer Erbkrankheit mit einfach recessivem Erbgang nahe. Da das Vorkommen von Krabbescher Krankheit in der weiteren Verwandtschaft bisher nicht beschrieben wurde, bleibt die Annahme einer Erbkrankheit zunächst unbewiesen. Einzelne Autoren halten auch eine tumoröse (DE VRIES, 1958) oder eine granulomatöse Entzündung (STAMMLER, 1956) für möglich.

Wegen des häufigen Befalls von Geschwistern beiderlei Geschlechts und des weitgehend fehlenden sudanophilen Abbaues hat man die Krabbesche Krankheit häufig mit der ML verglichen. Entsprechend wurde nach einer Speicherung und Enzymdefekten gesucht. AUSTIN konnte einen Defekt der Cerebrosid-Sulfattransferase in Niere und Hirn nachweisen. Dieses Enzym kombiniert Cerebrosid mit SO_4-Gruppen und ist danach ein Antagonist der Sulfatase. Der Nachweis eines Enzymmangels unterstützt zwar zunächst die Annahme einer genetisch bedingten Ursache, beweist sie aber nicht.

Lichtmikroskopisch ergeben sich wenig Hinweise für eine Speicherkrankheit: Im Gegensatz zu ML finden sich keine Ganglienzellen, welche durch eine Speichersubstanz aufgebläht sind. Es fehlen auch im Marklager und im peripheren Nerven Speicherprodukte, wie sie bei der ML zu beobachten sind. Auch chemische Untersuchungen zeigen keine von der Norm abweichenden Substanzanreicherungen (z. B. BLACKWOOD-CUMINGS, 1954), wie das für die Sulfatide bei der ML der Fall ist.

Elektronenmikroskopisch finden sich dagegen pathologische Einschlüsse in den Schwann-Zellen, ähnlich denen bei der ML (BISCHOFF u. ULRICH, 1968/69). Allerdings scheint es sich bei dieser Substanz nicht um ein Lipid zu handeln.

Globoidzellen entstehen nach intracerebralen Injektionen isolierter Cerebroside, wie verschiedene Untersucher gezeigt haben (AUSTIN, HOLLÄNDER, SOURANDER). Auch das gesunde Gehirn reagiert offenbar auf lokale Konzentration von Cerebrosiden mit der Bildung dieser Zellen. Auffallend bei der Krabbeschen Erkrankung ist jedoch wiederum wie bei der ML die Tatsache, daß das ZNS die Markscheidensubstanzen, die bei der subakuten Entmarkung frei werden, beseitigt, ohne daß sudanophile Lipide sichtbar werden.

DE LANGE (1940) hat dies durch die Annahme erklärt, daß bei der Krabbeschen Krankheit eine Differenzierungsstörung der Glia vorliegt.

Die Krabbesche Krankheit wäre demnach mit POSER u. VAN BOGAERT als „Dysmyelination" aufzufassen. Dies widerspricht aber dem klinischen Verlauf, nach dem eine Entmarkung bereits myelinisierter Hirnstrukturen anzunehmen ist. Bei vielen Patienten tritt erst im Laufe der Krankheit, d. h. in der 2. Hälfte des 1. Lebensjahres eine Erblindung auf. Der Tractus und Nervus opticus sind aber bereits bei Geburt, ganz sicher aber ab 6. Monat, weitgehend bemarkt. Auch unsere Kinder zeigten in den ersten Lebensmonaten eine normale Entwicklung, erst dann entstanden die typischen Erscheinungen der diffusen Sklerose vom Typ Krabbe. Sie erlagen der Krankheit nach mehreren Monaten bis Jahren. Neuropathologisch ergab sich aber bei den Fällen 11 und 12 eine Entmarkung und eine intensive Gliose in sämtlichen Hirnstrukturen einschließlich des Tractus opticus und der dorsalen Abschnitte des Hirnstammes. Es ist anzunehmen, daß diese Gebiete einmal funktionstüchtig waren und somit myelinisiert waren. Zu ähnlichen Folgerungen kommt PILZ (1964/65) auf Grund seiner lipidchemischen Untersuchungen. Es ist deshalb wahrscheinlich, daß es sich bei der Krabbeschen Krankheit trotz ihres frühen Auftretens um eine *Ent*markungskrankheit handelt und nicht um eine primär gestörte *Be*markung.

Zur Pathogenese der Veränderungen der grauen Substanz

Wie auf S. 48/49 beschrieben, werden folgende Veränderungen in der grauen Substanz beobachtet: Ganglienzellausfälle und Gliawucherung in der Kleinhirnrinde mit unterschiedlicher Betonung in der Purkinje-Zellschicht, im Nucleus dentatus, den unteren Oliven, im Thalamus und im Striatum. Ferner kommen laminäre Ausfälle in der Großhirnrinde und im Ammonshorn vor.

PEIFFER (1957) interpretierte diese Veränderungen als Krampfschäden, was für die Ammonshorn- und Großhirnrindenschäden, die in seinem Fall besonders ausgeprägt waren, vermutlich zutrifft. Es fällt jedoch schwer, die Häufigkeit und die Art der Kleinhirnrinde-Dentatum-Pons-Veränderungen auf Krampfschädigungen zurückzuführen, zumal die gesicherten Krampfschäden des Kleinhirnes histopathologisch anders verteilt sind (PEIFFER, 1963; SCHOLZ, 1951). Akzeptiert man für das Kleinhirn nicht krampfbedingte Schädigungen, so wird wahrscheinlich, daß auch der größere Teil der Läsionen der grauen Substanz als mittelbare Krankheitsfolge durch sekundäre retrograde und transsynaptische Degenerationen verursacht ist. Diese Annahme leuchtet für den Thalamus ohne weiteres ein. Zu solchen Atrophien kommt es bekanntlich bei allen Experimenten, in denen die Hirnrinde abgetragen oder die Verbindung von Rinde und Thalamus unterbrochen wird. Die Leukodystrophie imitiert diese experimentellen Läsionen, da bei ihr nicht nur die Markscheiden, sondern auch die Achsencylinder des Marklagers zu Grunde gehen.

Kleinhirnrindenschäden vom Körnertyp sind vor allem bei der familiären amaurotischen Idiotie bekannt geworden. Sie wurden bereits durch BIELSCHOWSKY (1920) als Folge einer Schädigung der cerebelli-petalen Fasern interpretiert. Wenn auch von anderer Seite (VOGT, GERHARD) eine krankheitsspezifische „Pathoklise" der Kleinhirnrinde hervorgehoben wurde, so hält doch die Mehrheit der Neuropathologen an der Rolle der von frontal kommenden cerebelli-petalen Fasern fest (vgl. Handbuchartikel von ULE). Diese cerebelli-petalen Fasern sind bei Krabbescher Leukodystrophie hochgradig geschädigt.

Ähnlich den Thalamusdegenerationen kann die Ganglienzelldegeneration im Dentatum und in der unteren Olive mit einem Unterbruch ihrer Afferenzen aus der Kleinhirnrinde resp. ihrer Efferenzen in dieselbe erklärt werden. Mit dieser Auffassung vereinbar ist der Typ der Läsion mit Vacuolenbildung und späterem Zelluntergang (s. Fall 12) (Abb. 13, S. 195). Ferner besteht in unseren Fällen 11 und 12 eine Parallelität zwischen dem Grad der Zerstörung in der weißen Substanz und dem Ganglienzellausfall (beides ist im Fall 11 ausgesprochen). Auch die topographische Beziehung der lateralen Kleinhirnhemisphären zu den lateralen Abschnitten der Oliven entsprechen dieser Interpretation (Fall 12; vgl. auch JANSEN u. BRODAL, Handbuchartikel Abb. 193). Dagegen spricht die Erfahrung, daß im allgemeinen primäre Atrophien der Purkinje-Zellschicht nicht zu Atrophien des Dentatums führen (ULE, 1957). Krankheiten mit Purkinje-Zellausfällen kommen aber vorwiegend im Erwachsenenalter vor, in welchem sekundäre transsynaptische und retrograde Degenerationen ohnehin selten sind, während es sich bei der Krabbeschen Erkrankung meist um Kleinkinder handelt. Es ist bekannt, daß transsynaptische und retrograde Schädigungen bei Kleinkindern wesentlich ausgeprägter sind (JACOB, 1957).

Aber auch, wenn man alle diese Ganglienzellausfälle auf Achsencylinderschädigungen zurückführt, bleiben einzelne, welche damit nicht zu erklären sind: Die ausgedehnten Purkinje-Zellausfälle in der lateralen Kleinhirnhemisphäre bei Fall 12 werden dadurch kaum verständlich. Eine Krampfschädigung ist hier auf Grund der Anamnese auszuschließen. Ihre Ursache bleibt daher offen.

Zusammengefaßt führen wir die Schädigungen der grauen Substanz überwiegend auf Folgen von Achsencylinderschädigungen zurück. Daneben ist in manchen Fällen eine primäre Miterkrankung der Ganglienzellen selbst anzunehmen, deren Art noch ungeklärt ist.

Besonders wichtig ist in der oben erwähnten Peifferschen Beobachtung der Nachweis sudanophilen Abbaues. Die Glia bleibt also bei der Krabbeschen Erkrankung wie bei der ML zum sudanophilen Abbau befähigt.

9. Zusammenfassung

Die Krabbesche Leukodystrophie ist eine subakut verlaufende, wahrscheinlich autosomal-recessiv vererbte Hirnkrankheit des Säuglings- und Kleinkindesalters. Pathologisch-anatomisch ist sie durch mehrkernige Riesenzellen mesenchymalen Ursprunges, die sog. Globoidzellen, gekennzeichnet. Daneben besteht eine hochgradige Entmarkung mit gliöser Vernarbung, wobei auffallend wenig sudanophile Abbauprodukte entstehen.

Neben der weißen sind auch die graue Substanz und der periphere Nerv befallen. Neuere enzymchemische und elektronenmikroskopische Untersuchungen weisen auch hier (wie bei der ML) auf die Möglichkeit einer primären pathologischen Speicherung. Die Natur der gespeicherten Substanz ist noch unbekannt.

Anhang

1. Klassifikationsprobleme

Für die Klassifizierung unserer und der Literaturfälle in die Gruppe der diffusen Sklerosen „Typ Krabbe" wurden zwei Kriterien verwandt: Sie mußten Globoidzellen aufweisen und einen geringen sudanophilen Abbau zeigen. Die so ausgewählten Fälle boten klinisch ein sehr homogenes Bild, was die Richtigkeit der genannten Auswahlkriterien wahrscheinlich macht.

Andere Autoren, GREENFIELD (1952), die Herausgeber seines Lehrbuches (1958 u. 1962) und HALLERVORDEN (1957) benutzen als Kriterium für die Auswahl der Fälle von Krabbescher Leukodystrophie ausschließlich den Nachweis von Globoidzellen. Tut man dies, so sind außer den genannten Fällen noch die von COLLIER u. GREENFIELD (1924), NEUBÜRGER (1922), VERHAART (1931), EISNER (1924), CROME u. ZAPELLA (1963) sowie GUILLAIN et al. (1941) in dieser Gruppe mitzuzählen.

Wie aus der Tabelle 7, S. 153, hervorgeht, haben diese Fälle alle etwas länger überlebt. Bei den Fällen von VERHAART sowie GUILLAIN et al. handelt es sich sogar um Erwachsene, von denen wenigstens der Patient von VERHAART einen schubweisen Verlauf zeigte. Die Fälle dieser Autoren sowie diejenigen von EISNER und NEUBÜRGER zeigten außerdem multiple Herde. Es besteht hier also wahrscheinlich eine Beziehung zur multiplen Sklerose.

2. Atypische Fälle mit einzelnen Charakteristika der Krabbeschen Krankheit

Die in der Literatur publizierten Fälle sind in Tabelle 7, S. 153, zusammengestellt.

VERHAART (1931) beschreibt einen 30 Jahre alt gewordenen Indonesier, der nach etwa $2^{1}/_{2}$ Jahre dauernder Nervenkrankheit mit Hemiplegie rechts, Visusabnahme, Nystagmus und Schluckstörung ad exitum kam. Pathologisch-anatomisch bestanden multiple, scharf begrenzte, stark gliös vernarbte Entmarkungsherde. In diesen werden neben lymphoplasmocytären Infiltraten Globoidzellen nachgewiesen, die denen der Krabbeschen Krankheit entsprechen. Ferner ließ sich sudanophiler Abbau in den perivasculären Zellen eindeutig nachweisen.

Einen ähnlichen Fall beschreiben GUILLAIN et al. (1941): Ein Mann, der nach 14 Monate dauerndem Leiden im Alter von $35^{1}/_{2}$ Jahren starb. Sein Leiden manifestierte sich in multiplen Hirnnervenlähmungen (III, VI, IV, VII, IX, XI, XII), von denen die des rechten N. facialis besonders deutlich war und zu Fibrillationen der Zunge führte, was eine infranukleäre Läsion sichert. Pathologisch-anatomisch fanden sich sklerotische Herde im Striatum und unter dem 4. Ventrikel. In diesen Herden lagen brombeerartige Zellen, die sich sudanophil anfärbten.

Beide Fälle werden von HALLERVORDEN (1957) mit Reserve zur Krabbeschen Krankheit gezählt, weil sie Globoidzellen aufweisen. Für den Fall GUILLAINs kann man diese Interpretation ablehnen, da sich die fraglichen Zellen mit Sudanfarbstoffen anfärbten, also keine Globoidzellen sind. Im Falle VERHAARTs sind dagegen Globoidzellen gesichert. Nach dem klinischen Bild und den übrigen pathologisch-anatomischen Befunden ist es trotzdem unwahrscheinlich, daß eine diffuse Hirnsklerose Typ Krabbe vorlag. Gerade dieser Fall war die Ursache, Globoidzellen als einziges Kriterium für die Diagnose dieser Krankheit abzulehnen. Möglicherweise handelte es sich bei den erwähnten Fällen um atypische multiple Sklerosen.

Sehr enge Beziehungen zur Krabbeschen Krankheit zeigen die Fälle NORMANs et al. (1963). Es handelt sich um zwei Knaben aus verschiedenen Familien. Der ältere erkrankte mit 3 ½ Jahren. Er verlor die Gehfähigkeit, wurde inkontinent und mußte schließlich wegen generalisierten Krampfanfällen hospitalisiert werden. Es bestanden eine Tonuserhöhung der unteren und eine Tonusverminderung der oberen Extremitäten, eine Abducensparese und Facialisparese beidseits, Muskelatrophien, Schluckstörungen, Bronchopneumonie. Der Junge starb ein Jahr nach Krankheitsbeginn. Das jüngere Kind erkrankte bereits im Alter von 6 Wochen und starb mit 1 ½ Jahren. Die motorische Entwicklung blieb rudimentär. Bei der Untersuchung konnte eine Muskelhypotonie im Bereiche des Halses und des Rumpfes festgestellt werden. Neuropathologisch waren beide Fälle, abgesehen von einer Mikropolygyrie des parietalen Operculums beiderseits im ersten Fall, ähnlich. Es bestand eine vollständige Entmarkung im Marklager des Kleinhirns sowie im Hirnstamm bei weitgehender Verschonung des Großhirns, ferner eine intensive Fasergliose, auch in den nicht entmarkten Partien des Großhirnes. Außerdem fanden sich zahlreiche Abräumzellen mit intensiv PAS-positivem Material, das sich mit Sudanfarbstoffen nur wenig anfärbte. Diese Zellen lagen perivasculär zwischen Reticulinfasern. Beim älteren Patienten waren auch zahlreiche Fettkörnchenzellen mit sudanophilem Material nachweisbar. Außerdem fanden sich Körner eines PAS-positiven Materials in den Ganglienzellen des Dentatums wie bei einer Speicherung. Einen ähnlichen Befund zeigten die einzelnen Hirnnervenkerne des jüngeren Patienten. Chemisch fanden sich in beiden Fällen nur unspezifische Zeichen der Entmarkung. NORMAN et al. (1963) erwägen die Möglichkeit einer Leukodystrophie vom Typus Krabbe, verwerfen sie aber wegen der Bevorzugung des Kleinhirns, dem Mangel an Globoidzellen und der neuronalen Speicherung.

CROME u. ZAPELLA zählen ihre Fälle mit Recht zur sudanophilen Leukodystrophie, wo sie auch genauer behandelt werden. Die Autoren weisen aber darauf hin, daß nicht nur ihre Fälle, sondern auch die zur gleichen Sippe gehörigen von MEYER u. PILKINGTON, STEWART u. GREENFIELD sowie NORMAN (Fall 1, 1961/63), neben den Zeichen des sudanophilen Abbaues Globoidzellen aufweisen. Die Krankheit wurde in dieser Familie so vererbt, daß ein geschlechtsgebundener recessiver Erbgang wahrscheinlich scheint. Außerdem wurde bei einem Obduktionsfalle festgehalten, daß die Nebennieren sehr klein waren. Danach hat es sich bei den Patienten von CROME u. ZAPELLA nicht um die Krabbeschen Krankheiten gehandelt. Wegen des Vorliegens von Globoidzellen vermuten diese Autoren, daß die Abgrenzung der Krabbeschen Leukodystrophie von den sudanophilen Formen noch nicht endgültig sei.

Solange uns tiefere Einsichten in die Ätiologie und in die Pathogenese dieser Krankheiten fehlen, hat jede Klassifikation provisorischen Charakter. Die Beobachtung von CROME u. ZAPELLA zeigt, daß die bisher angewandten Kriterien zur Abgrenzung der Krabbeschen Leukodystrophie (Globoidzellen allein) ungenügend waren. Die Fälle aus der Sippe von CROME u. ZAPELLA waren in fast allen wesentlichen Merkmalen (Alter, Erbgang, Verlauf, Geschlecht, Sudanophilie) von der Krabbeschen Krankheit verschieden. Es ist daher nicht anzunehmen, daß hier die gleiche Krankheit vorlag. Zieht man aber die Spärlichkeit des sudanophilen Abbaues als wesentliches Unterscheidungsmerkmal der Krankheit mit heran, so ergibt sich ein eindeutig umschreibbares Krankheitsbild. Wir sind dann nicht gezwungen, eine bewährte Klassifikation aufzugeben.

Die sudanophile Leukodystrophie (SL)

(unter Einschluß der sog. entzündlichen diffusen Sklerosen und Ausschluß der Pelizaeus-
Merzbacherschen Krankheit)

1. Vorbemerkung

Das gemeinsame Merkmal dieser Erkrankungen ist der Abbau der normalen
Markscheiden zu Fetten, welche sich mit den roten Sudanfarbstoffen (Scharlachrot,
Sudan III u. IV, Oil red O) anfärben. Dieses Kriterium hat auch zur Namengebung
geführt. Eine andere Bezeichnung ist „Leukodystrophie mit orthochromatischen Abbaustoffen" (DIEZEL et al., 1965). Sie bezieht sich wie der Terminus „metachromatische
Leukodystrophie" auf das Verhalten gegenüber basischen Anilinfarbstoffen. Die Bezeichnung „Schildersche Krankheit" werden wir vermeiden. Im Gegensatz zu vielen
Autoren (HALLERVORDEN; DIEZEL; PEIFFER; NORMAN im Greenfieldschen Lehrbuch
1963) schließen wir aber die Mehrzahl der unter diesem Namen beschriebenen Fälle
(die entzündlichen oder myelinoklastischen) in dieses Kapitel mit ein. Wir folgen darin
GREENFIELD (1950, 1952 u. 1958).

Überblickt man eine Reihe von sudanophilen Leukodystrophien, für die das eben
erwähnte Merkmal zutrifft, so zeigen sich erhebliche klinische Unterschiede. Die Frage,
ob nicht verschiedene Krankheiten sich hinter dem gleichen histopathologischen Befund
verbergen, liegt daher nahe. Sie ist umso berechtigter, als der sudanophile Abbau
krankhafter zentralnervöser Substanz unspezifisch ist. Denn er wird nicht nur bei den
Entmarkungskrankheiten, sondern auch im Laufe der Wallerschen Degeneration, in
encephalomalacischen Herden, bei traumatischer Zerstörung und bei chronischer Kom-
pression durch raumverdrängende Prozesse beobachtet.

Es wurde daher immer wieder versucht, die Gruppe der sudanophilen Markerkran-
kungen auf Grund histologischer Kriterien zu unterteilen. Wie ZEMAN et al. (1964)
in anderem Zusammenhang mit Recht feststellen, besteht aber bei ausschließlich morphologischer Beurteilung neuropathologischer Probleme die Gefahr, die Deutung
mancher Zusammenhänge mehr zu hemmen als zu fördern. Wir betonen deshalb den
provisorischen Charakter der Klassifikationen aller Krankheiten unbekannter Ätiologie und Pathogenese. Dies gilt auch für die Unterteilungsversuche der sudanophilen
Leukodystrophien unter Einschluß der entzündlichen Formen und der Pelizaeus-
Merzbacherschen Krankheit.

A. Histologische Gruppierungsversuche

Gewöhnlich werden die „entzündlichen" diffusen Sklerosen von den „degenerativen" (NEUBÜRGER, HALLERVORDEN, DIEZEL) auf Grund des Ausmaßes der lymphoplasmocytären Infiltrate voneinander getrennt. Diese Differenzierung ist fragwürdig, da man auch beträchtliche perivasculäre Rundzellinfiltrate bei der eindeutig hereditären ML findet. Auch unter den Fällen mit sudanophilem Abbau sind es gelegentlich gerade die mit nachgewiesener Heredität, welche besonders ausgeprägt entzündliche Infiltrate zeigen. Außerdem ist bekannt, daß bei einem Kranken einer Sippschaft besonders starke, beim andern nur geringfügige Infiltrate (SCHENK, 1967; CROME u. ZAPELLA, 1963) auftreten können.

POSER u. VAN BOGAERT (1956) und POSER (1957) haben daher angenommen, daß die Ausprägung von Infiltraten Ausdruck einer bestimmten Krankheitsphase sei, und nach anderen Unterscheidungsmerkmalen gesucht. Sie haben dabei auf die scharfe Begrenzung der entmarkten Abschnitte hingewiesen, die oft mit der Ausbildung eines glialen Randwalles einhergeht. Diese scharfe Begrenzung mit Randwall haben sie als Kennzeichen einer noch aktiven Markscheidenzerstörung (Myelinoklasie) interpretiert. Die unscharf begrenzten, auf die ganze weiße Substanz verteilten Prozesse haben sie als Ausdruck eines fehlgesteuerten Auf- und Abbaues der Markscheiden aufgefaßt. Wie bereits erläutert (s. S. 33 ff.) läßt sich dies bei der ML besonders eindeutig belegen. Sie nannten diese zweite Gruppe Dysmyelinisationskrankheiten. Bei der Anwendung auf die einzelnen Fälle wurde diese Nomenklatur weitgehend synonym mit „entzündlich" (= myelinoklastisch) und „degenerativ" (= dysmyelinativ) verwandt, wie POSER (1957) selbst hervorhebt.

Damit wird aber auch diese Terminologie wieder relativiert. Denn die morphologischen Kriterien der Myelinoklasie sind im Kindesalter gerade bei hereditären, d. h. vermutlich „degenerativen" Fällen besonders deutlich. Außerdem wird durch die gemeinsame Einordnung sudanophiler und metachromatischer Leukodystrophien unter die „Dysmyelinationen" eine Beziehung der beiden Erkrankungen untereinander nahegelegt. Gerade von ihnen weiß man aber auf Grund histochemischer, chemischer und genetischer Untersuchungen, daß es sich um verschiedene nosologische Einheiten handelt.

Auf die Zuordnung der Pelizaeus-Merzbacherschen Krankheit wird später eingegangen. In diesem Abschnitt werden lediglich die als PMK beschriebenen Fälle mit deutlich sudanophilem Abbau berücksichtigt. Klinik und Morphologie ergeben also kein widerspruchsfreies Bild, wenn man sich auf die bisher verwendeten morphologischen Kriterien für die Unterteilung der SL verläßt. Wir versuchen daher, klinische Daten und morphologische Befunde zu korrelieren, um eine bessere Krankheitsgruppierung zu erreichen. Hierzu wurden in Tabellen und graphischen Darstellungen Fälle aus der Literatur und aus dem eigenen Laboratorium zusammengestellt. Dabei wurde zunächst nicht berücksichtigt, bei welcher Untergruppe (entzündlich, degenerativ, Pelizaeus-Merzbacher u. a.) sie durch ihre Beschreiber eingeordnet waren. Wie im Kapitel über die ML haben wir die Fälle der älteren Literatur ausgeschaltet, bei denen die Sudanophilie und die perivasculären Infiltrate nur gering ausgeprägt waren.

B. Übersicht der Fälle nach Geschlecht und Erkrankungsalter

Die in der Literatur veröffentlichten Fälle sind in den Tabellen 9—13, S. 154 ff., zusammengestellt.

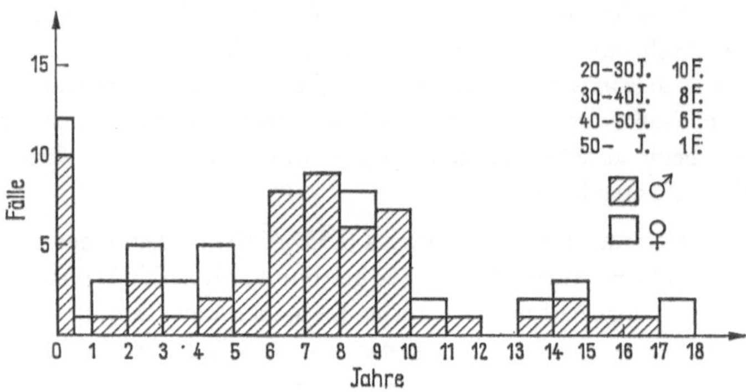

Schema 5. Sudanophile Leukodystrophie: Erkrankungsalter und Geschlecht von 101 Fällen

Ein Blick auf die graphische Darstellung (Schema 5) zeigt 3 wichtige Aspekte:

1. Die große Mehrzahl der Kinder und Jugendlichen mit SL erkrankt zwischen dem 5. und 12. Altersjahr (41 von 75 Fällen) mit einem deutlichen Gipfel im 8. Altersjahr (9 Fälle). Das männliche Geschlecht ist eindeutig bevorzugt. 17 männliche Patienten weisen neben der diffusen Sklerose einen Morbus Addison mit Melanodermie auf. Unter den restlichen 24 sind 5 Mädchen und 19 Knaben. Bei den Knaben fällt die hohe Zahl von familiären Fällen auf: es sind diejenigen von CROME u. ZAPELLA (1963), MEYER u. PILKINGTON (1936), STEWART, GREENFIELD u. BLANDY (1927), NORMAN et al. (1961) und SCHENK (1967). Die Fälle von SCHENK haben außerdem noch 2 männliche erkrankte Angehörige in andern Altersgruppen. Einer unserer Fälle hatte einen in gleicher Weise erkrankten jüngeren Bruder. Verschieden geschlechtliches familiäres Auftreten wird bei der Schwester des einen Patienten von DIEZEL beschrieben. Besonders erwähnenswert ist, daß ein eineiiger Zwillingsbruder des einen Patienten von HEERNU et al. (1945) bisher gesund geblieben ist (VAN BOGAERT, 1968).

Im ganzen ist bei 9 von 19 Knaben und bei einem von 5 Mädchen ein familiäres Vorkommen nachgewiesen. Einzelne Stammbäume (CROME u. ZAPELLA, SCHENK, MEYER u. TENNENT, eigener Fall) machen eine recessiv geschlechtsgebundene Heredität wahrscheinlich. Auf die Beziehungen der Erkrankungen ohne und mit Morbus Addison zueinander wird später eingegangen.

2. Relativ häufig sind konnatale Erkrankungen (wir rechnen alle in den ersten 6 Monaten erkrankten dazu). Auch hier ist das männliche Geschlecht bevorzugt (10 von 12 Fällen). 2 dieser Kinder werden von ihrem Beschreiber der Pelizaeus-Merzbacherschen Krankheit zugeordnet (JACOBI, 1947; NORMAN et al., 1967). In diesem Zusammenhang fällt die exzessiv lange Überlebenszeit einzelner hier angeführter Patienten auf (JACOBI, 5 Jahre, 1947; NORMAN et al., 11 Jahre, 1967; YOKOI, 20 Jahre, 1961 u. 1963).

3. Die Häufigkeits- und Geschlechtsverteilung der nach dem 12. Altersjahr erkrankten Kinder und Erwachsenen zeigt keine eindeutige Gesetzmäßigkeit. In dieser Gruppe sind auch die Beschreibungen von Fanconi et al. (1963) und Urechia et al. (1924) enthalten, welche in die Kombinationsgruppe mit Morbus Addison gehören. Die hier gezählten Fälle von Peiffer sowie von Berger unterscheiden sich sowohl klinisch wie histologisch eindeutig von der multiplen Sklerose. Bei den übrigen Fällen scheint eine solche Beziehung offensichtlich (s. auch Poser, 1957).

4. Auch die früh, aber nicht konnatal erkrankten Kinder zeigen wenig Gemeinsames. Außer dem sudanophilen Abbau ist keine spezielle Beziehung zu einer der andern hier aufgeführten Gruppen erkennbar. Hervorzuheben sind das Geschwisterpaar (1 Bruder und 1 Schwester) von van Bogaert et al. (1961) und die familiären Fälle von Diezel et al. (1965), Junker (1940) und Jervis (1955). Die Patienten von Diezel et al. (1965) scheinen mit der PMK verwandt. Der von Jervis (1955) eingehend beschriebene Fall hatte neben der diffusen Sklerose eine Muskeldystrophie.

Die hier aufgezählten Gruppen sollen nun gesondert und in Altersklassen gegliedert betrachtet werden.

2. Konnatale Erkrankungen

Wie bereits in der Einleitung festgestellt, sind von den 13 konnatalen Fällen der Tabelle 9, S. 154, die meisten keine eigentliche SL. Es handelt sich größtenteils um Pelizaeus-Merzbachersche Krankheiten, z. T. auch um spongiöse Degenerationen der Hirnsubstanz. Somit verbleiben nur die Fälle von Mackay et al. und unser eigener Fall als sudanophile Leukodystrophien. Unter diesen ist der Fall 3 von Mackay möglicherweise geburtstraumatisch bedingt. Das Problem, inwiefern äußere Einflüsse das Gehirn des Neugeborenen und Säuglings so schädigen können, daß sie morphologisch einer Leukodystrophie gleichen, wurde bereits im einleitenden Kapitel erwähnt.

Eigene Fälle

Fall 15: F. Peter, J.Nr. L 2349, KspZ Nr. 6814/48, Pathologie Zürich, Nr. 988/48. Patient ist der dritte von 3 Brüdern. Die beiden andern und die Eltern sind gesund. Normale Schwangerschaft, Geburt 3 Wochen vor errechnetem Termin. Geburtsgewicht 2900 g. Nach der Geburt nur schwach geschrien. Man hat bei ihm sofort Krämpfe der Gesichtsmuskulatur beobachtet. Von Geburt an 5—6 generalisierte Krämpfe pro Tag. Jegliche psychomotorische Entwicklung blieb aus. Das Kind lächelte nie. Deshalb mit $3^1/_2$ Monaten hospitalisiert: Gewicht jetzt 3080 g. Keinerlei Spontanbewegung. Einzige Beziehung zur Umwelt: Wimmern bei Schmerzreizen. Dauernde auffallende Zuckungen im Gesicht, Muskelhypertonie, sehr lebhafte Sehnenreflexe, positiver Babinski, massive Cyanose beim Weinen, Herz außer einem systolischen Geräusch unauffällig.

Laboruntersuchungen: Normaler Liquor cerebrospinalis. Im Blut Erhöhung der alkalischen Phosphatase, Senkung der Chloride. Luftencephalogramm normal. Im Anschluß an diese Untersuchung plötzlicher Exitus im Alter von 4 Monaten.

Sektion: Ein Vitium cordis, das von der Klinik her möglich schien, wird nicht nachgewiesen. Gehirn von altersgemäßer Größe, normal proportioniert. Auf Schnitt graue Substanz, von weißer kaum zu unterscheiden, wie das sonst nur bei Frühgeborenen der Fall ist.

Mikroskopisch: Bemarkt ist die Pyramidenbahn von der Capsula interna bis zur Medulla oblongata, ebenso die U-Fasern frontal. In den unbemarkten Teilen der weißen Substanz massenhaft Fettkörnchenzellen.

Kommentar: Die Bemarkung entspricht ungefähr derjenigen eines normalen Neugeborenen. Die Bemarkung der frontalen U-Fasern spricht dafür, daß das Marklager vorübergehend bemarkt war, aber sekundär wieder demyelinisiert wurde. Die Annahme einer primären Entmarkungskrankheit gründet sich bei diesem Falle auf das Fehlen bekannter exogener Einflüsse mit Markscheidenschädigung.

Fall 16: R. R., weibl., J.Nr. 2583, KspZ Nr. 3607/61, Pathologie Zürich, Nr. 73/62. Familienanamnese unauffällig. Normale Schwangerschaft und Geburt, insbesondere keine Geburtsasphyxie. Scheinbar normale Entwicklung bis etwa im Alter von 4 Wochen, als die Patientin lächeln konnte. Dann Entwicklungsstillstand. Ab 3. Monat Schreckhaftigkeit, bald darauf eindeutige große epileptische Anfälle, bis zu fünf pro Tag. Dazwischen Zuckungen, bei denen Rumpf und Kopf nach vorne gebeugt werden. Anschließend an die Anfälle jeweils längerer Schlaf. Untersuchung im Alter von 7 Monaten: Bewegungsarmut. Kann weder den Kopf heben noch lächeln. Kopfumfang und Körpergröße weit unter der Norm. Innere Organe unauffällig, schlaffe Muskulatur, fehlende Sehnenreflexe, negativer Babinski.

Laborbefunde: EEG zeigt generalisierte Krampfwellen und multiple Krampfherde. Liquor wasserklar, ohne Zellvermehrung. Luftencephalogramm: Mäßige diffuse Erweiterung des subarachnoidalen Raumes und des Ventrikelsystems.

Verlauf: Anfälle sistieren unter antiepileptischer Therapie. Psychische Entwicklung bleibt aber aus. Tod an Aspirationspneumonie im Alter von 11 Monaten.

Pathologische Anatomie: Keine signifikanten Befunde außerhalb des Nervensystems. — *Gehirn:* klein (670 statt 900 g). Verkleinerung ausschließlich auf Kosten des Großhirns. Weiße Substanz des Zentrum semiovale auffallend schmal. Graue Stellen in Nähe der Seitenventrikel.

Histologische Untersuchung: Weiße Substanz (Abb. 14, S. 196): In der Umgebung der erweiterten Seitenventrikel eine Entmarkungszone, die frontal etwa die Hälfte des Marklagers in Anspruch nimmt. Sie ist scharf begrenzt und verschont nicht nur die U-Fasern, sondern auch die Markzungen der Windungen. Balken in ventraler Hälfte ebenfalls entmarkt. Nur sehr dünne Bemarkung des Schläfenlappens. Cerebellum und Hirnstamm außer einer Atrophie der Pyramidenbahn unauffällig. In den entmarkten Gebieten mäßige Gliose mit Faserbildung und Zellvermehrung. Einige Fettkörnchenzellen in den entmarkten und markhaltigen Gebieten, in den letzteren ausschließlich perivasculär, sonst auch diffus im Gewebe. Keine Abbauphänomene an den noch erhaltenen Markscheiden. Keine metachromatischen Abbauprodukte. Ependym fehlt in den Seitenventrikeln. Dementsprechend Wucherung der subependymalen Glia. Graue Substanz: Nur wenig Markscheiden in der Rinde und in den Stammganglien. Perivasculäre Ganglienzellausfälle und Ganglienzellen mit pyknotischem dunklem Kern in der Rinde. Sonst unauffällige Verhältnisse, insbesondere keine Hinweise auf intraganglionäre Speicherphänomene.

Chemische Untersuchung (Prof. CUMINGS, London): Verminderung von Cholesterol, Cerebrosid und Phospholipid in grauer und weißer Substanz. Geringfügige Vermehrung der Sulfatide.

Kommentar: Erheblicher Bemarkungsrückstand mit Mangel an Markscheiden in Rinde, Stammganglien und Temporallappen. Aktive Entmarkung in der Umgebung der Seitenventrikel. Trotz der geringfügigen Erhöhung der Sulfatide handelt es sich nicht um eine ML, da histologisch ein deutlicher Abbau und keine Metachromasie nachgewiesen werden kann. Wir ordnen diesen Fall daher in die Gruppe der heterogenen sudanophilen Leukodystrophien ein. Ob es sich um eine kongenitale oder um eine in den ersten Lebensmonaten aufgetretene Schädigung handelt, bleibt offen.

3. Erkrankung im Alter zwischen 6 Monaten und 5 Jahren

Erkrankungen in dieser Altersgruppe sind selten (Schema 5, S. 60). Eine gesonderte Besprechung erübrigt sich, da sie auch keine besonderen Charakteristika zeigen. Auf die wenigen hier vorkommenden Fälle wird beiläufig in den folgenden Kapiteln eingegangen werden.

4. Erkrankungsalter zwischen 5 und 15 Jahren

Bei den Erkrankungen dieses Alters kommt die Kombination von Morbus Addison mit diffuser Hirnsklerose besonders häufig vor. Sie wird deshalb ins Zentrum der Betrachtung gestellt.

A. Kombination von kindlichem Morbus Addison mit diffuser Sklerose (MA-DS)

a) Vorbemerkung

Diese Kombination wurde erstmals von SIEMERLING u. CREUTZFELDT (1923) bei einem mit 7 Jahren verstorbenen Knaben beschrieben. HOEFNAGEL (1962) hat darauf hingewiesen, daß es sich hier um ein typisches Syndrom — wahrscheinlich eine Krankheit sui generis — mit recessiv geschlechtsgebundenem Erbgang handelt, die Knaben von 6—7 Jahren befällt.

b) Kasuistik

Die in der Literatur publizierten Fälle sind in Tabelle 10, S. 155 ff., zusammengestellt.

Eigene Fälle

Fall 17: W. J., männl., geb. 25. 2. 1958, gest. 17. 3. 1966. J.Nr. 3391, KspZ Nrn. 3411/64, 3977/65, 8593/66, Pathologie Zürich, Nr. 541/67. In der Familie keine weiteren Erkrankungen bekannt. Ältestes von 3 Geschwistern. 2 jüngere Schwestern gesund. Ein Großonkel und die Mutter der Großmutter mütterlicherseits sollen sehr dunkles Hautkolorit haben. Beide betagt und bei guter Gesundheit.

Patient hatte immer tiefbraune Haut. Als Kleinkind oft acetonämisches Erbrechen. Hämangiom am linken Oberschenkel, durch Bestrahlung entfernt. Erste Untersuchung im Kinderspital Zürich im Alter von $6^3/4$ Jahren wegen allgemeiner Müdigkeit, die zusammen mit der Hauptpigmentierung Verdacht auf Morbus Addison erweckte. Dieser war damals laboratoriumsmäßig nicht erfaßbar. Hingegen auffallende Reaktion auf Insulinbelastung (3,8 E) mit Erregungszustand und Halluzinationen bei gleichzeitig normalem Blutzucker. Während des Ausnahmezustandes im EEG hypersynchrone Störung und unspezifische Störung rechts über den hinteren Abschnitten der rechten Großhirnhemisphäre. Liquor unauffällig. Entlassung nach Hause.

Wiedereintritt 2 Monate später wegen wiederholtem Erbrechen und hohem Fieber. Akute Tonsillitis (hämolytische Streptokokken Typ A). Auf orales Penicillin gebessert. Entlassung nach wenigen Tagen. Neurologisch (Patient jetzt 7 Jahre) kein pathologischer Befund. Von nun an relativ häufig Fieberschübe, die mit Zahneiterungen in Zusammenhang gebracht werden. Am 7. 7. 1966 (Patient $8^5/12$ Jahre): Fieber, Bauchschmerzen, Erbrechen, Durchfall, Verwirrungszustand. Deshalb notfallmäßige Wiedereinweisung am 8. 7. 1966. Patient bewußtlos, Meningismus, Trismus, Spontanbabinski, Fieber bis 41°. Bauchdeckenreflexe fehlen, sonst normales Reflexbild.

Leukocyten 10'700, Linksverschiebung, keine eosinophilen Leukocyten, metabolische Acidose. Blutzucker 51 mg-%, Liquor-Zucker 21 mg-%, Pandy negativ, 20/3 Zellen, Gesamteiweiß 40 mg-%. Darminfekt wird binnen Tagen beherrscht. Bewußtsein bleibt aber getrübt. Ein Monat später wird der Morbus Addison durch Hyperkaliämie und Hyponatriämie gesichert.

Während einer längeren Substitutionstherapie mit Corticoiden kommt es zur Besserung der Bewußtseinslage. Ein schweres psychoorganisches Syndrom bleibt aber zurück. Zunehmende links-betonte Spastizität. Oktober 1966 ophthalmologisch faßbare Opticusatrophie. Nach $2^1/2$monatiger Remission wieder Trübung des Bewußtseins trotz fortgesetzter Substitutionstherapie. Ab November 1966 tiefe Bewußtlosigkeit bis zum Exitus im Alter von 9 Jahren 1 Monat.

Zusammengefaßt handelt es sich um einen 9 Jahre alt gewordenen Patienten mit unauffälliger Familienanamnese und abnorm starker Hauptpigmentierung seit Geburt. Häufiges acetonämisches Erbrechen als Kleinkind. 7 Jahre Adynamie, rezidivierende Infekte, mit 8 Jahren 5 Monaten schwere Darminfektion, Bewußtlosigkeit. Im Anschluß daran M. Addison erstmals durch Elektrolytverschiebung gesichert. Gleichzeitige Manifestation einer cerebralen Beteiligung. Unter Corticoid-Substitutionstherapie partielle Besserung der cerebralen Symptome. Trotz fortgesetzter Substitution erneutes Koma bis zum Exitus im Alter von 9 Jahren.

Pathologisch-anatomische Befunde: Subtotale primäre Nebennierenrindenatrophie beidseits: Das Organ wird zunächst kaum gefunden. Nur histologisch finden sich im retroperitonealen Fettgewebe einzelne Gruppen von Nebennierenzellen. Diese ordnen sich um kleine Gefäße und sind von feinfaserigem Bindegewebe umgeben. Hyperpigmentation der Haut. Sonst keine Befunde von Belang außerhalb des Zentralnervensystems.

Gehirn: Gewicht 1250 g, leichte Trübung der Meningen. Markante Clivus-Kanten-Schnürfurche am N.oculomotorius rechts. Pons auffallend klein. Das Marklager ist frontal und parietal beidseits in eine krümelige gelbe, z. T. weiche Masse verwandelt. Die Veränderung ist scharf begrenzt, verschont meist die U-Fasern, erfaßt aber in der Tiefe der frontalen Sulci auch die Großhirnrinde. Balken und Stammganglien beidseits miterfaßt. Occipitallappen und Temporallappen verschont, ebenso Chiasma und Tractus opticus. Balken in den vorderen Abschnitten mitbefallen. Gegen occipital zu gehen die gelblichen, weichen Zonen z. T. in eine derbe graue Masse über. Ähnliche grau-verfärbte, etwa linsengroße Abschnitte finden sich gegen occipital. Sie bilden die Begrenzungen der veränderten Zone occipital. Ähnliche Veränderungen in beiden Kleinhirnhemisphären und im Kleinhirnwurm.

Histologisch: Übersichtsschnitte bestätigen riesige, scharf begrenzte Entmarkungsherde im Marklager frontal und parietal, welche auf die benachbarten Markstrahlen des Großhirnes übergreifen und hier die subcorticalen U-Fasern teilweise verschonen, teils aber auch überqueren und den benachbarten Cortex zerstören (Abb. 15, S. 196). Die Riesenherde in beiden Hemisphären sind über den völlig entmarkten Balken miteinander verbunden. Deutlicher Befall der Capsula interna. Der Nucleus caudatus, der Linsenkern und Thalamus sind zerstört und nicht sicher gegen die Umgebung abzugrenzen. Entmarkt sind auch die medialen zwei Drittel beider Hirnschenkel sowie die Pyramidenbahn bis zur Höhe des oberen Cervicalmarkes. Es läßt sich nicht entscheiden, wo die primäre Entmarkung aufhört und in die sekundäre Wallersche Degeneration übergeht. Tractus opticus, Septum pellucidum und Fornix sind von der Entmarkung verschont.

Ein weiterer riesiger Entmarkungsherd liegt im Marklager des Cerebellums, in beiden Hemisphären und im Wurm. Keine sichere Kontinuität mit der ebenfalls deutlichen Entmarkung im Ponsfuß. Im Cerebellum greift die Entmarkung auf die Markachsen der Blättchen über und schädigt an vielen Stellen auch die Rinde.

Neben diesen Herden sind einige kleinere, nicht mit den großen im Zusammenhang stehende, von etwa Bohnengröße: Occipital, temporal und im Cerebellum. Diese scheinen konzentrisch um kleine Gefäße angeordnet.

Die mikroskopische Struktur der großen und kleinen Herde ist überall gleich. Außer den Markscheiden ist auch der große Teil aller Achsencylinder zerstört. Nur an der Peripherie sind noch einige grob-geschwollene Achsencylinder erhalten. Am Rand der Läsion einige geschwollene Markscheiden und eine dichte Ansammlung von Gliazellen, vorwiegend Astrocyten, zwischen denen Gliafasern nachweisbar sind. Zwischen den vermehrten Gliazellen gelegentlich Markscheidentrümmer, z. T. im Innern von Makrophagen. Weiter innen in den Herden deutlich weniger Gliazellen als am Rand. Mäßig viele Gliafasern. Reichlich Fettkörnchenzellen. Diese sind über das ganze Gewebe verteilt, aber perivasculär besonders dicht angesammelt (Abb. 16 u. 17, S. 197). Die Fettkörnchenzellen selbst sind in den perivasculär gelegenen Zellen viel dichter beieinander, wobei sich die einzelnen Fettkörnchen mit Sudanfärbungen intensiver darstellen als in den weiter von den Gefäßen weg liegenden Zellen. Überall aber eindeutige rote Färbung mit den Sudanfarbstoffen (keine sog. Prälipoide). Im ganzen scheinen die Fettkörnchenzellen in der grauen Substanz etwas kleiner als in der weißen. In der weißen Substanz ordnen sie sich gelegentlich angedeutet konzentrisch in bezug auf die Gefäße; in Strukturen mit parallelen Fasern (Balken, Capsula interna) liegen sie öfters in kurzen Reihen, ähnlich wie normalerweise die ortsständige Oligodendroglia. Diese ist in den befallenen Abschnitten nicht mehr nachzuweisen. Es kann sich daher bei den Fettkörnchenzellen um umgewandelte Oligodendroglia handeln. — In H.E.-Schnitten sind die Gefäße scheinbar von enorm dichten perivasculären Infiltraten umgeben. Es zeigt sich aber in der Sudanfärbung, daß nur ein kleiner Teil jeweils aus Lymphocyten und Plasmazellen, der größte Teil aber aus Fettkörnchenzellen besteht. Die Gefäßwände selbst sind unauffällig. Gelegentlich sind die Endothelien etwas geschwollen.

In den Riesenplaques kommt an einzelnen Stellen eine eigentliche Nekrose zustande, welche auch auf Ganglienzellen und Gliazellen übergreift. Im Cortex in diesen Regionen gelegentlich verkalkte Ganglienzellen. Kalkschollen auch in der Mitte der größeren Läsionen.

Nervus opticus und periphere Nerven o. B. Nirgends metachromatische Reaktion mit saurem Kresylviolett nach HIRSCH-PEIFFER. In den Fettkörnchenzellen einzelne PAS-positive Körnchen.

Chemische Untersuchungen an diesem Gehirn verdanken wir Herrn Prof. CUMINGS, London, und Herrn Dr. H. PILZ, Göttingen.

Beide melden Bildung von Cholesterol-Ester bei gleichzeitiger Abnahme der Gesamtlipide, besonders der Cerebroside. Gesamthexosamin nicht vermehrt. Nach der chemischen Untersuchung handelt es sich somit um unspezifische Zeichen der Entmarkung.

Fall 18: B. M., männl., gest. 5. 8. 1967 mit $7^{1}/_{12}$ Jahren. J.Nr. 3473, Kinderspital Basel.

Zweites Kind gesunder Eltern. Älteres Geschwister normal. Entwicklung bis 6 Jahre unauffällig. Danach progrediente Konzentrationsschwäche, Müdigkeit und Unruhe, später Verlust des Orientierungsvermögens. Ein halbes Jahr nach Beginn allmähliche Erblindung. Wegen der zentralnervösen Symptome im Kinderspital Basel aufgenommen. Dort fällt die stark pigmentierte Haut auf. Allgemeine Untersuchung o. B., neurologisch Blindheit, psychoorganische Veränderungen, sehr lebhafte Sehnenreflexe und positive Pyramidenzeichen, Rumpfataxie. Der optokinetische Horizontalnystagmus ist noch auslösbar, die Pupillenreflexe auf Licht sind positiv.

Liquor klar, farblos, $^{3}/_{3}$ Zellen, Gesamteiweiß 140 mg-%, Goldsol pathologisch, starke Globulinvermehrung in der Elektrophorese.

Sonstige Zeichen einer Addisonschen Krankheit sind klinisch und bei den üblichen Laboruntersuchungen nicht erkennbar: Leukocyten 8700 in normaler Verteilung, wobei allerdings 6,5 % Eosinophile auffallen. Blutelektrolyte normal, spontane 17-Ketosteroidausscheidung und 17-Hydroxysteroidausscheidung im Urin normal. Auffallend war ein hoher Titer an Toxoplasmoseantikörpern (Blut-Dye-Test 1 : 256 000, KBR 1 : 20, Liquor-Dye-Test 1 : 256, KBR negativ).

EEG mit unspezifischer Allgemeinveränderung, rechts deutlicher als links. — Pneumoencephalogramm normal, Elektromyogramm und Nervenleitgeschwindigkeit normal. Biopsien aus Rectum und Nervus suralis normal (J. Nr. 3445).

Bohrlochexzision von Großhirnrinde unmittelbar nach dem Tode: Unvollständig entmarkte Stelle im subcorticalen Weiß, unscharf gegen die Umgebung abgegrenzt. Hier auch geschwollene Oligodendroglia, Astrocyten vom Typ der gemästeten Oligodendroglia, Fettkörnchenzellen. Hier keine perivasculären Infiltrate.

Sektionsdiagnose (Prof. SCHEIDEGGER): Hochgradige Nebennierenrindenatrophie, sklerosierende Entzündung des Hemisphärenmarks (SPIELMEYER).

Diese beiden Fälle illustrieren die Trias von dunklem Hautkolorit, diffuser Hirnsklerose und Nebennierenrindenatrophie. Wichtig ist, daß der Morbus Addison dem klinischen und laboratoriumsmäßigen Nachweis während längerer Zeit entgehen kann.

c) Klinik

Häufigkeit, Alter, Geschlecht, Heredität: Die bisher beschriebenen 17 Fälle sind in der Tabelle 10, S. 155, aufgeführt. Ihre Altersverteilung ist aus Schema 6, S. 66, ersichtlich. Es handelt sich durchwegs um Knaben, die am häufigsten mit 7—8 Jahren, spätestens aber bis zur Pubertät, erkrankten.

HOEFNAGEL et al. (1962 u. 1967), FANCONI et al. (1963) sowie AGUILAR et al. (1967) vermuten ein genetisch bedingtes Leiden mit recessiv geschlechtsgebundener Erkrankung. Der Nachweis des vollständigen Syndroms bei mehreren untereinander blutsverwandten Fällen gelang bisher allerdings erst bei einem Brüderpaar (AGUILAR et al.,

Fall 1 u. 2, 1967). Außerdem ist bei Verwandten von Patienten mit MA-DS das Vorkommen der diffusen Sklerose im Kindesalter pathologisch-anatomisch belegt (BLAW, 1964; PFISTER, 1936; s. auch Bemerkung über den Fall von SCHOLZ, 1925, S. 15). Ferner wird über eine Reihe von Todesfällen im Kindesalter unter Verwandten gesicherter Fälle berichtet, bei denen klinisch eine diffuse Sklerose vorgelegen haben kann (GAGNON et al., 1959; DUBOIS et al., 1964/65, 1 Bruder und ein Mutterbruder; HOEFNAGEL, 1962, Brüder und Kinder der Mutterschwester). Bei einem Bruder des Falles 3 von AGUILAR (1967) bestand ein klinisch gesicherter Morbus Addison. Die Berücksichtigung des Verwandtschaftsgrades innerhalb dieses katamnestischen Materials unterstützt die Annahme eines rezessiv geschlechtsgebundenen Erbgangs. Zur endgültigen Sicherung dieser Vermutung sind aber noch weitere Daten erforderlich.

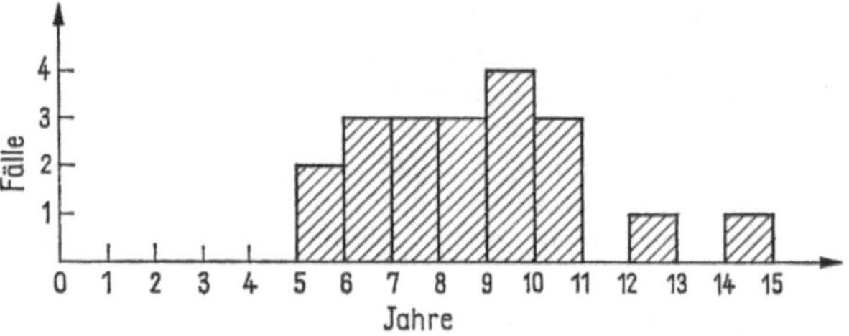

Schema 6. Morbus Addison mit diffuser Sklerose: Erkrankungsalter und Geschlecht von 20 Fällen

Klinischer Verlauf: Die klinischen Symptome sind in Tabelle 10, S. 155 ff., zusammengefaßt. Danach ergibt sich, daß mit einer Ausnahme (HOEFNAGEL et al., 1962) sämtliche Patienten eine Melanodermie zeigten. 9mal ist diese Hautveränderung allen anderen endokrinologischen und neurologischen Symptomen um Jahre vorausgegangen. Nur einmal (LICHTENSTEIN et al., 1959) gingen neurologische Symptome der Melanodermie voraus. Bei allen anderen Fällen wurde das cutane Symptom zwar registriert, aber der Zeitpunkt seines Auftretens nicht weiter hervorgehoben.

Andere Symptome des Morbus Addison (recidivierendes Erbrechen und Durchfälle 6mal, Adynamie und Müdigkeit 4mal) gingen der neurologischen Erkrankung um Monate bis Jahre voran.

Die Diagnose eines Morbus Addison wurde durch Laboratoriumsteste zu Lebzeiten 9mal gesichert. 5mal wurde die endokrine Erkrankung bereits vor dem Ausbruch des neurologischen Leidens festgestellt, 3mal wurde das Nebennierenleiden anläßlich der ersten Spitaluntersuchung wegen der Hirnerkrankung und 1mal erst im späteren Verlauf der Hirnkrankheit diagnostiziert. 8mal wurde die Diagnose eines Morbus Addison nicht gestellt, wobei allerdings nur 2mal gezielt danach gesucht wurde. 3 Fallmitteilungen sind älteren Datums und enthalten entsprechend außer Blutbildbestimmungen keine für Morbus Addison charakteristischen Befunde.

Im Vordergrund der neurologischen Symptomatik steht der progrediente Abbau der psychischen Leistungen (14mal). 2mal kam es im Beginn zu akuten Episoden (Koma und Verwirrungszustand). Bei den restlichen 3 Mitteilungen wird der psychische Verfall zwar nicht besonders hervorgehoben, ist aber ebenfalls wahrscheinlich. Entsprechend des neuropathologischen Befundes trat zu der psychischen Symptomatik praktisch die ganze Skala zentraler Befunde in von Fall zu Fall wechselnder Ausprägung und unterschiedlicher Entwicklung (spastische Paresen, extrapyramidale Störung, cerebelläre Symptome, Hirnnervenausfälle supranucleärer und nucleärer Ätiologie). Unter den Hirnnervenstörungen kamen außerdem Blickparesen, Augenmuskellähmungen sowie Ertaubung und Dysarthrie vor.

Fast stets stehen spastische Lähmungen im Vordergrund und zwar in Gestalt von spastischen Para- und Hemiparesen.

Unter den Sehstörungen waren Erblindungen infolge des Befalles von Nervus und Tractus opticus besonders häufig (6mal), daneben lag auch eine Hemianopsie vor. Cerebelläre Ataxien kamen 6mal vor. Auch sie waren gelegentlich asymmetrisch.

Im Liquor findet sich in der Regel eine Eiweißvermehrung auf 40—80 mg-$^0/_0$. Die Kolloidkurven sind nur inkonstant verändert. Eine lymphocytoide Pleocytose wurde nur 1mal bschrieben.

Durch Substitution mit Nebennierenhormonen in einzelnen Fällen gelang es nie, eine eindeutige Besserung des neurologischen Zustandes zu erreichen. Lediglich unser Fall 17 zeigte eine vorübergehende Aufhellung des Bewußtseins unter der Therapie (s. Fallmitteilung, S. 63). Erwartungsgemäß kam es danach trotz Weiterführung der Substitutionstherapie zu einer weiteren neurologischen Verschlechterung. Es ist anzunehmen, daß die Besserung durch Beeinflussung sekundärer Faktoren, z. B. des Hirnödems, bedingt war.

d) Pathologische Anatomie

Zentralnervensystem: Ein recht typisches Beispiel wurde oben im Falle 17 beschrieben (Abb. 15—17, S. 196 f.). Da es sich bei der hier besprochenen Kombination von Nebennieren- und Hirnkrankheit offensichtlich um eine einheitliche Krankheit handelt, soll die morphologische Variationsbreite besprochen werden. Diese wird später mit dem Befund anderer Fälle verglichen. Besonders hervorzuheben sind die Infiltrate, die Größe, Zahl und Lokalisation der Foci, die Begrenzung gegenüber der Umgebung, das Verhalten zu den U-Fasern und der grauen Substanz, der Grad der Entmarkung und der Katabolismus der Markscheidenabbauprodukte.

Die perivasculären Infiltrate sind sehr unterschiedlich ausgeprägt. In den Fällen von AGUILAR et al. (Fall 3), BRUN et al., LICHTENSTEIN et al., SIEMERLING et al. und FANCONI et al. waren sie sehr intensiv und in mehreren Reihen um die Gefäße nachweisbar. Bei den Fällen von GAGNON und HOEFNAGEL waren sie dagegen nur geringfügig. Ausgeprägte Infiltrate zeigen gewöhnlich neben den Lymphocyten auch Plasmazellen. In Paraffin- und Celloidinschnitten täuschen oft Ansammlungen von Fettkörnchenzellen besonders starke Infiltrationen vor.

Die Begrenzung der Herde war im Fall 18 und dem in unserem Laboratorium untersuchten Fall von FANCONI et al. durchwegs scharf und durch einen breiten zellreichen Gliawall markiert. Man könnte diese Fälle daher nach POSER und VAN BOGAERT den myelinoklastischen Prozessen zuordnen. In der Literatur werden aber auch unscharfe Begrenzungen erwähnt (AGUILAR, GAGNON et al.), bzw. am gleichen Falle teils unscharf, teils scharf begrenzte Herde beschrieben (BRUN et al., PFISTER). Manche Autoren gehen auf die Art der Begrenzung nicht ein. Es ist anzunehmen, daß die Herdbegrenzung bei dieser einheitlichen Krankheit große Unterschiede zeigen kann. Als Klassifikationsprinzip ist die Herdbegrenzung daher nicht verwendbar.

Die Zahl der Herde ist unterschiedlich. Eine große Entmarkungszone ist stets nachweisbar. Darüber hinaus fanden sich in einigen Gehirnen auch kleinere Satellitenherde, wie sie auch im Rahmen einer multiplen Sklerose vorkommen. Wie bei der multiplen Sklerose liegen sie gewöhnlich konzentrisch in der Umgebung einer kleinen Vene. In dieser Beziehung ähneln die Fälle morphologisch den „Übergangsfällen" zwischen diffuser und multipler Sklerose. POSER (1957) nimmt an, daß diese „Übergangsfälle" eine Variante der multiplen Sklerose sind und stützt diese Interpretation mit ihrem Verlauf, Erkrankungsalter, dem Geschlecht der Erkrankten und der Seltenheit weiterer familiärer Erkrankungen. Für manche Fälle mag dies zutreffen. Ob POSERS Annahme generell gilt, ist noch nicht entscheidbar.

Die U-Fasern können völlig verschont bleiben. Dabei verläuft der Rand der entmarkten Zone an diesen Stellen parallel zur Rinde. In andern Bezirken greift der Prozeß nicht nur auf die U-Fasern, sondern auch auf die Großhirnrinde über. Dieses Verhalten wird auch in der Literatur immer wieder bestätigt. Eine systematische Verschonung der U-Fasern, wie sie bei der Krabbeschen Leukodystrophie gelegentlich beobachtet wird, kommt nicht vor.

Die graue Substanz und die Achsencylinder sind häufig ebenfalls betroffen. Im Fall 17 beispielsweise hat der Prozeß eindeutig auf Großhirnrinde, Stammganglien und Kleinhirnrinde übergegriffen. Im Gegensatz zu den Herden der multiplen Sklerose sind hier auch die Ganglienzellen zerstört. Das Bild der grauen Substanz unterscheidet sich daher stellenweise kaum von dem frischer anämischer Infarkte. Das gleiche Bild zeigten die Stammganglien des Falles von FANCONI et al. Über einen Befall der Stammganglien berichtet sonst nur AGUILAR (Fall 1), einen Befall der Großhirnrinde HOEFNAGEL (1962) — letzterer allerdings nur in sehr viel bescheidenerem Ausmaße mit herdförmiger Wucherung von Gliazellen.

Die Fälle von HOEFNAGEL (1962), FANCONI (1963) und unser Fall 17 sind auch die einzigen, bei denen eine Beteiligung der Kleinhirnrinde hervorgehoben wird. Körner- und Purkinje-Zellschicht erscheinen im Schnitt viel zellärmer als normalerweise, während die Molekularschicht eine Gliazellwucherung aufweist. Die Zellarmut der tieferen Schichten steht im Gegensatz zum Zellreichtum der befallenen Großhirnrinde und zu dem Befund in den Stammganglien, der vor allem durch die Gliazellwucherung zustande kommt. Dieser Unterschied ist durch den Ganglienzellreichtum der normalen Körnerschicht des Kleinhirns bedingt, der auch durch eine sehr intensive Gliawucherung nicht kompensiert wird.

Obwohl ein Befall der grauen Substanz bisher erst in 3 Fällen erwähnt wurde, (FANCONI et al., 1963; HOEFNAGEL, 1962; unser Fall 17), scheint das Ausmaß der Zerstörung der Ganglienzellen ein wesentlicher morphologischer Unterschied gegenüber allen andern Entmarkungskrankheiten zu sein. Die Beteiligung der grauen Substanz erklärt auch, weshalb die Achsencylinder allgemein stärker zerstört sind als bei der multiplen Sklerose.

Der Katabolismus der Markscheidenabbauprodukte erfolgt sudanophil. Fall 17 und 18 zeigen eine deutliche Anfärbung der Substanz innerhalb der Körnchenzellen mit Sudanfarbstoffen. Es bestand lediglich ein etwas unterschiedlicher Farbton und eine etwas verschiedene Dichte in der Anordnung der Fettkörnchen zwischen den perivasculären und den diffus im Parenchym verteilten Körnchenzellen. Dieses Verhalten entspricht dem der Fettkörnchenzellen anderer Entmarkungskrankheiten (s. PETRESCO, 1966).

Die gleiche intensive Affinität zu Sudanfarbstoffen wurde bei den meisten Fällen beobachtet. Nur AGUILAR betont, daß sich die Lipide in den diffus verteilten Fettkörnchenzellen im Gegensatz zu den perivasculären mit Sudanfarbstoffen nicht darstellen lassen. Beim Fall von GAGNON et al. färbten sie sich in einem orange Farbton an, weshalb die Autoren hier von „Prälipoiden" sprechen. Die Anfärbbarkeit mit Sudanfarbstoffen zeigt also eine erhebliche individuelle Variation. Für die Diagnose ist dies unbedeutend, solange keine Metachromasie mit Anilinfarbstoffen zustande kommt. In unseren Fällen 17 und 18 und bei den Fällen von AGUILAR, FANCONI et al., BRUN et al. und HOEFNAGEL et al. war keine Metachromasie nachweisbar. Es fanden sich dagegen in Fettkörnchenzellen einzelne PAS-positive Granula, wie sie gelegentlich auch bei andern Prozessen in Abräumzellen vorkommen.

Lokalisation: Mit Ausnahme des Falles von FANCONI et al. fand sich der wichtigste Herd stets im Marklager des Großhirns, wobei gelegentlich gröbere Asymmetrien beobachtet wurden (ADAMS, GAGNON und SIEMERLING). Die Lokalisierung der Läsionen ist unterschiedlich, teils mehr frontal, teils mehr occipital. Sie verschonen gelegentlich einen einzelnen Lappen, wie im Fall 17 den Temporallappen. Oft sind die Großhirnherde miteinander über eine entmarkte Balkenzone verbunden (LICHTENSTEIN et al., 1959; PFISTER, Fall 1, 1936; SIEMERLING et al., 1923; TURKINGTON et al., 1966; Fall 17). Ein Befall des Marklagers des Kleinhirns wurde von BRUN (1960), HOEFNAGEL (1962), LICHTENSTEIN et al. (1959), SIEMERLING et al. (1923), FANCONI et al. (1963) und TURKINGTON et al. (1966) mitgeteilt und war auch bei Fall 17 deutlich. In 3 Fällen war auch der Kleinhirnbefall deutlich asymmetrisch. Der Tractus und Nervus opticus waren in den Fällen von HOEFNAGEL et al. und FANCONI et al., der untere Hirnstamm nur in dem Falle von BRUN et al. und in unserem Fall 17 beteiligt. Eine primäre Beteiligung des Rückenmarkes wird nur von HOEFNAGEL beschrieben. Bei 5 weiteren Fällen, in denen das Rückenmark untersucht wurde, ließ sich nur eine sekundäre Degeneration der Pyramidenbahn nachweisen.

Peripheres Nervensystem: Untersuchungen des peripheren Nervensystems liegen bisher nur vereinzelt vor. Im Fall 17 und im Falle von NELSON war der N. ischiadicus unauffällig. Bei den neurofibromähnlichen Knötchen an den Hinterwurzeln (HOEFNAGEL) handelt es sich vermutlich um einen Nebenbefund.

Nebennieren: Die Atrophie betrifft ausschließlich die Rinde. Nebennierengewichte von total 1,4 g (NELSON und BLAW), bis 4,5 g (AGUILAR, Fall 3) werden angegeben. Befallen scheinen in erster Linie die Zona fasciculata und reticulata (NELSON et al., 1962; GAGNON et al., 1959; FANCONI et al., 1963). Die restlichen Rindenzellen bilden gelegentlich kleinste Adenomknoten (FANCONI et al.). Oft findet man in der atrophischen Rinde Zellen mit pyknotischem Kern und gekörntem eosinophilem Cytoplasma (AGUILAR, 1967). Gelegentlich kann die Nebenniere gar nicht gefunden werden (LICHTENSTEIN, 1959) oder man findet Nebennierenreste im retroperitonealen Fettgewebe — z. T. umgeben von Rundzellinfiltraten (Fall 17; Fall 3 von AGUILAR, 1967).

e) Histochemische Untersuchungen

Außer den Untersuchungen auf Metachromasie und PAS-Reaktionen wurden an der Biopsie von NELSON et al. auch oxydative Enzyme und Phosphatase untersucht. Es zeigte sich eine Erhöhung der DPNH-Diaphorase, TPNH-Diaphorase, Glutamin-Dehydrogenase in den reaktiven Astrocyten, während Alpha-Glycerophosphatdehydrogenase und Bernsteinsäure-Dehydrogenase vermindert waren und nur durch Zugabe von Coenzym Q aktiviert werden konnten. Alle diese Reaktionen entsprechen denen, die man in reaktiven Astrocyten regelmäßig nachweisen kann. Auch die erhöhte Phosphatasereaktion in den Phagocyten, die in diesem Falle nachgewiesen wurde, ist eine unspezifische Eigenschaft dieser Zellen. Die Befunde geben daher keinen Aufschluß über die Ursache des pathologischen Prozesses.

f) Elektronenmikroskopische Untersuchungen

Bisher liegen nur Untersuchungen von NELSON et al. und DUBOIS et al. vor. Beide Arbeitsgruppen stellten einen stark vergrößerten extracellulären Raum mit Phagocyten, Astrocyten und Gliafasern fest. Die Phagocyten zeigen oft plumpe pseudopodienartige Fortsätze. Sie enthalten verschiedene cytoplasmatische Einschlüsse; teils sind diese homogen und sehr elektronendicht, teils aber auch sehr elektronendurchlässig. Viele große Einschlüsse zeigen die periodische lamelläre Struktur von Markscheiden. Einzelne Einschlüsse sind von einer Membran umgeben, andere nicht. Die Lysosomen zeigen eine ähnliche Elektronendichte wie die weniger dichten Einschlüsse. Die reaktiven Astrocyten enthalten geschwollene Mitochondrien, Gliafasern und mäßig dichte, homogene, nicht membranbegrenzte Einschlüsse. Im ganzen handelt es sich auch hier um recht unspezifische Zeichen des Myelinabbaues, nicht unähnlich den Befunden von PÉRIER u. GRÉGOIRE bei multipler Sklerose. DUBOIS et al. haben auch *nicht*befallene weiße Substanz untersucht und keine eindeutigen Abweichungen von der Norm gefunden.

g) Chemische Untersuchungen

Im Falle 1 von AGUILAR (1967), in dem von BRUN et al. (1960) und in unserem Fall 17 wurden chemische Untersuchungen durchgeführt. In der Arbeit von BRUN et al. wurde eine Erhöhung des Kupfergehaltes festgestellt. Wie dieser Befund einzuordnen ist, bleibt zunächst offen, zumal spezifische Befunde an der Leber bisher nicht erhoben wurden.

Die chemische Untersuchung des Falles 18 durch Prof. CUMINGS, London, ergab eine Verminderung der Gesamtlipide, des Cerebrosids und des Cholesterols bei gleichzeitiger Vermehrung der Cholesterolester in der weißen Substanz. Das Hexosamin war nicht vermehrt. Diese Befunde entsprechen der intensiven Entmarkung, geben aber keine Hinweise auf ihre Genese (s. S. 10 f. der Einleitung). O'BRIEN hat dagegen bei dem Fall von AGUILAR et al. keine pathologischen Veränderungen gefunden. Da dies bei einem Entmarkungsprozeß dieses Ausmaßes kaum denkbar ist, nehmen wir an, daß er vorwiegend nicht befallenes, noch normales Gewebe analysiert hat. Bei diesem Patienten lag ein linksseitiges Hemisyndrom vor. Histologisch wurde die rechte, chemisch aber die linke Hemisphäre untersucht, so daß diese Erklärung zutreffen kann. Die Untersuchungen zeigen, daß die weiße Substanz bei dieser Erkrankung unauffällig sein kann und sich beim Abbau unspezifisch verhält. Dies steht im Gegensatz zu den Lipidosen.

h) Zur Pathogenese

Die pathogenetischen Verknüpfungen zwischen Morbus Addison und diffuser Hirnsklerose sind unbekannt. Mögliche Zusammenhänge wurden vor allem durch

Gagnon et al. (1959) diskutiert. Hier seien einige wesentliche Fakten hervorgehoben, welche diese Beziehungen beleuchten:

1. MA-DS geht immer mit einer primären Nebennierenrindenatrophie einher und ist beim Morbus Addison exogener Genese nie beobachtet worden, insbesondere nicht bei tuberkulösem. Die Hirnkrankheit läßt sich durch eine Substitutionstherapie in ihrem Ablauf nicht beeinflussen.

2. Die einzige bekannte, andere Hirnkrankheit, die mit einer Nebennierenhypoplasie einhergeht, ist die Anencephalie. Histologisch liegt ihr eine Hypoplasie der fötalen Innenzone der Nebennierenrinde zugrunde. Sie ist somit von der Nebennierenrindendystrophie bei MA-DS wesentlich verschieden und trifft die Nebennierenrinde in einer völlig anderen Entwicklungsphase (Dhom). Es scheint deshalb unwahrscheinlich, daß die kausale Verknüpfung zwischen Hirn- und Nebennierenkrankheit bei den beiden Syndromen etwas miteinander gemein hat.

3. Isolierter familiärer Morbus Addison kommt vor. Er beruht meist auf einer Nebennierenrindenatrophie und befällt vorwiegend junge männliche Individuen. Andererseits kommen in derselben Altersgruppe auch recessiv geschlechtsgebundene diffuse Hirnsklerosen ohne manifesten Morbus Addison vor.

Es scheint demnach unwahrscheinlich, daß die Nebennierenrindenatrophie die diffuse Sklerose verursacht oder umgekehrt, daß die Hirnkrankheit zur Nebennierenrindenatrophie führt. Die klinischen und pathologisch-anatomischen Fakten legen vielmehr die Hypothese nahe, daß der ganze MA-DS-Symptomenkomplex recessivgeschlechtsgebunden vererbt wird, wobei meist die Nebenniere, seltener auch das Hirn, stärker befallen sind. Da sowohl in den Markscheiden wie auch in den Nebennierenrindenhormonen das Cholesterin eine wichtige Rolle spielt, wäre ein genetisch bedingter Enzymdefekt mit Störung des Cholesterinstoffwechsels als Ursache denkbar.

In den folgenden Seiten soll gezeigt werden, daß eine Nebennierendystrophie geringeren Ausmaßes wahrscheinlich auch bei verschiedenen Fällen scheinbar isolierter diffuser Hirnsklerose vorkommt.

B. Sudanophile Leukodystrophie ohne nachgewiesene Nebennierenrindenatrophie

a) Häufigkeit, Alter, Geschlecht, Heredität

Wir konnten 38 solcher Fälle sammeln, wobei 2 eigene mit eingeschlossen sind. Alters- und Geschlechtsverteilung gehen aus Schema 7 hervor. Auch hier ergibt sich eine besonders häufige Erkrankung zwischen dem 5. und 12. Lebensjahr. Das männ-

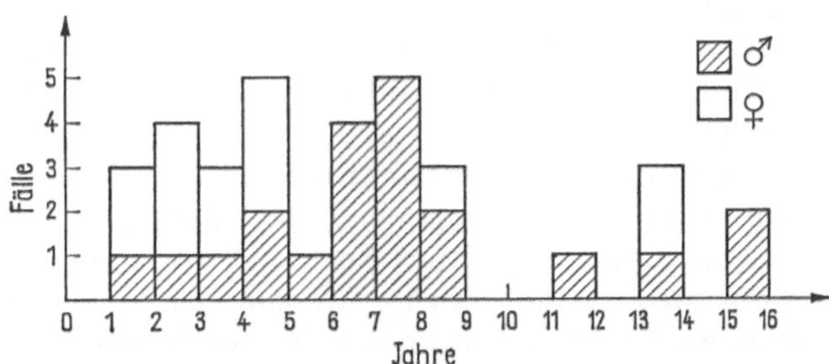

Schema 7. Sudanophile Leukodystrophie ohne Morbus Addison: Erkrankungsalter und Geschlecht von 36 Fällen

liche Geschlecht innerhalb dieser Altersgruppe (2 weibl., 15 männl.) ist wiederum bevorzugt, während in den übrigen Altersklassen die beiden Geschlechter gleich häufig erkranken. Eine Beziehung zwischen MA-DS und SL ist denkbar, wenn man annimmt, daß die Nebennierenkomponente kein obligates Symptom ist. Diese Vermutung wird durch den ebenfalls wie bei der MA-DS recessiv-geschlechtsgebundenen Erbgang gestützt. Bei einzelnen Fällen wird außerdem auf eine Nebenniereninsuffizienz hingewiesen.

b) Familiäre (hereditäre?) Fälle aus der Literatur
(s. Tabelle 11, S. 159 ff.)

CROME u. ZAPELLA (1963) beschreiben 5 autoptisch verifizierte sudanophile Leukodystrophien aus einer Familie. 3 davon wurden bereits von STEWART u. GREENFIELD (1927), MEYER u. PILKINGTON (1936) sowie NORMAN u. TINGEY (1961/63) mitgeteilt. Es handelte sich durchwegs um Knaben, die im Alter von $6^{1}/_{2}$—8 Jahren mit allmählich progressiven psychischen Störungen (Verhalten und Schulleistungen) erkrankten und nach $1^{1}/_{2}$—8 Jahren im Zustande der Decerebration verstarben. Bei den meisten werden keine Befunde außerhalb des Gehirns beschrieben. Nur einmal werden beiläufig „kleine Nebennieren" erwähnt. An allen Gehirnen fand sich eine Entmarkung mit sudanophilem Abbau im Marklager des Großhirns und, soweit untersucht, auch des Kleinhirnes. Bei den 4 vollständig untersuchten Fällen werden intensive perivasculäre lymphocytäre Infiltrate hervorgehoben, wobei diese im Falle von MEYER u. PILKINGTON auch außerhalb der entmarkten Zonen lagen. Besonders erwähnenswert sind einzelne histologische Merkmale, welche bei isoliertem Auftreten eine andere Zuordnung der Erkrankung verursacht hätten: STEWART u. GREENFIELD sowie CROME u. ZAPELLA beschrieben abgerundete mehrkernige Zellen, die als „Globoid cells" (COLLIER u. GREENFIELD) bezeichnet wurden. Während es sich im Falle von STEWART u. GREENFIELD um mehrkernige Astrocyten handeln kann, ähneln die Zellen auf den Abbildungen den „charakteristischen" Globoidzellen der Krabbeschen Leukodystrophie. Von NORMAN u. TINGEY (1961/63) wird eine stellenweise fleckförmige Entmarkung wie bei der Pelizaeus-Merzbacherschen Krankheit geschildert. Diese Autoren nehmen auf Grund dieser und anderer Beobachtungen daher an, daß die Pelizaeus-Merzbachersche Krankheit nur eine besondere Ausprägungsform der sudanophilen Leukodystrophie ist (vgl. auch NORMANs Bearbeitung des Kapitels über Leukodystrophie in: GREENFIELDs Neuropathology, Ed. 1963).

Ein weiterer interessanter Aspekt dieser Fälle ist, daß die Entmarkungsherde stellenweise scharf, stellenweise unscharf begrenzt sind, während sonst allgemein eine scharfe Begrenzung der entmarkten Gebiete hervorgehoben wird. MEYER u. PILKINGTON und CROME u. ZAPELLA (1963) beschreiben scharf begrenzte Einzelherde, die, losgelöst von den großen Entmarkungszonen, den Plaques der multiplen Sklerose ähneln. NORMAN u. TINGEY (1961/63) und CROME u. ZAPELLA stellten ein Übergreifen des Prozesses auf die Stammganglien, die Kleinhirnrinde und den Nucleus dentatus fest.

Die Arbeit CROMEs und ZAPELLAs zeigt die Fragwürdigkeit vieler Klassifikationsversuche. Zweifellos handelte es sich hier um eine hereditäre Krankheit. Es bestanden aber ausgedehnte perivasculäre Infiltrate, so daß nach üblichen neuropathologischen Kriterien ohne Kenntnis der Familienanamnese eine „entzündliche" diffuse Sklerose anzunehmen wäre. In der Nomenklatur von POSER u. VAN BOGAERT würden alle Fälle bis auf den von NORMAN als „myelinoklastisch" klassifiziert. Lediglich auf Grund mor-

phologischer Kriterien sind die Fälle dieser Sippe also in verschiedenen Klassen einzuordnen: Der Fall von NORMAN als Pelizaeus-Merzbachersche Krankheit, die von
STEWART u. GREENFIELD und CROME u. ZAPELLA als Krabbesche diffuse Sklerose, die
übrigen als sudanophile Leukodystrophie.

Erst die Berücksichtigung der gesamten klinischen Daten, vor allem der Heredität,
des Geschlechtes, des Erkrankungsalters und des klinischen Verlaufes lassen eine einheitliche Krankheit erkennen.

Die unterschiedliche Ausprägung der Infiltrate, der Begrenzung der Herde, der
Erhaltung von Markinseln und das Vorkommen von Globoidzellen sind daher für eine
Klassifikation der Entmarkungskrankheiten nicht geeignet. Gemeinsam ist lediglich
der sudanophile Abbau. CROME u. ZAPELLA haben daher die Fälle als „sudanophile
Leukodystrophie" klassifiziert.

Durch die Arbeit von CROME u. ZAPELLA (1963) wurden wir veranlaßt, die Diagnose
einer Krabbeschen Krankheit nicht bei Nachweis von Globoidzellen allein, sondern
nur bei gleichzeitigem spärlichem oder fehlendem sudanophilem Abbau zu stellen. Es
ist offensichtlich, daß von den als Pelizaeus-Merzbacher beschriebenen Erkrankungen
eine Reihe der sudanophilen Leukodystrophie zuzuordnen ist. Auf die Eigenständig-
keit der Pelizaeus-Merzbacherschen Erkrankung wird später eingegangen.

Der Erbgang der Fälle von CROME u. ZAPELLA, ihr Erkrankungsalter, das neuropathologische Bild und der klinische Verlauf unterscheiden sich kaum von dem der
MA-DS. Wir nehmen daher an, daß es sich um die gleiche Erkrankung handelt, und
die Addison-Komponente verschieden stark ausgeprägt sein kann. Die kleinen Nebennieren im Falle 1 von CROME u. ZAPELLA sprechen ebenfalls für diese Annahme.

SCHENK et al. (1967) beschrieben eine Familie, in welcher 5 männliche Patienten im
Alter von 6½, 6¾, 7 und 15 Jahren an SL erkrankten. Beim Jüngsten begann das
Leiden mit abnormer Ermüdbarkeit, Erbrechen und epileptischen Anfällen. Der
Älteste zeigte klinisch eine spastische Spinalparalyse. Bei den übrigen bestand eine allmählich progrediente neurologische Symptomatik. Die pathologisch-anatomische Beschreibung beschränkt sich auf das Gehirn: Allen gemeinsam ist eine Entmarkung mit
sudanophilem Abbau, die mit einer Ausnahme immer das Großhirn, einmal vorwiegend Kleinhirn und Stammganglien, einmal Großhirn und Kleinhirn betraf. Vereinzelt werden lymphoplasmocytäre Infiltrate erwähnt. In einem Fall waren sie nur im
Kleinhirn nachzuweisen, obwohl das Großhirn ebenfalls befallen war. In 2 Fällen
bestanden offenbar scharf begrenzte Herde, welche auch auf Groß- und Kleinhirnrinde übergriffen. Einen ungewöhnlichen Einblick in das Krankheitsgeschehen
vermittelt ein Fall dieser Familie, der drei Monate nach dem klinischen Beginn der
Erkrankung einem Verkehrsunfall zum Opfer fiel. Er zeigte multiple Foci unvollständiger Entmarkung im Großhirn und einen deutlich sudanophilen Abbau. Die Herde
waren laut Text scharf begrenzt, wovon aber die Abbildung nicht überzeugt. Es fanden sich ferner eine intensive perivasculäre lymphoplasmocytäre Infiltration und eine
Vermehrung der Astrocyten.

Auch bei dieser Familie scheint nach dem Stammbaum und dem neurologischen
Leiden eine Beziehung zu MA-DS durchaus möglich, obwohl die Nebennieren nie erwähnt werden. Ein möglicher Hinweis in dieser Richtung ist lediglich der einmal vor-
kommende Beginn mit Ermüdbarkeit, Erbrechen und epileptischen Anfällen. Die Tatsache, daß ein Erwachsener mit eindeutig cerebraler Erkrankung klinisch das Bild einer
spastischen Spinalparalyse zeigte, erinnert an die Stammbäume von SCHOLZ (resp.

PFISTER) und CURTIUS. Auch dort wurden neben autopisch gesicherten diffusen Sklerosen klinisch diagnostizierte spastische Spinalparalysen erwähnt.

MEYER u. TENNENT beschrieben ein Brüderpaar, welches mit 6 Jahren und 9 Jahren an einem Hirnleiden erkrankte, das binnen eines Jahres zum Tode führte. Bei beiden war der cerebralen Krankheit eine „Gelbsucht" mit Erbrechen vorangegangen. Über diese Episode fehlen nähere Angaben. Im Anschluß daran kam es bei einem Jungen zur Ertaubung, mit danach rasch progredientem psychischem Zerfall und neurologischen Ausfällen (Gangstörung, cerebellären und pyramidalen Zeichen), beim andern stand zunächst die Gangstörung im Vordergrund.

Pathologisch-anatomisch wurde in beiden Fällen eine erhebliche Entmarkung mit teilweise scharfer, teilweise unscharfer Begrenzung der Herde nachgewiesen. In einem Fall waren die U-Fasern, jedoch nirgends die graue Substanz, beteiligt. Beide Gehirne zeigten eine erhebliche lymphoplasmocytäre Infiltration. Die Nebennieren wurden nicht erwähnt.

c) Eigene Beobachtungen von SL mit möglichen Beziehungen zur MA-DS

Fall 19: K. Martin, männl., mit $5^1/_4$ Jahren erkrankt, mit $7^1/_3$ Jahren verstorben. J.Nr. 2648, KspZ Nr. 4477/62, Pathologie Zürich, Nr. 1360/62. Beginn mit Strabismus und psychischem Stillstand. Danach progrediente Gangstörung, Nystagmus, Pyramidenzeichen, später Tetraspastik, Bewußtseinstrübung, Koma.

Liquor bei wiederholten Punktionen mit erhöhtem Gesamteiweiß (63—90 mg-⁰/₀), pathologischer Goldsolkurve und Zellerhöhungen bis 51/3. EEG leicht allgemeinverändert. Pneumoencephalogramm ohne Erweiterung des Ventrikelsystems. Bei der Aufnahme normale Hautpigmentation.

Pathologisch-anatomisch: Im Sektionsprotokoll braun-graue Hautfärbung ausdrücklich hervorgehoben.

Nebennieren: Nicht massiv atrophisch, Totalgewicht 8 g, Masse $3,5 \times 1,5 \times 0,5$ cm. Schmale, gelbe Rinde. Histologisch knotiger Umbau der Rinde, wobei die Knoten lipoidfrei sind. Zellen der knotigen Bezirke groß, polygonal, scharf gegeneinander abgegrenzt, Protoplasma feinkörnig, diffus blaß eosinophil. Daneben Fasciculata in kurzen plumpen Zellsträngen z. T. von gleichem Aspekt, z. T. diskret fetthaltig. Zellkerne hier gelegentlich in Haufen zusammengeballt. Lipidgehalt in der schmalen Glomerulosa etwas stärker (Abb. 18 u. 19, S. 198).

Gehirn: Im Großhirn unterschiedlich scharf begrenzte Entmarkungszonen mit occipitaler Betonung. Die entmarkten Zonen sind über den Balken miteinander verbunden. Sie greifen destruierend auf das Pallidum und den Thalamus über. Ebenfalls befallen sind Ponsarme und Tractus opticus. Abgesehen von diesen großflächigen Entmarkungszonen finden sich vorne oben im Pons entmarkte, bis mandelgroße Herde. Der Abbau der Markscheiden führt zu sudanophilen, doppelbrechenden Abbauprodukten, die perivasculär, aber auch in frei im Gewebe liegenden Phagocyten angesammelt sind. Letztere liegen besonders dicht beieinander am Rand der Läsionen, während in ihrem Zentrum die Markscheidenreste bereits weitgehend abgeräumt sind. Am Rande der Läsionen auch Ansammlungen von Astrocyten, die stellenweise einen eigentlichen Randwall bilden. Mäßig dichte Lymphocyteninfiltrate. Ganglienzellen in den befallenen Gebieten des Pallidums und des Thalamus mitzerstört.

Ein jüngerer Bruder dieses Patienten erkrankte im gleichen Alter unter entsprechenden cerebralen Symptomen (KspZ Nr. 1269/64). Bei ihm wurde vom Aufnahmearzt eine deutlich bräunliche Hautpigmentation mit besonders pigmentierten Handlinien vermerkt. Da sonst klinisch keine Hinweise auf Morbus Addison bestand, wurde eine entsprechend gerichtete Laboruntersuchung unterlassen. Eine Rectumbiopsie und eine Biopsie aus dem N.suralis (J.Nr. 2836) ergaben normale Resultate, insbesondere keine Anhaltspunkte für metachromatische Leukodystrophie. Der Patient starb zu Hause. Keine Autopsie.

Fall 20: R. R., J.Nr. L 3276, KspZ Nr. 5977/51, Pathologie Zürich, Nr. 4181/51. Mit $6^1/_2$ Jahren erkrankter, mit $6^2/_3$ Jahren verstorbener Knabe. Einzelkind gesunder Eltern. Erkrankt akut während einiger Tage mit hohem Fieber. Danach zunehmend apathisch. Erblindet binnen Wochen, wirkt schwerhörig. Transitorischer Strabismus convergens, gelegentlich anfallsweise Zuckungen in allen vier Extremitäten. Bei Aufnahme Erblindung mit amaurotischer Pupillenstarre, Apathie, Hyperreflexie mit Achilleskloni an den unteren Extremitäten. Im Liquor wiederholt Eiweißerhöhung von 66 mg-% mit pathologischer Goldsolkurve. EEG mit occipital betonter Allgemeinveränderung. Unter der Annahme einer Encephalitis hochdosierte antibiotische Therapie. Fragliche Remission nach 4monatiger Krankheitsdauer. Keine Corticoidtherapie. Akute Verschlechterung mit Bewußtseinstrübung und Koma 3 Tage vor dem Tode. Auch hier im Laufe des Klinikaufenthaltes Beobachtung einer auffallend braunen Hauptpigmentierung. Da sonst keine klinischen Zeichen eines Morbus Addison bestehen, wird in dieser Richtung nicht weiter untersucht.

Pathologisch-anatomisch auffallend kleine Nebennieren (Totalgewicht 2 g). In der schmalen Rinde (0,2—0,7 mm) z. T. knotiger Umbau. In den Knoten große Zellen mit eosinophilem, feingranulärem Cytoplasma und randständigem, z. T. pyknotischem Kern.

Im *Gehirn* große zusammenhängende, vollständig entmarkte Zonen mit scharfer Begrenzung im Marklager des Großhirnes. An der Grenze der entmarkten Zonen zellreicher Randwall mit zahlreichen Astrocyten, vorwiegend vom Typ der gemästeten Glia. Darunter auch abgerundete mehrkernige Astrocyten und an Globoidzellen erinnernde Gebilde. In den entmarkten Zonen zahlreiche Fettkörnchenzellen perivasculär und diffus im Gewebe verteilt. Perivasculär breite dichte lymphoplasmocytäre Infiltrate. Außer dem Großhirn sind auch die Nn. optici und das Chiasma opticum entmarkt. Ein Rappenstück-großer, scharf begrenzter, isolierter Entmarkungsherd von gleicher Struktur wie oben beschrieben im Brachium pontis. Graue Substanz allgemein unauffällig.

Angesichts der Hautpigmentierung, des Alters und des Geschlechts des Patienten sowie der auffallend kleinen Nebennieren ist der Verdacht auf MA-DS oder eine diesem Syndrom nahestehende Krankheit berechtigt.

Ähnliche Fälle aus der Literatur sind in Tabelle 11, S. 162, festgehalten.

Ein Einzelfall mit Hinweis auf Beteiligung der Nebennierenrinde ohne eindeutig erwiesenen Morbus Addison ist auch der Fall 1 von WATANABE u. Mitarb. (1967). Es handelt sich um einen mit 13 Jahren erkrankten, ein Jahr später mit progredientem psychoorganischem Abbau und Auftreten schwerer motorischer Störungen verstorbenen Knaben. Bei der Autopsie „lipid depletion" in der Nebennierenrinde. Ferner aufs Großhirn beschränkte, scharf begrenzte, große Entmarkungsherde mit Höhlenbildung.

Bei fast allen männlichen Patienten dieser Gruppe ist die Annahme einer Beziehung zur MA-DS mit latentem Nebennierensyndrom gerechtfertigt. Das gilt insbesondere auch für die Mitteilungen von VAN BOGAERT, RADERMECKER u. THIRY (1956). BOUTEILLE (1966), HEERNU et al., Fall 2, (1945), GERSTL (1965), und ROSSOLIMO (1897).

d) Sudanophile Leukodystrophien ohne Beziehung zur MA-DS

NEUBÜRGER (1922) berichtet über ein 4¹/₃jähriges Mädchen, bei dem sich eine progressive Tetraparese, Visusabnahme, Tremor und Dysarthrie entwickelte. Nach 6 Monaten vorübergehende Remission, danach Fortschreiten der Erkrankung bis zum Exitus im decerebrierten Zustand im Alter von 5³/₄ Jahren.

Die Körpersektion wird nur kursorisch referiert. Außer Tbc-Primärkomplex keine besonderen Befunde. Nebennieren nicht erwähnt. Im Gehirn scharf begrenzte entmarkte Zonen, besonders im Großhirn, maximal occipital, welche z. T. die U-Fasern verschonen. Massive lymphoplasmocytäre Infiltrate mit Zerstörung der Achsencylinder, eindeutig sudanophiler Abbau in Fettkörnchenzellen, perivasculär und im Gewebe. Ausbildung von „Riesenzellen".

Wie HALLERVORDEN (1958) berichtet, ist später eine jüngere Schwester dieser Patientin an einer ähnlichen cerebralen Krankheit gestorben, ohne daß eine Sektion durchgeführt wurde. HALLERVORDEN diskutiert eine Variante der Krabbeschen Krankheit. Unseres Erachtens ist eine SL wahrscheinlicher. Eine Beziehung zum MA-DS ist wegen des Geschlechts und der Erkrankung einer Schwester nicht anzunehmen.

VAN BOGAERT et al. (1961) beschrieben ein Geschwisterpaar, bei dem nach dem 1. Lebensjahr ein psychischer Abbau einsetzte, der zunächst zum Verlust jeder sprachlichen Äußerung führte und von neurologischen Ausfällen gefolgt war. Sie verloren die Sitzfähigkeit. Die zunächst hypotone Muskulatur wurde spastisch. Es entwickelten sich eine Opticusatrophie und extrapyramidale Bewegungsstörungen. Der Tod trat im Alter von 4 Jahren bzw. 10 Jahren ein. Autoptisch wurde nur das Gehirn beschrieben. Es fand sich beidemale eine Entmarkung, die beim älter gewordenen Kind stärker ausgeprägt war. Im Kleinhirn flau begrenzte Entmarkungszonen, weniger auch im Großhirn. Eindeutig sudanophiler Abbau. Auch hier ist wegen des Geschlechts der einen Patientin und dem Alter bei der Erkrankung eine Beziehung zu MA-DS unwahrscheinlich, obwohl eine sudanophile Leukodystrophie vorliegt.

Weibliche Patienten dieser Altersgruppe mit SL, wie sie von COLLIER u. GREENFIELD (1924), DAVISON u. SCHICK (1931), DIEZEL (1965) und SCHILDER (1912) beschrieben wurden, haben vermutlich keine Beziehung zu MA-DS.

Die Fälle ohne familiäre Häufung sind in Tabelle 12, S. 163 ff., zusammengestellt. Darunter ist eine Beobachtung eines Jungen (HEERNU et al.), der mit 7 Jahren erkrankte und mit 9 Jahren verstarb. Er wurde immer stiller und verfiel in einen Stupor, so daß die Diagnose einer Schizophrenie gestellt wurde, obwohl eine Facialisparese links und ein Babinski beidseits bestanden.

Pathologisch-anatomisch fand sich bei der Allgemeinsektion kein pathologischer Befund. Die Nebennieren wurden nicht erwähnt.

Im Gehirn größere, scharf begrenzte Zonen mit vollständiger Entmarkung, besonders frontal, im Balken, in der Capsula interna und in der Umgebung des Dentatums. Die U-Fasern und die graue Substanz sind verschont. Mäßige lymphocytäre Infiltrate, perivasculäre und diffus im Gewebe verteilte Fettkörnchenzellen. Auffallenderweise findet sich auch außerhalb der Läsionen eine deutliche Fasergliose.

Dieser Fall unterscheidet sich also weder klinisch noch pathologisch-anatomisch wesentlich von den familiär gehäuften, vermutlich hereditären Fällen, wie sie z. B. CROME u. ZAPELLA beschreiben. Das ungewöhnliche ist aber die Familienanamnese: Ein eineiiger Zwillingsbruder dieses Patienten bleibt gesund, er ist heute über 30 Jahre alt und völlig arbeitsfähig (VAN BOGAERT, 1968). Auch 3 jüngere Brüder und 1 jüngere Schwester sind gesund.

Aus genetischen Gründen liegt bei diesen SL keine Beziehung zur MA-DS vor, obwohl sie klinisch und morphologisch nicht von der cerebralen Komponente der MA-DS unterschieden werden können. Dies gilt allerdings nur, wenn neben den genetischen Vorbedingungen keine zusätzlichen ätiologischen Faktoren für die Auslösung der Krankheit erforderlich sind.

Fälle mit umstrittener Zugehörigkeit zur SL:

COLLIER u. GREENFIELD (1924), McNAMARA (1933) und NEUBÜRGER (1922) beschrieben Erkrankungen, bei denen Globoidzellen nachgewiesen wurden und die von den meisten Autoren als Krabbesche Leukodystrophie aufgefaßt werden. Wegen des intensiven sudanophilen Abbaues und des relativ späten Beginns fassen wir sie als sudanophile Leukodystrophien (SL) auf.

Die Fälle Diezels (1957) und Garcins (1965) wurden von ihren Beschreibern als wahrscheinliche PMK geschildert. Nach dem Verlauf ist das gerechtfertigt. Weil sich aber bei diesen Fällen im Gegensatz zu andern recht reichlich sudanophile Abbauprodukte finden, haben wir sie in diesem Kapitel aufgeführt.

e) Elektronenmikroskopische Befunde

Bisher liegen nur die Biopsieberichte von Bouteille (1966) vor. Im Bereiche des erhaltenen Neuropils keine abnormen Befunde. Im übrigen schwere Markveränderungen, auf die nicht weiter eingegangen wird, die aber den von Nelson beschriebenen entsprechen (s. S. 69). Bouteille beschreibt Partikel von 850—1000 Å Durchmesser mit dichtem Zentrum und hellem Hof, welche im Plasma von Astrocyten der weißen Substanz und in Axonen liegen. Er diskutiert deshalb ein Virus als Ursache des Prozesses.

f) Chemische Untersuchungen

Der Fall 1 von Crome u. Zapella, ebenso der Fall 1 von Norman u. Tingey (1961/63), der von Gerstl et al. (1965) und der Fall 4 von Schenk (1967) wurden chemisch untersucht.

Wie bei der MA-DS finden sich auch hier lediglich die üblichen Substanzanreicherungen bei Entmarkungen, d. h. eine Verminderung der Gesamtlipide, des Cholesterols, der Phospholipide und der Cerebroside (als Galactoside bestimmt bei Gerstl) und eine Vermehrung von Cholesterolestern. Gerstl stellte ferner noch eine Abnahme des Lignocerins fest. Cumings bestimmte in den Fällen 3 und 4 von Schenk die Hexosamine, welche nicht vermehrt waren. Im Falle 4 zeigte auch der Cortex eine Vermehrung der Cholesterolester.

5. Fälle mit Erkrankung nach dem 15. Altersjahr

Bei dieser Altersgrenze geht in Schema 5 (S. 60) die charakteristische Altershäufung der sudanophilen diffusen Hirnsklerose in die sporadische Verteilung der SL des Erwachsenenalters über.

A. Späte Erkrankungen mit möglicher Beziehung zur MA-DS

Michaux et al. (1963) beschreiben eine mit 34 Jahren verstorbene Frau, die 12jährig, unmittelbar nach der Menarche, eine Hypertrichose entwickelte. Mit 27 Jahren Geburt eines gesunden Kindes. Nach Bagatelltrauma akuter Verwirrungszustand. Anschließend Demenz, Dysarthrie, Ataxie. Bei Aufnahme im Spital enorme Adipositas. Tod im Kollaps, 11 Monate nach Krankheitsbeginn.

Pathologie: Frischere und ältere Nekrosen in der Zona reticularis der Nebennierenrinde bei normal großer Nebenniere. Gehirn mit unscharf begrenzter unvollständiger Entmarkung des Großhirns unter Verschonung des Temporallappens. Keine perivaskulären Infiltrate. Zahlreiche Fettkörnchenzellen in diffuser Verteilung und perivaskulär. Einzelne Petechien im Corpus callosum.

Der Fall 5 von SCHENK et al. (1967) gehört als Erwachsener zu der Familie mit sudanophiler Leukodystrophie. Er zeigte klinisch eine spastische Spinalparalyse (vgl. auch S. 73). URECHIA et al. (1924) berichten über einen mit 36 Jahren erkrankten und mit 37 Jahren verstorbenen Mann mit auffallend dunkler Hautpigmentation. Plötzliche Erkrankung mit Kopfschmerzen, Depression, Visusabnahme. Fortschreiten der Demenz und Exitus. Ausschließliche Hirnsektion. Dabei große, scharf begrenzte Entmarkungsherde mit intensiv scharlach-positivem Abbau, breiten perivasculären Infiltraten. Lokalisation der großen Herde frontal und im Kleinhirn. Daneben kleine umschriebene Herde. — Eine akut verlaufene multiple Sklerose ist nicht auszuschließen.

WEBER (1941) berichtete über einen mit 28 Jahren verstorbenen debilen Mann. Der Krankheitsbeginn ist unbestimmt. Der Patient war während des ganzen Lebens unrein. Er zeigte einen steifen Gang und Tremor und starb an einer „Grippe" mit großem Pleuraerguß und Herzversagen. Bei der allgemeinen Sektion kleine Nebennieren mit gelber Rinde, Lungeninfarkt, ausgehend von Thrombose der Schenkelvenen. Im Gehirn unscharf begrenzte Entmarkungszonen im Kleinhirn und Großhirn mit viel sudanophilen Abbauprodukten und geringen perivasculären Infiltraten.

B. Übergangsformen zur multiplen Sklerose

Es handelt sich um 7 männliche und 7 weibliche Patienten. Sie sind hier aufgeführt, weil sie von ihren Beschreibern als diffuse Sklerosen aufgefaßt werden. Die klinischen und morphologischen Daten lassen jedoch eine multiple Sklerose nicht mit Sicherheit ausschließen.

		Erkrankungs-alter
COENEN u. MIR, 1931	♂	41 Jahre
DYCK et al, 1960	♂	30 Jahre
VAN GEHUCHTEN u. BRUCHER, 1961	♀	53 Jahre
VAN GEHUCHTEN u. BRUCHER, Fall 2, 1965	♀	46 Jahre
KÖRNYEY, 1952	♀	21 Jahre
MATTHYS, 1954	♂	20 Jahre
DEMORSIER u. FELDMANN, 1953	♀	20 Jahre
NEWMAN, 1960	♂	45 Jahre
POSER, 1957	♀	31 Jahre
POSER, 1957	♀	28 Jahre
ROIZIN, Fall 2, 1946	♀	17 Jahre
SMITH et al, 1961	♂	unbekannt
SIMMA, 1947/48	♂	59 Jahre
CHRISTENSEN u. FOG, 1955	♂	36 Jahre

C. Fälle mit unscharf begrenzten Entmarkungsherden ohne endokrine Beteiligung

Sie unterscheiden sich von der vorangehenden Gruppe durch ihr histologisches Bild. Die Läsionen sind nicht scharf begrenzt und zeigen wenig Infiltrate. Wir haben bei den Fällen des Kindesalters nachgewiesen, daß solche morphologische Differenzen nicht unbedingt verschiedene Krankheiten anzeigen, da im gleichen Gehirn scharf und unscharf begrenzte Läsionen vorkommen können. Es liegt die Frage daher nahe, ob nicht auch die hier behandelte Gruppe eine Variante der multiplen Sklerose darstellt. Auch bei diesen Fällen, die von allen Autoren als degenerative sudanophile Leukodystrophien aufgefaßt werden, ist das männliche Geschlecht bevorzugt. Eine Heredität oder eine weitere Altersgebundenheit war nirgends nachzuweisen. Der älteste Patient erkrankte mit 47 Jahren, so daß sich die Krankheit in dieser Beziehung nicht von der multiplen Sklerose unterscheiden läßt.

6. Zusammenfassung

Da jede Zerstörung zentralnervöser Substanz zu sudanophilen Abbauprodukten führt, ist damit zu rechnen, daß verschiedene Krankheiten morphologisch als SL beschrieben werden müssen. Überblickt man die bisher mitgeteilten Fallberichte, dann findet man entsprechend heterogene Krankheitsbilder. Unter diesen fällt jedoch eine homogene Gruppe auf, bei der sich die SL mit einem Morbus Addison (MA-DS) kombiniert. Es handelt sich um ein wahrscheinlich recessiv-geschlechtsgebunden vererbtes Leiden, das Knaben zwischen dem 5. und 15. Altersjahr befällt und mit einer primären Nebennierenrindenatrophie und einer diffusen sudanophilen Hirnsklerose einhergeht.

Die Bevorzugung des männlichen Geschlechtes und die Häufung in der gleichen Altersstufe in Stammbäumen diffuser Hirnsklerosen mit offenbar recessiv-geschlechtsgebundenem Erbgang läßt vermuten, daß ein Großteil aller sudanophilen diffusen Sklerosen zur MA-DS gehört. Dabei können die Symptome des Morbus Addison im Hintergrund stehen. Hierfür sprechen zwei eigene Beobachtungen, bei denen ursprünglich sowohl klinisch wie pathologisch-anatomisch nur eine diffuse Hirnsklerose diagnostiziert worden war. Das Aktenstudium ergab, daß bei beiden eine auffallend braunpigmentierte Haut beobachtet wurde, und daß bei beiden pathologische Befunde in der Nebennierenrinde vorgelegen hatten.

Die pathogenetische Beziehung der beiden Krankheitskomponenten ist noch unklar. Die häufige Kombination einer Entmarkungskrankheit mit einer endokrinen Erkrankung sollte Anlaß geben, alle Entmarkungskrankheiten — insbesondere die multiple Sklerose — auch endokrinologisch abzuklären.

Die Einheitlichkeit der Erkrankung erlaubt das Studium der morphologischen Variationsbreite einer nosologisch definierten diffusen Hirnsklerose. Die gleiche Möglichkeit besteht auch bei der Beschreibung mehrer Fälle von diffuser Sklerose aus derselben Familie. Dabei zeigt sich, daß innerhalb der gleichen Familie — resp. der gleichen Krankheitseinheit — die morphologische Variationsbreite erheblich ist: Scharf und unscharf begrenzte Läsionen, Fehlen und Vorhandensein perivasculärer Infiltrate, Fehlen und Vorhandensein perivasculärer Einzelherde kommen vor. Auch mehrkernige Riesenzellen, von ihren Beschreibern oft Globoidzellen genannt, und fleckweise Entmarkung sowie erhaltene Markinseln innerhalb entmarkter Gebiete kommen vor.

Diese morphologische Variationsbreite stellt die bisherigen Klassifikationsversuche der diffusen sudanophilen Hirnsklerosen in Frage. Insbesondere scheint die Abgrenzung entzündlicher (resp. myelinoklastischer) diffuser Sklerosen von degenerativen (resp. leukodystrophischen oder dysmyelinativen) Prozessen morphologisch irrelevant.

Dies steht im Gegensatz zur metachromatischen Leukodystrophie und der Leukodystrophie vom Typus Krabbe, welche morphologisch als einheitliche Krankheiten abgegrenzt werden können. Auch die Pelizaeus-Merzbachersche Krankheit unterscheidet sich von der SL, worauf im nächsten Kapitel eingegangen wird. Die Fälle von SL, die in keiner Beziehung zur MA-DS zu stehen scheinen, sind sowohl klinisch als auch pathologisch-anatomisch sehr heterogen. Sie wurden deshalb nur kurz und rein diskriptiv, nach Altersklassen geordnet, angeführt.

Anhang

Sudanophile Leukodystrophien mit Angiomatose der Meningen
(DIVRY — VAN BOGAERT)

Bisher wurden unseres Wissens 5 Fälle dieser Kombination beschrieben. Die wichtigsten Daten sind in der Tabelle 13, S. 166, wiedergegeben.

Klinik: Es erkrankten ausschließlich männliche Individuen. Unter den fünf mitgeteilten Fällen befanden sich zwei Brüderpaare. In der Sippe von DIVRY u. VAN BOGAERT (1946) handelte es sich um junge Erwachsene, sonst um Kinder, die teilweise schon im Säuglingsalter erkrankten. Bei den Erwachsenen kündigte sich die Krankheit durch eine pathologische Durchblutung der Haut in einzelnen Segmenten an. Regelmäßig kam es zu psychischen Veränderungen, resp. zu einem psychomotorischen Entwicklungsstillstand. Fast regelmäßig traten epileptische Anfälle auf. Häufig bestanden gegen Schluß des Leidens Kontrakturen an den unteren Extremitäten und eine Inkontinenz.

Pathologische Anatomie: Neben den stark erweiterten, vorwiegend venösen Teleangiektasien in den Leptomeningen des Großhirnes war die Dura sehr gefäßreich und im Sinne einer Pachymeningosis haemorrhagica interna verdickt. Die Entmarkung konnte Groß- und Kleinhirn betreffen, war aber gelegentlich auf das Großhirn beschränkt. Sie war unscharf abgegrenzt, verschonte die U-Fasern und führte meist zu eindeutig sudanophilen Abbauprodukten. Im Falle von DIVRY u. VAN BOGAERT (1946) bestand eine Färbungsanomalie, da sich die Abbauprodukte mit den roten Sudanfarbstoffen orange anfärbten. Im Falle von MARTIN et al. (1968) waren auch die peripheren Nerven befallen. Von diesem Falle liegen auch Resultate chemischer Untersuchungen vor. Sie ergaben eine leichte Verminderung von Sulfatiden und Cerebrosiden. Das Fettsäuremuster war im befallenen Occipitalhirn und in den nicht befallenen Hirnanteilen gleich. Es lag eine Verminderung der Alpha-2-Globuline im Serum und der Alpha-1- und Alpha-2-Globuline im Liquor vor. Außerdem konnte eine Vermehrung der Alpha-Aminobuttersäure im Serum und Liquor gefunden werden, die sich unter Threoninbelastung auch im Urin zeigte.

Diskussion: Noch liegen zu wenige Beobachtungen vor, als daß man diese Krankheit eindeutig umschreiben könnte. Offenbar ist sie hereditär, möglicherweise autosomal-geschlechtsgebunden vererbt. Die Tatsache, daß bei einem Falle eine Störung des Aminosäurenstoffwechsels gefunden wurde, zeigt die intensive Beziehung zwischen dem allgemeinen Eiweiß-Stoffwechsel und dem des Gehirns.

5. KAPITEL

Die Pelizaeus-Merzbachersche Krankheit (PMK)

1. Vorbemerkung

PELIZAEUS (1899) untersuchte klinisch 3 Generationen einer Sippe mit einem cerebralen Erbleiden mit Beginn im frühen Kindesalter und ausgesprochen chronischem Verlauf. Im Vordergrund der klinischen Symptomatik standen ein psychomotorischer Entwicklungsrückstand, Kopfwackeln und Nystagmus, später extrapyramidale Bewegungen und spastische Paraparese. MERZBACHER (1910) ergänzte den von PELIZAEUS aufgestellten Stammbaum um mehrere klinische Beobachtungen aus der gleichen Sippe und veröffentlichte die erste pathologisch-anatomische Untersuchung eines mit 20 Jahren verstorbenen Patienten. Er fand eine erhebliche Atrophie des Groß- und Kleinhirnmarklagers mit hochgradiger Entmarkung. Kleine Markscheideninseln waren noch erhalten. Ein später von SPIELMEYER (1923) bzw. von LIEBERS (1928) beschriebener Fall aus der gleichen Sippe zeigt die gleichen pathologisch-anatomischen Veränderungen.

Für die klinische Diagnose einer Pelizaeus-Merzbacherschen Krankheit ist also erforderlich, daß eine nachweisbare Heredität besteht, die Erkrankung im frühen Kindesalter beginnt und einen chronisch-progredienten Verlauf mit entsprechenden neurologischen Symptomen zeigt. Sie wird gesichert, wenn pathologisch-anatomisch eine ausgedehnte Entmarkung mit erhaltenen Markinseln nachgewiesen werden kann. Will man ganz streng sein, sollte für die Annahme der Krankheit wenigstens Hirnautopsiebefunde zweier Mitglieder der gleichen Familie mit dem erwähnten Entmarkungsmuster vorliegen. Diese letzte Forderung ergibt sich aus der Beobachtung von CROME u. ZAPELLA (1963) in der früher beschriebenen Sippe von sudanophiler Leukodystrophie, in welcher die Verteilung der Entmarkungszonen erheblich variierte und in einem Falle auch einen gefleckten, „Pelizaeus-Merzbacher"-ähnlichen Aspekt annahmen.

Nach diesen strengen Kriterien ausgewählt, verbleiben an veröffentlichten Fällen neben demjenigen von PELIZAEUS u. MERZBACHER selbst nur diejenigen von LÜTHY u. BISCHOFF (1961), SEITELBERGER (1954), ZEMAN et al. (1964). Anerkennt man auch die Mitteilungen, bei denen das familiäre Vorkommen durch klinische Untersuchung oder durch zuverlässige anamnestische Angaben wahrscheinlich ist, so sind auch die Fälle von BODECHTEL (1929), DIEZEL u. HUTH (1963), GERSTL (1965) und JOSEPHY (1936) als PMK einzuordnen. Bei einem Großteil der darüber hinaus in Tabelle 14 (S. 167 ff.) aufgeführten Mitteilungen handelt es sich vermutlich ebenfalls um PMK. Da die Abgrenzung der PMK jedoch schwierig ist, stützen wir uns lediglich auf diejenigen Berichte, die *alle* Kriterien der ursprünglichen Sippe erfüllen. Auch bei dieser strengen Auslese zeigt sich, daß sich die Erkrankung in jeder Familie etwas anders manifestiert.

2. Kasuistik

Die in der Literatur publizierten Fälle sind in Tabelle 14, S. 167 ff., zusammengestellt.

Eigener Fall

Es handelt sich um eine Patientin aus der von LÜTHY u. BISCHOFF (1961) klinisch beschriebenen Familie G.

Fall 21: G. Alice, weibl., J.Nr. 3483, geb. 1921, gest. 1967 (46-j.) Die Patientin ist die jüngere Schwester des von LÜTHY u. BISCHOFF sowie BÖHRINGER u. BISCHOFF publizierten Brüderpaares mit PMK. Außer den 2 kranken sind 4 gesunde Geschwister vorhanden. Ein weiteres ist als Frühgeborenes kurz nach der Geburt gestorben. In der väterlichen Familie keine neurologische Krankheiten. Familie der Mutter unbekannt. Eine gesunde Schwester und ein gesunder Bruder haben je 2 gesunde Kinder (vgl. Abb. 1 der Arbeit LÜTHY u. BISCHOFF, 1961).

Die Patientin selbst ist normal geboren, besuchte die Volksschule während 8 Jahren und lernte einigermaßen lesen. Später während längerer Zeit zu Botengängen und einfacheren Verrichtungen fähig. Nie anstaltsbedürftig, erst in Extremis im Pflegeheim. Offenbar schon im Kindesalter steifer ungelenker Gang. Fortschreitende Amaurose und ataktischer Gang etwa ab 25. Jahr. Soll ab 12. Altersjahr normal menstruiert haben.

Untersuchung im Alter von 36 Jahren (Dr. BISCHOFF): Zwergwuchs (Körperlänge 126 cm), auffallend kurzer Hals, Mikrocephalie (Schädelumfang 50 cm). Pelzkappenähnliches, strähniges Haardach. Wirkt bei erster Untersuchung debil, erweist sich dann aber im Rahmen ihres Lebenskreises bemerkenswert gut orientiert. Keine gröberen mnestischen Störungen. Auffallend schnarrende, schlecht artikulierte, wenig modulierte Sprache. Undifferenzierte maskenhafte Mimik.

Hochgradige Opticusatrophie mit beidseitiger Verödung der Netzhautgefäße. Augenmotilität koordiniert, aber Einengung des Bewegungsausmaßes. Kein Nystagmus. Übrige Hirnnerven unauffällig. Eindeutige cerebelläre Ataxie mit breitspurigem Gang und dysmetrischen Bewegungen der Extremitäten.

Weitere Untersuchungen: EEG: Mittelschwere Allgemeinveränderung. — Röntgenuntersuchungen: Allgemeine Osteoporose, massive Hyperostosis frontalis interna. — Pneumoencephalogramm: Deutliche Erweiterung des ganzen Ventrikelsystems inkl. 4. Ventrikel. Liquor: Zellzahl und Eiweißverhältnisse normal. — Endokrinologisch: Normale spontane Ausscheidung von 17-Ketosteroiden und 11-Oxysteroiden. Grundumsatz —27 %. Normale Blutelektrolyte. Auf ACTH-Belastung massives Absinken der eosinophilen Leukocyten im Blut (von 41 auf 2,7 pro mm³). Primäre und sekundäre Geschlechtsmerkmale normal ausgebildet.

Die Patientin wird später bettlägerig und stirbt mit 46 Jahren an einer Aspirationspneumonie in einem Pflegeheim. Es erfolgt lediglich eine Hirnsektion.

Pathologisch-anatomisch: Makroskopisch sehr kleines Gehirn (570 g Totalgewicht) mit besonders starker Atrophie von Kleinhirn und Pons (Gewicht von Kleinhirn und Hirnstamm 45 g; normal wären 12 % des gesamten Hirngewichtes, hier also um 70 g). Aufallend kurzes Stirnhirn, welches die Temporallappenspitze nur um 3 cm überragt. Das gesamte Ventrikelsystem ist auf Kosten der weißen Substanz erweitert, während die Rinde überall normal breit wirkt. Im Mark der Großhirnhemisphären gefleckte Zeichnung, wobei sich frontal graue Flecken auf weißem Grund, occipito-temporal mehr weiße Flecken auf grauem Grund abzeichnen.

Mikroskopisch: An Übersichtsschnitten läßt sich die fleckenweise Entmarkung im Marklager des Großhirns und des Kleinhirns beobachten, von wo sie auf die Markstrahlen der Gyri und der Kleinhirnblättchen übergreift. Die U-Fasern sind mitbefallen. Ebenfalls befallen, wenn auch in mäßigem Grade, waren Capsula interna und Balken. Optisches System: Befall des Chiasmas mit deutlicher Entmarkung, Tractus unauffällig. Das Großhirn ist temporal und frontal, das Kleinhirn in der Nähe der Mittellinie am meisten befallen. Hirnstamm weitgehend normal, mit Ausnahme des Brachium conjunctivum. Die Entmarkung ist unvollständig, ihre Maxima unscharf begrenzt, so daß die Übersichtsschnitte in Markscheidenfärbung wolkig erscheinen.

In auffallendem Kontrast zu diesem schummerigen Bild stehen einzelne scharf begrenzte runde Markinseln von bis zu 2 mm Durchmesser (Abb. 20, S. 199).

Auch mit stärkerer Vergrößerung ist nirgends eine vollständige Entmarkung zu beobachten. An den locker bemarkten Stellen scheinen die Markscheiden durch wasserklare Lücken auseinandergedrängt und häufig verquollen (Abb. 21, S. 199). Die Achsencylinder sind in gleichem Ausmaße rarefiziert, scheinen aber unverändert und werden ebenfalls von den erwähnten wasserklaren Gebilden zur Seite gedrängt. Diese Lücken sind bläschenförmig und erreichen Durchmesser von etwa 20 μ. Ihre Beziehung zur Glia, insbesondere zur Oligodendroglia, läßt sich nicht sicher bestimmen. Sudanophile Abbauprodukte werden praktisch keine gesehen. Die Glia verhält sich auffallend passiv: Keine Astrocytenvermehrung, geringe Gliafaservermehrung, die zur Topographie der Entmarkung keine eindeutige Beziehung aufweisen. Auffallend sind Schwankungen in der Population der Oligodendrogliakerne. Im allgemeinen liegen diese dicht im Bereiche der Markinseln und locker in den markarmen Bezirken. Ihr Bestand entspricht also dem Markscheidengehalt. An einzelnen Stellen ist aber auch das umgekehrte Verhalten der Fall. Kerneinschlüsse, wie sie bei den Brüdern beobachtet wurden (s. Lüthy u. Bischoff, 1961), konnten hier nicht gesehen werden. Hingegen waren auch hier die Kernformen auffallend unregelmäßig mit teilweise hantelförmigen und zipfligen Ausziehungen. Kleine Gefäße in Groß- und Kleinhirn oft mit hochgradiger hyaliner Wandverdickung. Keine Beziehung der Markinseln zu den Gefäßen.

Graue Substanz: Im allgemeinen unterschiedlicher Befall der Markscheiden. Die Markinseln im Striatum nehmen am Prozeß teil und sind teils sehr dicht, teils unbemarkt. In der Rinde sind sie im allgemeinen rarefiziert, besonders dort, wo stark entmarkte Zonen unmittelbar an den Cortex grenzen.

Eine besondere Art der Schädigung besteht in der Kleinhirnrinde. Sie ist in allen Abschnitten stark geschädigt, was sich durch eine Verminderung der Körnerschicht und der Purkinje-Zellen zeigt. Der Untergang der Purkinje-Zellen kann durch die Anwesenheit zahlreicher leerer Körbe von Achsencylindern gut erfaßt werden. Es bestehen torpedoartige Schwellungen der Achsencylinder und morgensternartige der Purkinje-Zellen (Abb. 22, S. 200).

3. Klinik

A. Alter, Geschlecht, Heredität

Von den weitgehend gesicherten 14 Fällen waren 2 weiblichen und 12 männlichen Geschlechts. Sie erkrankten zwischen der Geburt und dem 5. Altersjahr, sofern man einen deutlich faßbaren Entwicklungsrückstand ohne andere neurologische Zeichen als erstes Symptom akzeptiert (Fälle von Lüthy u. Bischoff). Von Löwenberg u. Hill resp. von Camp u. Löwenberg (1941) wird über familiäre, im reifen Erwachsenenalter auftretende chronische Gehirnkrankheiten mit fleckförmiger Entmarkung berichtet und als PMK aufgefaßt. Peiffer beschreibt einen ähnlichen Fall und interpretiert ihn als eine besondere Form der Entmarkungskrankheiten. Es bleibt offen, inwiefern eine Beziehung zu PMK besteht.

Das Sterbealter liegt zwischen 2¹/₂ Jahren (Fall 3 von Zeman et al.) und 46 Jahren (unser Fall 21). Bei Berücksichtigung der Fälle von Löwenberg u. Hill liegt das höchste Sterbealter bei 54 Jahren.

Neben der Gruppe von Löwenberg u. Hill grenzt Peiffer die Fälle von Seitelberger (1954) und von Zeman et al. (1964) als Sondergruppe von der PMK ab. Sie sind durch einen besonders frühen Beginn (Geburt), einen frühen Tod (ältestes 7 Jahre 5 Monate) und einen besonders stark verbreiteten und ausgeprägten Mangel an Markscheiden ausgezeichnet und ähneln damit den von Josephy (1936) und Bargeton-Farkas (1963) mitgeteilten Erkrankungen.

6*

Die größten Stammbäume (MERZBACHER, ZEMAN, SEITELBERGER) sprechen für eine Übertragung des Leidens durch gesunde Frauen auf ihre Söhne und damit für einen recessiv-geschlechtsgebundenen Erbgang. Diese Gesetzmäßigkeit wird aber durchbrochen, da auch einzelne weibliche Mitglieder der Familien erkranken (eigener Fall, PELIZAEUS-MERZBACHER, ZEMAN). ZEMAN erklärt diese Ausnahme mit der Hypothese LYONS (1962), nach welcher bei weiblichen Individuen durch Inaktivierung eines Normalgens im x-Chromosom ein pathologisch recessives Gen im andern x-Chromosom auch bei weiblichen Individuen manifest werden kann.

B. Klinischer Verlauf und Symptomatologie

Bei den frühkindlichen (SEITELBERGERs) Formen bleibt jede psychische und motorische Entwicklung aus. Die Kinder lernen oft nicht einmal den Kopf von der Unterlage abzuheben, können nie koordinierte Bewegungen der Extremitäten durchführen, geschweige denn sitzen, stehen oder sprechen. Nur bei milden Erkrankungsformen werden diese Verrichtungen verspätet erlernt. So konnte Jakob G. erst mit 3 Jahren gehen und mit 4 Jahren sprechen (LÜTHY u. BISCHOFF).

Meist stehen extrapyramidale Hyperkinesen im Vordergrund. Bei Otto R. (Fall von MERZBACHER) bestand ein Kopfwackeln. SEITELBERGER beschreibt „inkoordinierte Massenbewegungen". LÜTHY u. BISCHOFF sowie BODECHTEL erwähnen eine choreatische Bewegungsunruhe. Bei der Untersuchung zeigen die meisten Patienten eine Hypertonie. Gelegentlich kommen auch hypotone Syndrome vor (ZEMAN). Ataktische Symptome sind fast stets nachweisbar.

In einzelnen Sippen sind pathologische, rollende Augenbewegungen so auffallend, daß schon die Mütter der Neugeborenen die Diagnose stellen (ZEMAN). Auch in andern Sippen wurden häufig pathologische Augenbewegungen beobachtet und als „Augenwackeln" (MERZBACHER) oder einfach als „Nystagmus" beschrieben. Es handelt sich jedoch nicht um ein obligates Symptom und war beispielsweise bei einem unserer Patienten (Fall 21) und auch bei dem von JOSEPHY nicht nachweisbar. Bei den Geschwistern dieser Kranken bestand dagegen ein Nystagmus.

Weitere, recht häufige Hirnnervenzeichen sind Erblindung infolge Retinitis pigmentosa (LÜTHY u. BISCHOFF, BÖHRINGER u. BISCHOFF) und Innenohrschwerhörigkeit. Regelmäßig besteht eine Dysarthrie, sofern es überhaupt zur Sprachentwicklung kommt.

Regelmäßig besteht ein schwerer psychischer Entwicklungsrückstand. Beim Typus SEITELBERGER setzt eine psychische Entwicklung gar nicht ein. Die Patienten von LÜTHY u. BISCHOFF konnten die Primarschule noch besuchen. Später entwickelte sich eine Demenz, die in einigen Jahren eine Anstaltsversorgung erforderlich machte. Entsprechend dem allgemeinen psychomotorischen Abbau kommt es zu Inkontinentia urinae et alvi.

Eine Reihe von Symptomen, welche in der neurologischen Literatur oft vernachlässigt werden, weisen auf eine Beteiligung des endokrinen Systems hin. Bei dem Patienten von PELIZAEUS u. MERZBACHER, GERSTL, LÜTHY u. BISCHOFF, SEITELBERGER und unserm Fall 21 bestand ein Zwergwuchs. Bei den Männern der Zürcher Sippe fand sich eine Hodenfibrose, beim Fall GERSTLs und beim „Würzburger Fall" MERZBACHERs fanden sich kongenitale Katarakte. Auch bei der fast regelmäßig vorhandenen Mikrocephalie und anderen Skeletmißbildungen ist eine endokrine Fehlsteuerung und eine rein mechanische Angleichung denkbar. Die Retardierung auch der allgemeinen Körperentwicklung wird durch die Feststellung von SEITELBERGER belegt, daß einer seiner Patienten (Fall 1) erst mit 5 Jahren Zähne bekam, welche bald wieder ausfielen.

4. Pathologische Anatomie

A. Zentralnervensystem

Gehirn: Dieses ist in der Regel klein. In unserem Fall 21 betrug das Hirngewicht 570 g. Nur bei den Fällen vom Typ SEITELBERGER ist es größer (z. B. 1000 g im Fall 1 von ZEMAN [3 Jahre alt]). In allen Fällen des Zürcher Laboratoriums war das Kleinhirn besonders stark atrophisch. In den übrigen Fällen wurde eine Kleinhirnatrophie nicht besonders hervorgehoben. Das Großhirn zeigt einen schweren Markschwund, wie schon MERZBACHER betonte. Gelegentlich läßt sich bereits mit bloßem Auge die fleckweise Entmarkung, die sog. Tigerung, feststellen (vgl. Abb. 20 u. 21, S. 199).

Histologisch unterscheidet sich der Typ SEITELBERGER von den übrigen Gruppen der PMK. Abgesehen von vereinzelten Inseln in den U-Fasern oder in der Capsula interna lassen sich hier im Markscheidenbild des ZNS keine myelinisierten Fasern mehr darstellen. Dagegen zeigen die Wurzeln oder peripheren Nerven eine gute Bemarkung, die nach SEITELBERGER aber etwas unter der Norm liegt. Die Oligodendroglia ist in den marklosen Gebieten rarefiziert. Nach ZEMAN findet sich etwa 1 Oligodendrogliakern pro Astrocytenkern, wobei die Oligodendrokerne keine Reihen bilden. Die Achsencylinder sind unauffällig, sollen aber an Zahl etwas vermindert sein. Der Bestand an Fettkörnchenzellen ist unterschiedlich: Meist finden sich lediglich perivasculär einige Fettkörnchenzellen. Nur der Fall 3 von SEITELBERGER und der von BARGETON-FARKAS zeigten sudanophile Fette in kleinen Tröpfchen in Astrocyten und diffus über das Gewebe verteilte Fettkörnchenzellen.

Die Markinseln sind in der Regel nicht so selten wie beim Typ SEITELBERGER. Oft ist überhaupt nur das Marklager des Großhirnes, weniger auch des Kleinhirns befallen. BODECHTEL (1929) und GERSTL (1965) beschreiben die Markinseln perivasculär. Auf unseren Schnitten war dies nicht der Fall. Gerade umgekehrt wie bei den Seitelbergerschen Fällen ist bei ihnen die Entmarkung so diskret, daß die marklosen Stellen als Inseln erscheinen. Wie am Fall 21 gezeigt, sind die Entmarkungszonen unscharf begrenzt. In ihrem Innern finden sich noch gequollene Markscheiden. Die Achsencylinder in den markfreien Zonen sind vermutlich durch ein Ödem auseinandergeschoben. Die Gliakerne sind unregelmäßig, in 2 Fällen konnten elektronenmikroskopisch Plasmaeinbuchtungen in die Zellkerne beobachtet werden, die sich lichtmikroskopisch wie Kerneinschlüsse darstellten (BISCHOFF u. VOGEL).

Die graue Substanz ist im allgemeinen bis auf lokale Markscheidenstörungen unverändert. Eine Ausnahme macht die Kleinhirnrinde, welche bei der Zürcher Familie G. regelmäßig eine Atrophie vom Körnertypus zeigte. Dabei waren die Purkinje-Zellen z. T. mitgeschädigt (s. Beschreibung des Falles 21, s. Abb. 22, S. 200). Eine ähnliche Atrophie beschrieben nur ZEMAN et al. (Fall 2). Der Fall 1 dieser Autoren zeigte eine erhebliche Vacuolisierung der Vorderhornzellen.

B. Peripheres Nervensystem

Periphere Nerven wurden bisher nicht untersucht. Die Rückenmarkswurzeln und die intrakraniellen Hirnnervenabschnitte waren im Fall 21 normal. Auch in den Mitteilungen von SEITELBERGER u. ZEMAN wurden nur geringfügige Veränderungen dieser Strukturen geschildert.

C. Andere Organe

Außerhalb des schon erwähnten Kleinwuchses und der Skeletanomalien sowie der Hodenfibrose sind die pathologischen Befunde auf das Nervensystem beschränkt. Wegen einer denkbaren Beziehung zur Kombination Morbus Addison—diffuse Hirnsklerose interessiert auch die Nebenniere. Diese war in den Zürcher Fällen normal, im Fall 1 von ZEMAN bestand eine noduläre Hyperplasie der Nebennierenrinde.

5. Chemische und histochemische Befunde

Chemische Unterschungen wurden an den Fällen von BARGETON-FARKAS u. EDGAR, BLACKWOOD u. CUMINGS, GERSTL, LÜTHY u. BISCHOFF (durch EDGAR), NORMAN et al. (1961/63, 1966, 1967) und unserem eigenen (durch CUMINGS) durchgeführt. Zunächst interessierte der Gehalt an Hexosaminen, deren Erhöhung nach EDGAR eine Beziehung zu den Leukodystrophien anzeigt. Eine solche Erhöhung lag im Falle BARGETON-FARKAS und in den Fällen von NORMAN vor, bei demjenigen von LÜTHY u. BISCHOFF nicht. Im übrigen fanden sich lediglich unspezifische Befunde, wie sie für jede Art von Entmarkung charakteristisch sind. Das bedeutet eine Abnahme der verschiedenen Lipide und eine Zunahme von Wasser und nicht lipiden Substanzen. Die Cholesterinester lassen sich nur in ganz geringer Menge nachweisen (s. unsern Fall). GERSTL et al. bestimmten auch das Fettsäuremuster. Sie konnten zeigen, daß in ihrem Falle mehr C 16 und C 18 Hydroxyfettsäuren vorhanden waren als normal.

Die histochemischen Reaktionen waren bisher nicht sehr aufschlußreich. Bei den Fällen SEITELBERGERS ließ sich um die Achsencylinder mit Sudanschwarz B doch noch eine dünne Hülle darstellen. ZEMAN bestätigte diese Beobachtung. Die Hülle war doppelbrechend. Diese Reaktionen sind wahrscheinlich auf doppelbrechende Lipide zurückzuführen, wobei es sich um dünne Markscheiden handeln kann.

Die nach den oben erwähnten Kriterien als PMK klassifizierten Fälle zeigen einen nur geringen sudanophilen Abbau. Dies wurde auch durch Marchi-Untersuchungen bestätigt. Ausnahmen von dieser Regel sind die Beobachtungen von BARGETON-FARKAS et al., DIEZEL u. HUTH, Fall 3 von SEITELBERGER und Fall 2 von PEIFFER. Von diesen gehört möglicherweise der Fall von DIEZEL u. HUTH zur Gruppe des Morbus Addison—diffuse Sklerose. Die andern sind mit Ausnahme des Falles von PEIFFER dem Typus SEITELBERGER zuzuordnen.

6. Zur Pathogenese, Zuordnung und Unterteilung der PMK

Unter den Neuropathologen bestehen im wesentlichen zwei Ansichten über die Pathogenese dieser Krankheit: MERZBACHER selbst sowie ZEMAN deuten die PMK als eine Dysplasie der Markscheiden infolge einer Fehlanlage der Oligodendroglia. Die andern Autoren, angefangen bei SPIELMEYER bis zu DIEZEL und PEIFFER sowie NORMAN fassen die PMK als Entmarkungskrankheiten im engern Sinne auf und bringen sie mit der SLD in Beziehung.

Relativ einfach ist die Entscheidung zwischen den beiden Interpretationen hinsichtlich der Fälle Seitelbergers, Zemans und Bargton-Farkas'. Bei diesen bestanden von der Neugeborenenzeit an schwerste neurologische Ausfälle.

Eine psychomotorische Entwicklung blieb praktisch aus. Die Markscheiden fehlten vollständig, obwohl die Patienten z. T. mehrere Jahre alt wurden. Es ist daher unwahrscheinlich, daß je welche bestanden hatten, es sei denn in der offensichtlich pathologischen Verdünnung, wie sie Seitelberger und Zeman mit Hilfe von Sudanschwarz B darstellen konnten. Es liegt hier also eine Unfähigkeit der Oligodendroglia, Markscheiden zu bilden, und damit eine Dysplasie, vor.

Die Frage ist jedoch, ob hier eine Sonderform der PMK oder eine eigene Krankheit vorliegt, wie dies von Norman in „Greenfield's Neuropathology" (Ed. 1963) angenommen wird. Für eine Beziehung zur PMK spricht, daß die Fälle von Merzbacher selbst, teilweise auch die Zürcher, einen ebenso frühen Beginn wie diejenigen des Typus Seitelberger zeigen. Er ist nur weniger dramatisch und kann erst später auf Grund des Entwicklungsrückstandes eindeutig erfaßt werden. Auch ähneln die Markinseln der Merzbacherschen Fälle in ihrer scharfen Begrenzung denjenigen der Fälle Seitelbergers. Daß hier später auch noch ein zusätzlicher Markscheidenabbau vorkommt, ist wegen des progredienten klinischen Verlaufes nicht zu bestreiten. Die Oligodendrogliakerne zeigen in den uns zugänglichen Fällen aber derart groteske Formen und atypische Kerneinschlüsse, daß man sie eher „dysplastisch" als „dystrophisch" klassifizieren möchte.

Fälle wie die von Löwenberg u. Hill oder den Fall 1 von Peiffer sind dagegen durch die Annahme einer dysplastischen Oligodendroglia schwer zu erklären. Diese Patienten waren gesund bis zum 40. Altersjahr. Erst danach setzte das chronische neurologische Leiden ein. Morphologisch kam es zu einer fleckweise „tigerfellartigen" Entmarkung. Viele Autoren ordnen sie daher unter die PMK ein. Wie im Kapitel über SL ausgeführt, sind solche morphologischen Kennzeichen allein jedoch unzuverlässig. Wir möchten diese Fälle deshalb den familiären Formen der SL zuordnen — ähnlich wie den Fall von Berger.

Aus gleichen Gründen scheinen uns auch der Fall 1 von Norman (1961/63), der Fall von Diezel u. Huth (1963) und der von Norman (1966) in die Kategorie der SL zu gehören. Der Fall Normans (1961/63); vgl. Crome u. Zapella, 1963) sowie sein Fall von 1967 zeigen schon durch ihre Verwandtschaft mit eindeutigen SL-Fällen ihre Zugehörigkeit zu diesen. Diese Beobachtung macht auch verständlich, weshalb Norman die PMK als Unterform der SL auffaßt. Angesichts des Mangels an sudanophilen Abbauprodukten in den meisten anerkannten Fällen ist dies unseres Erachtens nicht berechtigt.

Das Vorkommen von erheblichen Mengen sudanophilen Abbaumaterials im Falle 3 von Seitelberger und demjenigen von Bargeton-Farkas kann die Interpretation Normans unterstützen und gegen die Annahme einer dysplastischen Schädigung der Oligodendroglia sprechen. Denn der sudanophile Abbau spricht für einen kürzlich abgelaufenen Markscheidenabbau. Diese Annahme ist aber nicht zwingend. Denn es ist denkbar, daß auch bei völlig unbemarkten Gehirnen sudanophile Substanzen ebenso leicht entstehen wie bei Neugeborenen — z. B. infolge einer länger dauernden Hypoxie (s. einleitendes Kapitel, S. 8 ff.).

6. Kapitel

Spongiöse Degeneration des Hirns im frühen Kindesalter (SpD)

1. Vorbemerkung

Es handelt sich um eine progressive Hirnkrankheit des Neugeborenen-, Säuglings- und frühen Kindesalters. Sie ist pathologisch-anatomisch charakterisiert durch eine schwammartige Auflockerung der weißen — weniger auch der grauen — Hirnsubstanz, durch einen ausgedehnten Markscheidenmangel und durch protoplasmatische Astrocyten vom Typus Alzheimer II in der grauen Hirnsubstanz. Die erste Beschreibung stammt von Myrtha Canavan (1931). Diese Autorin erkannte noch nicht, daß es sich um eine Krankheit sui generis handelte. Im allgemeinen wird deshalb die SpD nach van Bogaert u. Bertrand (1949) benannt, welche die Selbständigkeit dieser Krankheit als erste hervorgehoben haben. Diese Autoren haben die im Titel verwendete Bezeichnung (Dégénérescence spongieuse du nevraxe) vorgeschlagen, welche auch im englischen Sprachgebrach Eingang gefunden hat („Spongy degeneration of the brain in infancy"). Im deutschen Sprachgebiet wurde über diese Erkrankung bisher nur vereinzelt publiziert. Meyer et al. (1950) haben von einer Ödemkrankheit des Zentralnervensystems im frühen Kindesalter gesprochen, ebenso Henn et al. (1965).

2. Kasuistik

Die in der Literatur publizierten Fälle sind in Tabelle 15, S. 170 ff., zusammengestellt.

Eigener Fall

Fall 22: Z. N., weibl., gest. 14. 11. 1938 im Alter von 8 Monaten. (J.Nr. L 276.) KspZ Nr. 399/38. 2. Kind nichtjüdischer schweizerischer Eltern, die nicht miteinander verwandt sind. Einzige ältere Schwester an progredientem Hirnleiden gestorben, das als Hydrocephalus bezeichnet wurde (keine autoptische Bestätigung). Geburt der Patientin unauffällig, 3 Wochen nach errechnetem Termin. Geburtsgewicht 3850 g. Wegen Entwicklungsrückstand und Krämpfen im Alter von 4½ Monaten hospitalisiert. Genauer Zeitpunkt des Beginnes der Erkrankung unsicher. — Objektiv bei Spitalaufnahme: Lächelt noch nicht, greift nicht, fixiert nicht. Hebt seit dem Alter von 3½ Monaten den Kopf aus Bauchlage, sonst noch nicht. Kopfumfang 45 cm. Feinschlägiger Horizontalnystagmus, reagiert auf Geräusche. Sehnenreflexe an oberen und unteren Extremitäten gesteigert, Muskeltonus an den untern Extremitäten erhöht. Alle aktiven Bewegungen, die je beobachtet werden, sind unkoordiniert und von einem Tremor überlagert. Haut allgemein auffallend dunkel pigmentiert, Naevi vasculosi am linken Handrücken und in der Kniekehle. Blutbild unauffällig. Liquor: ⁴/₃ Zellen, Pandy und Nonne negativ. Einmal Fieber mit generalisierten Krämpfen. Nach 2monatigem Spitalaufenthalt Entlassung nach

Hause. Verlauf weiter progredient. Tod im Alter von 8 Monaten. Es erfolgte ausschließlich eine Gehirnsektion.

Pathologisch-anatomische Untersuchung (Prof. F. LÜTHY): Großes, stark gequollenes Gehirn, auffallend weich und hyperämisch. Mark wirkt auf Schnitt reduziert.

Mikroskopisch: Es finden sich drei Typen von Läsionen: Entmarkung, schwammige, spongiöse Umwandlung in der weißen Substanz und Umwandlung der Astrocytenkerne im Sinne von Alzheimers Typ II.

Die Entmarkung ist am intensivsten im Großhirn, und zwar besonders frontal, wo keine einzige Markscheide mehr erhalten ist (Abb. 23, S. 200). Das occipitale Marklager ist etwas besser erhalten, wobei die U-Fasern am wenigsten entmarkt sind. Einigermaßen intakt sind Capsula interna, Balken und Tractus opticus. Sie heben sich deshalb in Markscheidenschnitten als tiefschwarze Strukturen vom übrigen Gehirn ab, wobei der Übergang in die markärmeren Regionen allmählich erfolgt.

Ebenfalls stark entmarkt ist das Kleinhirn, sowohl im Marklager wie in den Markstrahlen der Blättchen. Die Hirnstammstrukturen sind ordentlich erhalten.

Die spongiöse Umwandlung kann in der ganzen weißen Substanz, in den tieferen Rindenschichten des Großhirns, der Körnerschicht und der Lamina dissecans des Kleinhirns sowie im Dentatum und in den Oliven beobachtet werden (Abb. 24, S. 201).

Diese Strukturen sind von feinen Bläschen von 20—50 µ Durchmesser durchsetzt. Die Veränderung ist am deutlichsten in teilweise erhaltenen weißen Strukturen, besonders im Hirnstamm und entlang der U-Fasern des Großhirns. Gelegentlich kann man Markscheiden sehen, welche in eine der Vacuolen hineinragen und dort kugelförmig anschwellen. In vollständig erhaltenen Partien, wie im Tractus opticus, der Capsula interna und in der unteren Medulla oblongata sowie im Rückenmark, sind diese Bläschen relativ diskret. Auch in den schwer entmarkten Gebieten, also im Marklager des Groß- und Kleinhirns, sind sie geringfügig.

Im Gegensatz zu verschiedenen Literaturbeschreibungen sind zahlreiche Fettkörnchenzellen mit dicht aneinander gepreßten sudanophilen Granula sichtbar. Diese liegen hauptsächlich diffus im Gewebe verteilt, weniger auch perivasculär. Keine gemästete Glia, keine Faserglia.

Die Alzheimer II-Glia (Abb. 25, S. 201) ist besonders in der Rinde und im Linsenkern deutlich, läßt sich aber auch in der weißen Substanz, insbesondere im Bereich der U-Fasern, gelegentlich nachweisen. In der weißen Substanz kommen aber auch andere Gliakern-Typen vor.

3. Klinik

A. Häufigkeit, Alter und Geschlecht, Heredität

Bisher sind 32 autoptisch gesicherte Fälle beschrieben worden. Außerdem können 14 nicht obduzierte nahe Verwandte der Ausgangsfälle mit entsprechendem klinischem Bild als einigermaße gesichert angesehen werden.

Von den autoptisch gesicherten sind 19 männlichen, 11 weiblichen Geschlechts.

Ein auffallend großer Teil der Fälle (15) ist jüdischen Ursprungs, und zwar stammen die meisten aus dem früheren Litauen und Wolhynien. Die meisten Stammbäume sind mit einer autosomal recessiven Vererbung vereinbar. Allerdings ist die Zahl der Erkrankungen in einer Familie für diesen Vererbungsmodus ungewöhnlich hoch.

B. Erkrankungsalter und Verlauf

Die ersten Symptome werden regelmäßig vor Ablauf des ersten Lebensjahres beobachtet, oft schon bei der Geburt und in den ersten Lebenstagen. Der Verlauf ist meist subakut und führt binnen Monaten bis Jahren ad exitum. Jedoch sind Ausnahmen beobachtet worden. So wurde Fall 1 von BANKER et al. fast 9jährig. Der

3. Fall dieser Autoren war mit 10 Jahren noch am Leben. Andererseits beobachteten GABURRO et al. sowie SACHS et al. perakute Verläufe: Diese Kinder zeigten einige Stunden nach der Geburt die ersten Krankheitszeichen und verstarben innerhalb der ersten Lebenswoche.

C. Symptome

Wie Tabelle 15, S. 170 ff., zeigt, war unser Fall in bezug auf das Tempo der Progredienz und auf die Familienanamnese durchaus typisch. Regelmäßig kommt es zum Stillstand der motorischen Entwicklung. Häufige Symptome sind rasche Größenzunahme des Kopfes, völlig schlaffe Lähmung von Hals- und Extremitätenmuskulatur, die später von einer spastischen Lähmung überlagert werden können. Gelegentlich wird über ein schreckhaftes Zusammenzucken bei Geräuschen berichtet. In einem Fall von RICHARDSON (zit. bei VAN BOGAERT u. BERTRAND, 1967) stand ein cerebelläres Bild im Vordergrund. Viele Patienten sind blind, wobei manchmal eine Opticusatrophie ophthalmoskopisch nachgewiesen werden kann, in andern Fällen aber vermißt wird. Dementsprechend kann die Differentialdiagnose gegenüber der familiären amaurotischen Idiotie schwierig werden.

4. Pathologische Anatomie

Der oben beschriebene Fall ist dermaßen typisch, daß sich eine nochmalige Schilderung weitgehend erübrigt. Zusammengefaßt finden sich extrem große, weiche Gehirne mit Entmarkung, Status spongiosus und Gliaveränderung vom Typus Alzheimer II. Die topographische Verteilung der verschiedenen Schädigungen war im geschilderten Falle typisch. Besonders charakteristisch scheint daran zu sein, daß Strukturen mit vielen dicht gepackten parallelen markhaltigen Fasern vom Zerfall weniger betroffen werden. Es entsteht so das charakteristische Übersichtsbild (s. Abb. 23, S. 200), in welchem der Balken und die den Ventrikeln benachbarten Strukturen viel besser erhalten sind als das Zentrum semiovale. Dieser Befund steht im Gegensatz zur typischen Verteilung der meisten andern Arten von diffuser Sklerose.

Im Gegensatz zu unserem Falle berichten fast alle Autoren, daß sie nur sehr spärlich sudanophile Abbauprodukte nachweisen konnten. Auch die bei uns recht häufigen Markscheidentrümmer werden selten erwähnt. Keinem Autor ist es bisher gelungen, die klare Flüssigkeit im Innern der Cysten histochemisch anzufärben. KAMOSHITA et al. (1967) machen auf beträchtliche axonale Veränderungen mit erheblicher Schwellung der Axone (axonal dystrophy) aufmerksam.

5. Elektronenmikroskopische Befunde

Solche wurden bisher ausschließlich von ADACHI u. Mitarb. (1966) sowie von KALKMANN et al. (1966) veröffentlicht. Der Fall KALKMANNs et al. war jedoch atypisch. Danach bilden sich zunächst kleine Bläschen zwischen den Lamellen der Markscheiden entlang den intraperiod lines aus. Die Bläschen werden größer, reihen sich aneinander und brechen schließlich in den Extracellulärraum durch. Dieser wird erheblich erweitert. Bei den meisten lichtmikroskopisch faßbaren Bläschen dürfte es sich um solche aufgebrochenen Gebilde im Extracellulärraum handeln. In der grauen Substanz konnten die Autoren stark erweiterte Astrocytenfortsätze nachweisen, welche sie auch lichtmikroskopisch darstellen konnten. Solchen erweiterten Zellfortsätzen dürften die spongiösen Bläschen in der grauen Substanz entsprechen. Auch elektronenmikroskopisch ist der Inhalt der Bläschen völlig wasserklar, ohne jede Affinität zu Osmium und den übrigen zum Kontrastieren verwendeten Schwermetallionen.

6. Chemische Befunde

BANKER et al. (1964), BLACKWOOD u. CUMINGS (1954) und SACHS u. Mitarb. (1965) berichten über eine erhebliche Reduktion der Lipide. Nach BLACKWOOD u. CUMINGS finden sich diese in einer Konzentration, die dem Gehirn eines Fetus vom 6. bis 7. Schwangerschaftsmonat entspricht. Nach BANKER et al. besteht eine allgemeine Lipidvermehrung, von der aber das markscheidenspezifische Cerebrosid weniger betroffen ist.

Alle Untersucher heben einen erhöhten Wassergehalt hervor. SACHS et al. konnten an ihren Neugeborenen einen massiv erhöhten Calciumspiegel in Gehirn und Leber nachweisen. In der Leber waren außerdem Kupfer und Eisen deutlich erhöht.

7. Zur Klassifikation, Nosologie

In eindeutigen Fällen sind Klinik, Heredität und pathologisch-anatomisches Bild dermaßen typisch, daß man wohl mit VAN BOGAERT u. BERTRAND das Vorliegen einer Krankheit sui generis als gesichert annehmen kann. Eine durchaus vergleichbare hereditäre Krankheit existiert auch bei Kälbern (SAUNDERS et al., 1952).

Der Status spongiosus an sich ist allerdings ein recht unspezifisches Zeichen und kann bei verschiedenen Krankheiten gefunden werden. So sind spongiöse Veränderungen bei der Ahorn-Sirup-Krankheit (SILBERMAN et al., 1961; DIEZEL et al., 1964) und bei Glycinose (DIEZEL, 1964), bei der phenylpyruvischen Idiotie (MALAMUD, 1966), bei Leberkrankheiten und bei der subakuten nekrotisierenden Encephalomyelopathie des Kindesalters (LEIGH, 1952) nachgewiesen worden. Soweit unsere eigene Erfahrung reicht, sind auch die Veränderungen der grauen Substanz bei Leberkrankheiten denjenigen der spongiformen Degeneration des Gehirns äußerst ähnlich. Bei der spongiösen Degeneration des kindlichen Gehirns hat man deshalb auf die pathologischen Veränderungen der Leber geachtet, ohne daß aber andere Befunde als eine unspezifische mittelgrobtropfige Verfettung nachgewiesen wurden (vgl. VAN BOGAERT u. BERTRAND, 1967). Eine Ausnahme bildet der Fall von SCHENK (1965), bei dem allerdings die Zugehörigkeit zur hier besprochenen Krankheitsgruppe ungewiß bleibt. Ein sehr ähnliches Bild wird auch bei INH-vergifteten Enten beobachtet (CARLTON, 1966).

Die Trias — Entmarkung, spongiforme Veränderung, Alzheimer II-Glia — zusammen mit dem klinischen Bild ist so charakteristisch, daß sich die Diagnose mit Sicherheit stellen läßt. Es fällt deshalb schwer, die Meinung FEIGINS et al. (1968) zu akzeptieren, wonach die spongiforme Veränderung ein postmortales Phänomen sei.

Diese Ansicht ist auch nach bioptischen Studien (ADACHI et al., ZU RHEIN et al.) unwahrscheinlich, welche genau die gleichen Veränderungen wie beim Leichenmaterial zeigten.

Allerdings wird man gelegentlich mit Fällen zu tun haben, bei denen die Diagnose einer frühinfantilen spongiformen Degeneration zwar zur Diskussion steht, aber nicht mit Sicherheit gestellt werden kann. Wir werden solche Fälle unseres eigenen Untersuchungsgutes im Anhang des Kapitels kurz schildern.

Außerdem fragt man sich beim Studium der bisher publizierten Kasuistik, ob die perakut verlaufenden Fälle der Neugeborenen (SACHS et al., 1965; GABURRO et al., 1965) wirklich vom gleichen Leiden betroffen waren: Die Entmarkung kann wegen des akuten Verlaufes und der Unreife des Gehirns zur Beurteilung nicht beigezogen werden, womit eines der wichtigsten morphologischen Kriterien für die Beurteilung entfällt. Nach den Bildern zu schließen, ist wenigstens in den Fällen von SACHS die Veränderung der Astrocyten nicht so ausgesprochen wie in unserem Fall 22. Man muß deshalb die Frage der Zuteilung dieser Fälle zur SpD noch offen lassen.

8. Zur Pathogenese

Die SpD ist ein Erbleiden. Ihre Ätiologie steht demnach fest. Weniger eindeutig ist die Pathogenese. Offensichtlich spielt das Hirnödem eine wichtige Rolle: Die Gehirne sind groß, ihr relativer Wassergehalt ist stark erhöht, die spongiösen Vacuolen enthalten eine wässerige Flüssigkeit. Die Schwellung der Astrocytenkerne und des astrocytären Cytoplasmas, welche die Bläschen in der grauen Substanz ausmacht, ist ebenfalls unmittelbarer Ausdruck des Ödems. Auch die Entmarkung als drittes morphologisches Kennzeichen der SpD steht mit dem Ödem im Zusammenhang (ADACHI), was möglicherweise auch bei Entmarkungen anderer Genese zutrifft (s. Einleitung, S. 12 f.).

Wichtig ist demnach die Frage nach der Entstehung des Ödems. Die Ähnlichkeit mit den Befunden bei der Wilsonschen Krankheit, der phenylpyruvischen Idiotie, der Ahorn-Sirup-Krankheit weist auf die Möglichkeit einer allgemeinen Stoffwechselkrankheit hin, welche sich im Gehirn besonders deutlich äußern würde. Möglicherweise hat auch das häufige Vorkommen von Diabetes in den gleichen Familien (BANKER) und die Beobachtung einer Cystinurie (BANKER) bei der Mutter eines SpD-Patienten damit zu tun. Ein weiterer Befund, der für eine allgemeine Stoffwechselstörung spricht, ist der enorme Calciumgehalt von Leber und Gehirn sowie der vermehrte Kupfer- und Eisengehalt der Leber bei den Fällen von SACHS et al.

Anhang

Nicht sicher klassifizierbare Fälle mit Ähnlichkeiten zur spongiformen Hirndegeneration des frühen Kindesalters

A. Fälle des eigenen Laboratoriums

Fall 23: B. T., männl., gest. mit 13 Monaten, J.Nr. 2717, KspZ Nr. 7395/63. Uneheliches Kind, über Verwandtschaft nichts bekannt. Geburt an Termin, normal verlaufen, Geburtsgewicht 3900 g. Normale Entwicklung bis zu einem grippalen Infekt im 4. Lebensmonat. Von nun an verlangsamt in seinen Reaktionen, Entwicklungsrückstand. Deshalb mit 8 Monaten hospitalisiert. Objektiv: Auffallende Hypotonie, die gelegentlich von Spastizität überlagert ist. Sehnenreflexe allgemein gesteigert. Vermehrtes Eiweiß im Liquor. EEG schwer gestört, Pneumoencephalogramm normal. Erneute Einweisung wegen Progredienz und deutlich sichtbarem Wachstum des Schädels mit 11 Monaten. Im EEG diesmal neben schwerer Abnormität auch einzelne diffus verteilte Epilepsiepotentiale. Immer noch deutliche Hypotonie, Schädel mit Nahtsprengung und weit offener großer Fontanelle. Plötzlicher Tod in Streckkrampf.

Pathologisch-anatomisch: Gehirn groß, Windungen ungewöhnlich breit, besonders in den vorderen Gehirnabschnitten. Hirnstamm und Cerebellum verhältnismäßig klein. Auf Schnitt ist das Mark im Großhirn fast überall grau-rosa, extrem weich, nur einzelne Markzungen und das Tapetum sind weiß, d. h. bemarkt. Ebenfalls bemarkt ist die Capsula interna. Normale Zeichnung der Stammganglien. Als ungewöhnlicher Befund zeigt sich rechts eine weiße Linie von erhöhter Konsistenz, die 32×7×10 mm mißt und hinten an eine Höhle grenzt, die ihrerseits mit dem Vorderhorn des Seitenventrikels kommuniziert.

Im Hirnstamm sehr dünne Pyramidenbahn, sonst makroskopisch unauffällige Verhältnisse. Cerebellumblättchen wirken in allen Abschnitten ziemlich schmal.

Mikroskopisch bestätigt sich die bereits von bloßem Auge festgestellte Entmarkung im Großhirn, welche auch den Balken befällt. Ihre Begrenzung gegenüber dem erhaltenen Mark in einzelnen Zungen und im Tapetum ist unscharf. Man findet in diesen Grenzzonen zahlreiche Bläschen von 30—50 µ Durchmesser, welche das Gewebe schwammig auflockern. Es finden sich recht zahlreiche sudanophile Abbauprodukte. Eine ähnliche schwammige Auflockerung des Gewebes zeigt sich in der Ponshaube, im Nervus opticus sowie in gewissen grauen Strukturen: den tiefen Rindenschichten, im Putamen, Thalamus, Dentatum und in den Oculomotoriuskernen. Die Bläschen haben hier zwischen 10 µ und 30 µ Durchmesser und sind nur dort vorhanden, wo erhaltene Markscheiden in der Nähe liegen (Abb. 27, S. 202). Gliakerne vom Typus Alzheimer II sind nicht vorhanden.

Die ungewöhnliche feste Leiste zeigt mikroskopisch eine angedeutet konzentrische Schichtung mit unterschiedlicher Gliafaserdichte (Abb. 26, S. 202).

Kommentar: Klinischer Verlauf, Entmarkung und Status spongiosus entsprechen weitgehend der SpD. Hingegen fehlt die typische Gliaveränderung. Ungewöhnlich ist auch die hochgradige Entmarkung des Balkens. Was die auffallende Leiste im rechten Frontallappen betrifft, so scheint es sich hier um eine Hyperplasie der subependymalen Glia der Vorderhornspitze zu handeln. Ähnliche, allerdings weniger voluminöse, geschichtete Umbildungen dieser Glia kann man gelegentlich bei chronischem Hydrocephalus beobachten. Eine Zugehörigkeit des Falles in den Kreis der SpD ist wahrscheinlich, kann aber nicht sicher bewiesen werden.

Fall 24: G. Markus, J.Nr. 3186, männl., gest. 18. 4. 1966 im Alter von 2¹/₃ Jahren. Eine Schwester des Patienten zeigte zentralnervöse Störungen im Anschluß an Masern, wobei offenbar eine Ataxie im Vordergrund stand. Im Zeitpunkt des Todes des Patienten lebte sie, das Leiden soll nicht mehr progredient sein.

Normale Geburt und frühkindliche Entwicklung. Konnte mit 15 Monaten gehen und erste Worte sprechen. Mit 19 Monaten subfebril, schlechter Schlaf, Gang oft in Spitzfußstellung. Mit 20 Monaten Krämpfe der rechten Körperhälfte, vorwiegend tonisch. Einweisung ins Kinderspital in tiefem Koma.

Objektiv: Spastizität der Beine in Extensionsstellung mit Überkreuzung. Kopfumfang im Bereiche der Norm. Liquor o. B. Bleibt komatös. — Urinprobe auf phenylpyruvische Idiotie negativ.

Der Patient kommt in einer auswärtigen Klinik ad exitum. Er soll dort zuvor noch eine Remission durchgemacht haben. Stücke des Gehirns konnten bei uns untersucht werden. Diese Hirnstücke zeigten eine Entmarkung in der Capsula interna, dem N.opticus und den Kleinhirnblättchen. Mitten in den entmarkten Gebieten auffallende Inseln erhaltener Markscheiden. In diesen sowie im Linsenkern und in der Lamina dissecans des Kleinhirns zahlreiche Vacuolen von 20—50 µ Durchmesser, die zu einem eigentlichen Status spongiosus führen. Kerne vom Typus der Alzheimer II-Glia konnten nicht beobachtet werden.

Kommentar: Wie beim vorherigen Fall fehlt zur sichern Diagnose die Alzheimer II-Glia. Auch die Klinik mit dem febrilen Verlauf und mit der Remission ist atypisch. Die Diagnose einer SpD ist daher nicht zu sichern.

Weitere Fälle, bei denen die Beziehung zur SpD zu diskutieren ist, sind die von BISCHOFF beschriebenen 3 Geschwister W. Der klinische Verlauf ist auffallend ähnlich: Normale Geburt, die Kinder wirken zunächst lebensfrisch, zeigen aber schon 1 Tag nach der Geburt schwere neurologische Symptome mit Muskelhypotonie, Anfällen von Apnoe und Schnappatmung. Das EEG zeigt eine schwere diffuse Abnormität mit eingestreuten Epilepsiepotentialen. Rasche Progredienz der motorischen Störung führt zum Exitus im Alter von 1—3 Monaten.

Pathologisch-anatomisch wurden zwei der Gehirne untersucht. Makroskopisch zeigten beide den gleichen Befund: Auffallende Höhlenbildung von Erbs- bis Kirschgröße subcortical, besonders in Scheitelnähe. Die histologischen Schnitte dieser Fälle wurden noch einmal durchgesehen. Sie sind, wie in der Publikation von BISCHOFF (1961) hervorgehoben wurde, sehr ähnlich. Da aber das eine Kind (E., weibl., J. Nr. 2280 [Fall 25]) mit einem Monat, das andere (A., männl., J. Nr. 2466 [Fall 26]) erst mit 3 Monaten starb, besteht ein deutlicher Unterschied in der Bemarkung. Deshalb weichen die morphologischen Bilder voneinander ab:

Fall 25: W. E., weibl., 1 Mt., J.Nr. 2280. Das Hirn entsprach in seinem Bemarkungszustand etwa dem bei der Geburt üblichen: Nur der Tractus opticus, einzelne Fasern des Pallidums und der Capsula interna waren bemarkt, ebenso die dorsalen Hirnstammstrukturen. Für die Beurteilung des Marklagers konnte somit die Morphologie der Markscheiden nicht beigezogen werden. Hinweise auf einen pathologischen Prozeß ergaben sich deshalb nur aus Stellen mit etwas rarefizierten Achsencylindern, die durch eine homogene, leicht körnige Grundsubstanz hindurch zu laufen schienen. In den gleichen Gebieten, d. h. im größten Teil des Großhirnmarklagers, zeigten sich regressive Astrocytenveränderungen (Clasmatotendrose) und große Zellen mit großem, homogenem Cytoplasma und randständigem Kern (Fig. 5 bei BISCHOFF). Sudanophile Abbauprodukte waren nicht nachweisbar.

Fall 26: W. A., männl., 3 Monate, J.Nr. 2466. Bei diesem Falle war die Bemarkung etwas weiter fortgeschritten: Einmal sind die im Falle 25 beschriebenen Strukturen intensiver bemarkt, ferner finden sich feine Markscheiden im Zentrum semiovale. Deshalb läßt sich der destruktive Prozeß hier besser fassen: Außer den oben beschriebenen Veränderungen kommt es occipital zu einer erheblichen Erweiterung der perivasculären Räume, die von einem lockeren reticulären Gewebe ausgefüllt sind. Die Aufsulzung des Marklagers läßt sich im benachbarten Weiß am besten fassen (vgl. Fig. 6 bei BISCHOFF). Occipital, besonders im Bereich des Tapetums, besteht eine schwammige Auflockerung der Markscheiden mit spongiösen Vakuolen von etwa 30—50 μ Durchmesser. Ähnliche Vacuolen finden sich auch im Pallidum. Sichere Gliakerne vom Typus Alzheimer II konnten wir nirgends nachweisen. Kein Status spongiosus in grauen Partien.

Kommentar: Nach der ganzen Anamnese zu schließen, sind die beiden Geschwister an der gleichen Krankheit gestorben. Eine Beziehung zur SpD besteht insofern, als das ältere Geschwister in manchen bemarkten Partien einen erheblichen Status spongiosus aufwies. Hingegen fehlte die spongiöse Auflockerung in den grauen Strukturen, ebenso die Alzheimer II-Glia. Klinik und pathologische Anatomie zeigen hingegen auffallende Parallelen zu den perakut verlaufenden Fällen des Neugeborenenalters, wie sie SACHS et al. sowie GABURRO et al. publizierten.

B. Fälle aus der Literatur

DOROTHY S. RUSSEL et al. (1937) beschreiben ein Mädchen, das im Alter von 4 Monaten erkrankte und 2 Monate später starb. Ein älterer Bruder unter gleichen klinischen Zeichen ad exitum gekommen. Patientin wird mit 4 Monaten weniger aktiv, weinerlich. Zuckungen der linken Körperhälfte und eine Spastizität, die in Decerebrationsstarre übergeht. Zu Beginn der Krankheit Lidödem, später oft Durchfälle.

Pathologisch-anatomisch (nur Hirnsektion): Sehr *kleines* Gehirn (397 g schwer; Altersdurchschnitt von 695 g). Großhirn extrem weich. Einzelne bereits makroskopisch knapp sichtbare Höhlen, sowohl in weißer Substanz als auch in den Stammganglien. Unvollständige Entmarkung im Marklager von Groß- und Kleinhirn, inbegriffen die Capsula interna.

Mikroskopisch: Im entmarkten Gebiet Status spongiosus, normale Zahl von Oligodendrogliazellen, Vermehrung der Astrocyten ohne Faserbildung, zahlreiche Fettkörnchenzellen mit sudanophilem Inhalt. In der Tiefe der Sulci von Groß- und Kleinhirn greift die Veränderung auch auf die Rindensubstanz über.

Klinischer Verlauf, Konsistenz des Gehirns und Status spongiosus erinnern hier an den Typus der spongiformen Leukodystrophie (VAN BOGAERT u. BERTRAND). Jedoch spricht das extrem kleine Gehirn entschieden gegen diese Diagnose. Es ist auch unwahrscheinlich, daß die typische Gliaveränderung vom Typus Alzheimer II einer erfahrenen Neuropathologin, wie der Autorin, entgangen wäre. Die extraneuralen Begleiterscheinungen, wie das Lidödem und der Brechdurchfall, sprechen für eine Allgemeinerkrankung anderer Art.

Alexandersche Krankheit

1. Vorbemerkung

ALEXANDER hat 1949 das Gehirn eines an progressivem Hirnleiden verstorbenen Kindes beschrieben, in welchem gefäßnah, subpial und subependymal runde, stäbchen- und wurstförmige homogene Gebilde von 5—60 μ Länge nachzuweisen waren. Ähnliche Strukturen dieser Verteilung waren bis dahin nicht bekannt. Seither sind 7 Publikationen über ähnliche Erkrankungen erfolgt (Tabelle 16, S. 174). Je nach Interpretation der gefäßnah gelegenen Korpuskel und je nach weiteren Merkmalen wurde die Krankheit verschieden benannt (s. Tabelle 16), so daß wir mit FRIEDE und mit SCHOCHET et al. die eponymale Bezeichnung vorziehen.

2. Klinik

A. *Vorkommen:* Alle 7 bisher veröffentlichten Fälle stammten aus England oder den USA.

B. *Alter, Geschlecht, Ätiologie:* 4 der untersuchten Kinder sind männlichen Geschlechts, eines weiblichen, und bei 2 weiteren ist das Geschlecht nicht erwähnt. Alle Kinder, mit Ausnahme des Falles von VOGEL u. HALLERVORDEN, erkrankten im ersten Lebensjahr, 2 davon waren von Geburt an krank. Der Tod trat zwischen 8 Monaten und 2³/₄ Jahren ein. Der Patient von VOGEL u. HALLERVORDEN erkrankte mit 7 Jahren und starb mit 13 Jahren.

Hinweise auf eine hereditäre Erkrankung finden sich nur in der Mitteilung von WOHLWILL et al. (1959): 5 weitere Kinder des gleichen Ehepaares starben ebenfalls an einer Hirnkrankheit. Bei 3 Fällen bestanden Hinweise auf eine exogene Hirnschädigung: Die Patienten ALEXANDERs und SCHOCHETs waren Frühgeborene, der Patient FRIEDEs erkrankte kurz nach einer Polioimpfung.

C. *Der klinische Verlauf* ist sehr unterschiedlich. Zweimal fiel schon bei der Geburt ein großer Kopf auf. Dieses Symptom entwickelte sich mit einer Ausnahme im Verlauf der Erkrankung konstant. Regelmäßig kam es zu einem Stillstand, oft auch zu einem Rückgang der psychomotorischen Entwicklung, so daß die Kinder weder sitzen, lächeln noch ihren Kopf halten konnten. Bei 3 Patienten kam es zu epileptischen Anfällen, die teils generalisiert waren, teils fokalen Charakter trugen. Daneben bestanden bei einzelnen Patienten hochgradige spastische Paresen mit Kontrakturen und Gelenksveränderungen. Der Fall von VOGEL u. HALLERVORDEN zeigt einen außergewöhnlichen Verlauf: Mit 7 Jahren Auftreten einer Schwäche der unteren Extremitäten. Später

Dysarthrie und Schluckstörung. Die geistigen Fähigkeiten blieben bis zuletzt erhalten. Der Schädel behielt seinen normalen Umfang. Der Tod erfolgte im Alter von 13 Jahren.

3. Pathologische Anatomie

Die pathologischen Befunde scheinen sich auf das Zentralnervensystem zu beschränken, nur ALEXANDER beobachtete die hyalinen Körperchen auch in den Hirnnerven.

Makroskopisch war das Gehirn aller Patienten — wiederum außer demjenigen von VOGEL u. HALLERVORDEN — deutlich vergrößert. Die weiße Substanz des Großhirns war mit Ausnahme des Falles von HALLERVORDEN sehr weich. Im Falle von FRIEDE kam es zur Höhlenbildung im Marklager des Frontallappens. Auffallend war ein persistierendes und stark erweitertes Cavum septi pellucidi in den Fällen von ALEXANDER und CROME. Im Falle VOGELS u. HALLERVORDENS war das Gehirn ausgesprochen klein (990 g schwer).

Mikroskopisch

a) *Die spezifischen Veränderungen:* Es handelt sich hier um stark eosinophile, teils runde, teils würstchenförmige Gebilde von 5—80 µ Länge, die subpial, perivasculär und subependymal besonders dicht liegen. Sie kommen im ganzen Zentralnervensystem, sowohl in der grauen als auch in der weißen Substanz vor, sind aber im Großhirn besonders häufig. Im Falle ALEXANDERS wurden sie auch in den Wurzeln der Hirnnerven beobachtet, ein Vorkommen, das einmalig zu sein scheint.

Die Körperchen sind stark eosinophil, nehmen Markscheidenfärbung und Smith-Dietrichsche Färbung an, färben sich mit Mallory-Phosphorwolframsäure rot, ebenso mit Masson-Trichrom-Färbung. In der v. Gieson-Färbung sind sie gelb. Negativ sind Reaktionen auf Eisen und Calcium sowie die Feulgen- und die Alcianblau-Reaktion. Sie sind nicht doppelbrechend. Mit der Holzerschen Gliafaserreaktion stellt sich die Randzone der Gebilde intensiv dar, während das Zentrum ausgespart bleibt (FRIEDE). Widersprüchlich angegeben wird das Verhalten gegenüber Sudanschwarz B: Positiv laut WOHLWILL et al., negativ laut FRIEDE. Mit PAS hat CROME keine, FRIEDE eine mäßig intensive Reaktion beschrieben.

Elektronenmikroskopische Untersuchung (SCHOCHET, SCHLOTE): Die Gebilde liegen im Innern von Zellfortsätzen und sind stark elektronendicht. In ihrer Umgebung zahlreiche gliale Fibrillen, die teilweise körnig zerfallen. Die Morphologie und Histochemie der Korpuskel entspricht somit den Rosenthal-Fasern (SCHLOTE), worauf erstmals HALLERVORDEN hingewiesen hat. Nach allen Beschreibungen scheint es, daß die Rosenthalschen Fasern bei dieser Krankheit in perivasculären Gefäßfüßen faserbildender Astrocyten liegen.

b) *Unspezifische Phänomene:* Die Entmarkung ist fakultativ und sehr unterschiedlich ausgeprägt. Im Falle von WOHLWILL et al. war sie im Groß- und Kleinhirnmarklager sehr deutlich, im Falle ALEXANDERS sehr gering. Gelegentlich wird in den entmarkten Gebieten ein Status spongiosus beobachtet. Die Achsencylinder sind teils völlig intakt, teils stark reduziert. Das Ausmaß der Entmarkung ist von der Zahl der Rosenthal-Fasern unabhängig. Die Astrocyten zeigen progressive Veränderungen, andererseits aber auch Clasmotodendrose. Die Oligodendroglia wird allgemein als normal beschrieben. In den Fällen ALEXANDERS, CROMES und WOHLWILLS werden auch Veränderungen in der Großhirnrinde angegeben. Es handelt sich dabei um den Untergang von Ganglienzellen, der von CROME besonders intensiv in den tiefsten, gegen das zerstörte Marklager gelegenen Schichten beobachtet wurde. Bei den Patienten von WOHLWILL betraf er besonders die subpiale Schicht und bei dem ALEXANDERS besonders den perivasculären Bereich.

4. Zur Nosologie

Rosenthal-Fasern sind eine bestimmte Reaktionsform der Glia. Wie u. a. SCHLOTE (1966) nachweisen konnte, kommen sie nicht nur bei bestimmten Tumoren, Syringomyelie und bei der Alexanderschen Krankheit vor, sondern auch unspezifisch in der Umgebung alter Blutungen. OGASOWARA (1965) fand Rosenthal-Fasern auch in Plaques von multipler Sklerose. Es ist deshalb nicht gerechtfertigt, allein auf Grund dieses Befundes eine Krankheitseinheit abzugrenzen. Die erheblichen Unterschiede im klinischen Verlauf und die Hinweise auf eine exogene Genese in einzelnen Fällen, auf Heredität in anderen läßt zur Zeit noch keine eindeutige Stellungnahme zu.

8. Kapitel

Zur Klassifikation der diffusen Sklerosen

Der erste Versuch, die diffusen Hirnsklerosen zu klassifizieren, stammt von Neu-
burger (1921). Er hat blastomatöse, entzündliche und degenerative Formen unterschieden. Die blastomatösen diffusen Entmarkungen wurden hier nicht behandelt. Sie
werden heute allgemein als Tumoren des Nervensystems aufgefaßt. Nur für die
Krabbesche Krankheit diskutieren einzelne Autoren bis in die jüngere Zeit noch einen
blastomatösen Ursprung (s. oben S. 52).

Von großer Wichtigkeit ist hingegen die Abgrenzung entzündlicher von „degenerativen" Formen. Obwohl man sie besonders im deutschen Schrifttum (z. B. Hallervorden) immer wieder versucht hat, bleibt sie fragwürdig. Die Problematik liegt in
erster Linie darin, daß auch bei eindeutig heredo-degenerativen Formen, wie bei der
ML, beträchtliche perivasculäre Infiltrate auftreten können. Außerdem ist damit zu
rechnen, daß Infiltrate in bestimmten Phasen einer Entmarkungskrankheit gesetzmäßig
vorkommen.

Poser u. van Bogaert (1956) haben deshalb versucht, die Unterteilung in entzündliche und degenerative diffuse Sklerosen zu ersetzen. Sie unterscheiden myelinoklastische Prozesse und Dysmyelinationen und führen diese auf verschiedene Ursachen
zurück. Unter den Dysmyelinationen verstehen sie besonders ML, Pelizaeus-Merzbachersche Krankheit und die sudanophile Leukodystrophie. Es wird angenommen,
daß bei diesen Krankheiten die Markscheiden fehlerhaft angelegt würden. Die myelinoklastische Gruppe umfaßt vor allem die ursprünglich als „entzündlich" aufgefaßte
Schildersche Krankheit mit scharf begrenzten „Riesenplaques" und die multiple Sklerose. Diese Nomenklatur entspricht dem Eindruck über den Vorgang, den man bei
der mikroskopischen Betrachtung erhält. Wie wir im Abschnitt über SL ausführten,
kommen aber gelegentlich innerhalb der gleichen Familie Fälle vor, von denen man
die einen morphologisch zu den myelinoklastischen, die andern zu den dysmyelinisie-
renden Prozessen zählen muß. Da die Heredität des Leidens wahrscheinlich macht,
daß es sich in diesen Fällen um Varianten derselben Erkrankung handelt, sagt die
morphologische Manifestation — ob scharf oder unscharf begrenzte Läsionen — also
nichts über die Ätiologie und Pathogenese des Leidens aus. Sie ist offenbar von unter-
geordneter Bedeutung. Auch sind gelegentlich beim gleichen Falle verschiedene Be-
grenzungsweisen vorhanden.

Die Einteilung in derartige Kategorien verleitet zu Trugschlüssen. Außerdem führt
sie zur Unterteilung in Ober- und Untergruppen, was wiederum nahelegt, daß die in
einer Obergruppe vereinten Untergruppen ähnliche oder gemeinsame Entstehungsbedingungen besitzen. In Wirklichkeit wissen wir aber darüber nichts, außer daß alle
Formen, auch die „entzündlichen", familiär vorkommen, d. h. wahrscheinlich hereditär
bedingt sind.

Wir haben uns deshalb an die Klassifikation von GREENFIELD (1950, 1952 u. 1958) gehalten, die rein deskriptiv bleibt. Sie umfaßt bekanntlich 3 Gruppen: Leukodystrophien mit metachromatischem Abbau, solche mit sudanophilem Abbau und solche mit Globoidzellen. Von diesen Gruppen ist die ML als Krankheit sui generis gesichert. Sie gehört zu den Speicherkrankheiten, den Lipidosen. Für andere Formen werden ähnliche Mechanismen bei der Entmarkung vermutet. Sie sind aber in keinem Falle erwiesen. Es ist daher gerechtfertigt, die ML als selbständige große Gruppe aufzufassen und sie nicht nur als Untergruppe zu behandeln, wie etwa in der Klassifikation von HALLERVORDEN.

Wahrscheinlich ist auch die Krabbesche Form der Leukodystrophie eine selbständige Krankheit. Nicht nur das morphologische, sondern auch das einheitliche klinische Bild spricht dafür. Immerhin ist die Abgrenzung gegenüber den sudanophilen Formen nicht völlig eindeutig: Läßt man die Globoidzellen als einziges morphologisches Leitsymptom gelten, so finden sich familiäre Fälle, die sowohl der SL wie dem Krabbeschen Typ zugeordnet werden können. Wir haben deshalb nur solche Fälle als Krabbesche Leukodystrophie anerkannt, die neben den Globoidzellen einen nur geringgradigen sudanophilen Abbau aufgewiesen haben. Das führte beispielsweise zum Ausschluß des Falles von COLLIER u. GREENFIELD (1924), der sonst allgemein als Krabbesche Leukodystrophie anerkannt wird, und an dem GREENFIELD sogar erstmals die Globoidzellen beobachtete. Die Berechtigung einer derartigen Abgrenzung ergibt sich aus dem klinisch einheitlichen Verlauf. Es ist allerdings trotzdem denkbar, daß es sich bei der Krabbeschen Leukodystrophie nur um eine besondere morphologische Manifestation der sudanophilen Leukodystrophien im Säuglings- und Kleinkindesalter handelt.

Wir haben bereits im Kapitel über die sudanophilen Leukodystrophien festgestellt, daß diese Gruppe notwendigerweise heterogen sein muß, da sudanophiler Abbau bei jeder Art von Hirnschädigung vorkommt. Das Bedürfnis nach einer Unterteilung ist hier besonders dringend — aber auch besonders problematisch. Wir möchten uns einstweilen auf folgende Gruppierung beschränken:

a) Fälle mit Nebennierenrindenatrophie,
b) andere.

Dabei scheint es wahrscheinlich, daß viele bisher beschriebene Fälle, bei denen eine Nebennierenrindenatrophie nicht auffiel, doch zur Gruppe a gehört (s. entsprechendes Kapitel über SL). Eine Unterteilung in pathogenetisch unterschiedliche Gruppen — etwa in myelinoklastische (entzündliche) und dysmyelinisierende — haben wir bewußt vermieden. Genetisch und sicher nicht genetisch bedingte Formen (s. Fall HEERNU und VAN BOGAERT) ohne morphologische Differenzierungsmöglichkeit scheinen vorzukommen.

Die Pelizaeus-Merzbachersche Krankheit grenzen wir als „dysplastische" Krankheit von den sudanophilen Leukodystrophien ab, da viele Fälle keine Zeichen eines sudanophilen Abbaues zeigen. Auch hier ist die Möglichkeit, daß diese Krankheit eine Beziehung zu den sudanophilen Leukodystrophien aufweist, noch nicht ausgeschlossen. Erwiesen ist bisher aber nur, daß einzelne als PM beschriebene Fälle in Wirklichkeit sudanophile Leukodystrophien sind (z. B. der Fall 1 von NORMAN).

Die selteneren spongiformen Leukodystrophien und die Alexandersche Leukodystrophie sind wahrscheinlich selbständige Erkrankungen und wurden entsprechend getrennt beschrieben.

9. KAPITEL

Anhang

Entmarkung bei anderen Krankheiten als bei diffusen Hirnsklerosen

1. Zur kindlichen multiplen Sklerose (MS)

Daß sich die MS bereits im Kindesalter manifestieren kann, ist durch klinische Beobachtungen eindeutig belegt (AMATI, et al., 1966; DRAGANESCU et al., 1962; ISLER, 1962; KUROIWA et al., 1962). Die Diagnose beruht wie beim Erwachsenen auf den schubweise auftretenden und weitgehend remittierenden zentralnervösen Symptomen. Die häufigsten sind retrobulbäre Neuritiden, cerebelläre Zeichen (Ataxie, Intentionstremor, skandierende Sprache) sowie Hirnstamm- und Rückenmarkssymptome (Paresen, Parästhesien, Augenmotilitätsstörungen und Spastizität). Gelegentlich läßt sich auch anamnestisch bei erwachsenen Kranken ein in der Kindheit durchgemachter, aber nicht diagnostizierter Schub wahrscheinlich machen. Beispiele dafür geben McALPINE et al. (1955). In ihrer Monographie über MS berichten diese Autoren über ein Auftreten des ersten Schubes vor dem 20. Altersjahr in 14,4 % aller Erkrankungen.

Es liegt in der Natur dieses extrem chronischen Leidens, daß die im Kindesalter erkrankten Patienten erst als Erwachsene sterben, wobei dem Obduzenten der frühe Beginn und die lange zurückliegenden ersten Symptome meist nicht bekannt sind. Dementsprechend fehlen pathologisch-anatomische Studien sicherer kindlicher multipler Sklerosen. Es bestehen aber keine Gründe, anzunehmen, daß sie sich von den Fällen des Erwachsenenalters unterscheiden.

Anders liegt das Problem bei den akuteren Verläufen: Die Läsionen, wie wir sie bei den diffusen Sklerosen mit sudanophilem Abbau beschrieben haben (Fälle 16, 18, 19) unterscheiden sich morphologisch nur durch die Größe von denjenigen einer multiplen Sklerose. Da bei fast allen diesen Fällen auch isolierte kleinere Herde vorkommen, kann man sie als „Übergangsformen" zwischen multipler und diffuser Sklerose auffassen und sie nach POSER u. VAN BOGAERT (1956) und POSER (1957) als besondere Variante der MS klassifizieren. Auch Schübe und teilweise Remissionen werden gelegentlich beobachtet. Wichtige biologische Unterschiede zwischen diesem kindlichen Leiden und der akuten MS des Erwachsenen sprechen aber gegen eine Identität der beiden Krankheiten: Gehäuftes Vorkommen zwischen dem 5. und 12. Altersjahr, Bevorzugung des männlichen Geschlechts, Heredität, häufige gleichzeitige Erkrankung der Nebennierenrinde. Wir haben diese Aspekte auf den Seiten 60—61, 63 und 71—72 erläutert. Sie schließen selbstverständlich nicht aus, daß es sich beim cerebralen Prozeß doch um das gleiche Geschehen handelt. Es würde sich in diesem Falle unter bestimmten biologischen Bedingungen bereits im Kindesalter manifestieren. Von diesen Bedingungen scheinen besonders die Vorgänge in der Nebenniere untersuchenswert. Möglicherweise verbirgt sich hier eine Möglichkeit, der Ätiologie der MS näher zu kommen.

Eine spezielle Unterform akuter multipler Sklerose ist die *konzentrische Sklerose Balò*. Für diese sind konzentrisch angeordnete, kugelschalenförmig ineinander liegende Entmarkungszonen charakteristisch, die durch weniger intensiv entmarkte Zonen voneinander getrennt sind. Im gemeinsamen Zentrum der Kugelschalen liegt gewöhnlich ein Gefäß mit perivasculärem Infiltrat. Es handelt sich um eine Krankheit des Erwachsenenalters. Soweit wir das Schrifttum übersehen, war unter den Patienten mit dieser Krankheit ein einziges Kind (PATRASSI et al.). Es handelte sich um einen 10jährigen Knaben, der mit Fieber und einem Schwindelanfall erkrankte. Nach 10 Monaten Stauungspapille, Visuszerfall, später auch Hemiparese rechts, Inkontinenz, Koma, Exitus. Die Herde liegen ausschließlich im Großhirn und werden als konzentrisch geschichtet beschrieben.

2. Die subakute sklerosierende Leukoencephalitis (SSLE)
(VAN BOGAERT, 1945)

Wie schon in der Einleitung hervorgehoben, wurde diese Krankheit durch VAN BOGAERT (1945) von den diffusen Sklerosen getrennt. Es ist wahrscheinlich, daß es sich bei den Fällen, die DAWSON (1933 u. 1936) als „Einschlußkörperchenencephalitis" publizierte, um dieselbe Krankheit handelte. Möglicherweise trifft dasselbe auch für die „Panencephalitis" von PETTE u. DÖRING (1939) zu. Im Zusammenhang mit einer Schilderung der kindlichen Entmarkungskrankheiten ist aber die Arbeit VAN BOGAERTs entscheidend. Seine Patienten wären früher sicher als Fälle diffuser Hirnsklerose aufgefaßt worden.

Es handelt sich um eine Krankheit des Kindes und des jungen Erwachsenen, die binnen einiger Monate, seltener weniger Jahre ad exitum führt. Der Verlauf ist meist stetig progredient. Selten kommen auch Remissionen vor. Im Vordergrund stehen zuerst meist psychische Symptome, indem die Kinder in der Schule versagen und unordentlich werden. Als sehr charakteristisches Symptom treten bald myoklonische Zuckungen auf, die sich in regelmäßigen Abständen von etwa 10—30 sec wiederholen. Die Zuckungen können einzelne Muskelgruppen im Gesicht oder an den Extremitäten betreffen, oder aber größere, stammnahe Muskeln, so daß jeweils ein Aufbäumen des ganzen Körpers zustande kommt. Diese Zuckungen entsprechen charakteristischen periodischen Entladungen langsamer Wellen hoher Amplituden im Elektroencephalogramm.

Neuropathologisch ist in der weißen Substanz eine diffuse Reduktion der Markscheiden charakteristisch, so daß im Markscheidenpräparat ein wolkiges Übersichtsbild zustande kommt. Die Schnitte sind übersät mit Markscheidentrümmern, die zu sudanophilen Fetten abgebaut werden. Dementsprechend finden sich zahlreiche Fettkörnchenzellen. Daneben kommt es zu einer erheblichen Wucherung von gemästeter Makroglia und von faserbildenden Astrocyten. Letztere bewirkt die Verhärtung des Gewebes, nach der die Krankheit ihren Namen erhalten hat. An Entzündungszeichen finden sich meist massive perivasculäre lympho- und plasmocytäre Infiltrate und eine erhebliche Mikrogliawucherung. Besonders auffallend sind Einschlußkörper in Kernen, gelegentlich auch im Cytoplasma von Oligodendroglia und von Ganglienzellen. Gelegentlich kommt es zu herdförmigem nekrotischem Zerfall innerhalb der weißen Substanz. Der Prozeß greift auch auf die graue Substanz über, wo laminäre Ganglienzellausfälle oft nachweisbar sind.

Wegen den Einschlußkörpern hat man schon lange an eine Virusätiologie der SSLE gedacht. So haben z. B. KRÜCKE et al. (1957) und SHERMAN et al. (1961) an eine Verursachung durch das Herpes simplex-Virus gedacht. Später ergaben auch elektronenmikroskopische Befunde Anhaltspunkte dafür, daß tatsächlich eine Viruskrankheit vorliegt (BOUTEILLE et al., 1965; GONATAS, 1966; ULRICH u. KIDD 1966). Die Einstülpungen der Zellkernmembran, die BOUTEILLE beobachtet hatte, sowie cytoplasmatische Tubuli und intranucleäre Aggregate von Granulis, die von Filamenten umgeben waren, lenkten den Verdacht auf ein RNS-Virus, insbesondere auf ein Myxovirus (HERNDON u. RUBINSTEIN, 1968). Da nun bei einigen neuen Fällen ein Anstieg von Masernantikörpern im Serum und im Liquor festgestellt werden konnte (TER MEULEN et al., 1967; LENNETTE et al., 1968; CONNOLLY, 1968), wurde vermutet, daß das Masernvirus die SSLE verursache. Diese Hypothese konnte auch durch histochemische Untersuchungen, sowie mit Hilfe der Immunfluorescenz weiter untermauert werden (LENNETTE et al., 1968; MÜLLER et al. 1969; TER MEULEN et al., 1969). Übertragungsversuche sind allerdings bisher nicht gelungen, abgesehen von einzelnen fraglichen, schon vor Jahren erzielten Erfolgen (MARTIN et al., 1950; MACKEN u. LHERMITTE, 1958; PELC et al., 1958).

3. Entmarkung bei Speicherkrankheiten

A. Die Lipidosen

Viele sog. „Speicherkrankheiten" gehen mit Entmarkungen im zentralen Nervensystem einher. Das trifft besonders für die Lipidosen zu. Bei diesen kommt es zur pathologischen Anhäufung eines Lipids im Zentralnervensystem, der Milz, der Leber und anderen visceralen Organen, sowie im Skelet. Soweit das Nervensystem befallen ist, kommt es zur psychoorganischen Demenz und zu spastischen Syndromen, also ganz wie bei den Entmarkungskrankheiten im engeren Sinne.

Die Klassifikation dieser Leiden erfolgte ursprünglich rein klinisch-empirisch, wobei der Name des ersten Beschreibers zur Bezeichnung der Krankheit verwendet wurde (z. B. Gauchersche Krankheit). Heute wird versucht, die Lipidosen nach der gespeicherten Substanz zu ordnen. Die so abgegrenzten Einheiten fallen mit den alten teils zusammen, teils weichen sie erheblich ab (vgl. PILZ, 1968). Die meisten dieser Leiden, die das Zentralnervensystem befallen, sind die sog. *Sphingolipidosen.* Auf ihre Klassifikation und auf die Struktur der Sphingolipide soll deshalb zuerst kurz eingegangen werden.

a) Die Sphingolipidosen

Chemie der Sphingolipide

Der charakteristische Baustein aller Sphingolipide, das Sphingosin, ist ein 2wertiger Amino-Alkohol.

$$CH = CH$$
$$CH-OH$$
$$CH-NH_2 \quad \text{Sphingosin}$$
$$CH_2-OH$$

Es kommt in der Natur kaum je isoliert vor, sondern fast immer als Ceramid, d. h. mit einem Fettsäurerest in Verbindung mit der Aminogruppe. Die endständige Alkoholgruppe des Ceramids kann mit Phosphorsäure-Cholin verestert sein, dann entsteht das sogenannte Sphingomyelin.

Ist die endständige Alkoholgruppe aber mit einer Glykosidbindung mit Galaktose oder Glucose verbunden, spricht man von Cerebrosiden, wobei Gluco-cerebroside und Galakto-cerebroside unterschieden werden können. Galakto-cerebroside können ihrerseits wieder am dritten Kohlenstoffatom des Zuckers mit Schwefelsäure verestert sein, wobei die Cerebrosulfatide oder kurz Sulfatide entstehen. Sind statt eines einzigen Zuckers mehrere an dieser Stelle mit dem Ceramid verbunden, so entsteht ein Ceramid-Oligosaccharid, resp. Ceramid-Di-Tri-Tetrahexoside.

Ceramid

$$CH=CH$$
$$CH-OH$$
$$CH-NH-\text{Fettsäure}$$
$$CH_2-OH \text{ (resp. R)}$$

wenn R = Phosphorsäure-Cholin — Sphingomyelin
= Galaktose }
= Glucose } — Cerebroside
= Galaktose + Sulfat — Cerebrosulfatid
= Oligosaccharid — Ceramid-Oligosaccharide

Die Galaktosemoleküle solcher Ceramid-Oligosaccharide können mit *Sialinsäure* verbunden sein. Man spricht dann von Gangliosiden.

$$HO-C-COOH$$
$$CH_2$$
$$H-C-OH$$
$$R-NH-CH$$
$$O-CH$$
$$H-C-OH$$
$$H-C-OH$$
$$CH_2-OH$$

$$R = CH_3-CO$$
oder
$$HO-CH_2-CO$$

Die Ganglioside können nach der Zahl der Sialinsäuren und der Hexose-Gruppen bezeichnet werden, also z. B. als Monosialogangliosid vom Tetrahexosidtyp. Nach ihren chromatographischen Eigenschaften hat SVENNERHOLM (1964) GT_1, GD_{1b},

GD_{1a}, GM_1, GM_2 und GM_3-Ganglioside unterschieden. Die für unsere Belange wichtigen Ganglioside sind im folgenden kurz angeführt.

Ceramid
|
Glucose
|
Galaktose   Monosialogangliosid vom Dihexosidtyp, Gangliosid GM_3
|
Sialinsäure

Ceramid
|
Glucose
|
Galaktose   Disialogangliosid vom Dihexosidtyp, Gangliosid GD_3
|
Sialinsäure
|
Sialinsäure

Ceramid
|
Glucose   Monosialogangliosid vom Trihexosidtyp.
| Tay-Sachs-Gangliosid, Gangliosid GM_2
Galaktose — Sialinsäure
|
Galaktosamin

Ceramid
|
Glucose
| Monosialo (resp. Di-Sialo) Gangliosid vom Tetrahexosidtyp
Galaktose — Sialinsäure   Gangliosid GM_1 = Menschliche Hauptganglioside des Gehirns.
|
Galaktosamin
|
Galaktose — (Sialinsäure)

Einteilung der Sphingolipidosen nach chemischen Gesichtspunkten

Man kann heute die Sphingolipidosen entsprechend dem gespeicherten Lipid klassieren, wobei die einzelnen Krankheitsbilder den herkömmlichen des klinischen Sprachgebrauches einigermaßen entsprechen. Es sind das:

1. Amaurotische Idiotien (Gangliosidosen)

1 a. Pfaundler-Hurlersche Krankheit (eine Mucopolysaccharidose, im ZNS mit Gangliosidspeicherung einhergehend)

2. Metachromatische Leukodystrophie (Galaktocerebrosulfatase)

3. Niemann-Picksche Krankheit (Sphingomyelinose)

4. Globosidose (SANDHOFF et al., 1967)

5. Fabrysche Krankheit (Ceramid-Trihexosidose)

6. Cytosidose (JERVIS et al., 1962)

7. Gauchersche Krankheit (Glucocerebrosidose)

Von diesen Krankheiten müssen uns hier ausschließlich die ersten beiden Gruppen etwas intensiver beschäftigen, während die weiteren kursorisch abgehandelt werden.

Zu 1. Amaurotische Idiotien und Gangliosidosen: Es ist üblich, kongenitale, infantile, spätinfantile, juvenile und adulte Formen von amaurotischer Idiotie zu unterscheiden. Alle sind morphologisch durch die Ansammlung von Lipiden in den Ganglienzellen charakterisiert. Sie sollen hier der Reihe nach unter besonderer Berücksichtigung der Entmarkungsphänomene besprochen werden.

a) Kongenitale amaurotische Idiotie (NORMAN u. WOOD, 1941): Bei dieser Form, die mit Mikroencephalie einhergeht, sind im Marklager massenhaft Fettkörnchenzellen und Gliaelemente mit doppelbrechenden Lipiden festzustellen, was auf eine schwere Stoffwechselstörung in der weißen Hirnsubstanz schließen läßt. Diese konnte SANDBANK (1968) auch morphologisch bestätigen. HAGBERG et al. (1965) konnten in einem solchen Gehirn ein Gangliosid vom Di-Sialo-Dihexosidtyp isolieren (Gangliosid GD₃), das möglicherweise in den Ganglienzellen angereichert ist.

b) Infantile amaurotische Idiotie (Tay-Sachs): Hier handelt es sich um das klassische Krankheitsbild mit Amaurose, kirschrotem Maculafleck und schwerster Demenz. Die Krankheit geht fast immer mit einer hochgradigen Entmarkung im Großhirn einher. Dabei wird das Ausmaß der infolge des Ganglienzellunterganges zu erwartenden Wallerschen Degeneration weit übertroffen (BÉRARD-BADIER et al., 1958; ARONSON u. VOLK, 1962).

Dies soll anhand eines eigenen Falles dargestellt werden:

Fall 27: M. P., männl., J.Nr. 2307, KspZ Nr. 7212/59, Pathologie Zürich, Nr. 870/59. 2jähriger Knabe, seit langem dement, wird moribund in das Kinderspital Zürich gebracht. Man kann hier nur noch Zeichen einer schweren Hirnkrankheit feststellen und auf Grund eines kirschroten Maculafleckes ophthalmoskopisch die Tay-Sachssche Krankheit diagnostizieren.

Pathologisch-anatomisch finden sich die typischen, schwer geblähten Ganglienzellen überall im Zentralnervensystem. Von ihnen scheinen aber verhältnismäßig wenige zu Grunde gegangen zu sein. Daneben besteht eine hochgradige, unscharf begrenzte Entmarkung im Zentrum semiovale. Dieses ist außerdem stark ödematös. Die Abbauprodukte sind intensiv sudanophil.

Da nur wenige Ganglienzellen der Hirnrinde untergegangen sind, kann es sich bei der Entmarkung nicht um eine einfache Wallersche Degeneration handeln. Möglicherweise kommt es auch im Marklager zu einer primären Speicherung mit anschließendem sudanophilem Abbau.

Die Beteiligung der weißen Substanz bei der Tay-Sachsschen Krankheit geht auch aus den chemischen Befunden hervor: Nicht nur in der grauen Substanz, sondern auch in der weißen findet sich eine Anreicherung des typischen Tay-Sachs-Gangliosids (GM₂, Monosialogangliosid vom Trihexosidtyp) (KLENK, 1947; KLENK et al., 1957; KOREY et al. 1963). Solche Befunde lassen sich selbstverständlich mit einer einfachen Wallerschen Degeneration von der zerstörten Hirnrinde aus nicht erklären.

Neben der typischen Gangliosidose (GM₂) sind auch infantile Fälle mit anderen Speicherprodukten beschrieben worden, z. B. solche mit visceraler Globosidspeicherung (PILZ, MÜLLER, SANDHOFF, TER MEULEN, 1968). Außerdem kommen Fälle mit Speicherung in visceralen Organen vor, so daß hier der Rahmen der amaurotischen Idiotie gesprengt wird. In den meisten dieser Fälle können ebenfalls Marklagerveränderungen festgestellt werden, wenn auch offenbar nicht im gleichen Ausmaß wie bei der TaySachsschen Krankheit (z. B. Fall von JØRGENSEN et al., 1964, bei dem Ceramid-Dihexosid und ein Monosialogangliosid vom Dihexosidtyp nachgewiesen wurde) oder beim Fall von FARKAS-BARGETON (1965) oder bei der Tay-Sachsschen Krankheit mit Hexosaminidase-Defekt (PILZ et al., 1968).

c) Die spätinfantile Form: Sie verläuft klinisch ähnlich, jedoch eindeutig chronischer. Chemisch scheint es sich vorwiegend um die Speicherung eines Monosialogangliosids vom Tri-Hexosidtyp zu handeln (GM₁) (SUZUKI, 1964; JATZKEWITZ u. SAND-

HOFF, 1963; SCHNECK et al., 1964; BORRI u. HOOGHWINKEL, 1968; SEITELBERGER, SLUGA u. BERNHEIMER, 1968). Die Entmarkung fehlt bei diesen Fällen oder steht so im Hintergrund, daß dieselbe von den zitierten Autoren nicht weiter erwähnt wird.

Bei den spätinfantilen Fällen, die mit Myoklonien einhergehen, wird eine Gangliosidspeicherung offenbar nicht bemerkt (SEITELBERGER et al., 1967). Leichte Abblassungen des Marklagers kommen bei diesen Fällen immerhin vor.

d) Juvenile und erwachsene Formen von amaurotischer Idiotie: Hier ist eine Gangliosidvermehrung nicht eindeutig nachzuweisen. Es wird bei solchen Fällen ebenfalls häufig erwähnt, daß eine Entmarkung mäßigen Grades bestehe, oder daß sich in der weißen Substanz perivasculär Fettkörnchenzellen ansammeln (z. B. bei SEITELBERGER et al.; BORNSTEIN et al., 1964). Dasselbe ist bei denjenigen Varianten der amaurotischen Idiotie der Fall, bei denen ein Pigment gespeichert wird (z. B. SEITELBERGER u. SIMMA, 1962).

Zu 1 a. Gargoylismus (Pfaundler-Hurlersche Krankheit): Diese Mucopolysaccharidose mit schweren Skeletanomalien führt im Zentralnervensystem zu einer Speicherung von Gangliosiden. Dabei ist offenbar nicht ein einzelnes, sondern mehrere Ganglioside vermehrt (SCHETTLER u. KAHLKE, 1968). Auch bei dieser Krankheit kommen Entmarkungen vor (MARIE et al., 1955; MATTHYUS, 1959).

Zu 2. Die metachromatische Leukodystrophie wurde bereits ausführlich im 2. Kapitel behandelt (s. S. 15 ff.).

Zu 3. Niemann-Picksche Krankheit (Sphingomyelinose): Es handelt sich um eine familiäre Krankheit, die vorwiegend im Säuglings- und Kleinkindesalter auftritt. Ihr Hauptsymptom ist eine Hepatosplenomegalie. Die Beteiligung des Nervensystems kann stark sein oder fehlen. Ist es beteiligt, so wird gelegentlich Entmarkung festgestellt (CROCKER u. FARBER, 1968).

Zu 4. Globosidose (SANDHOFF et al., 1967): Diese Krankheit ist der Tay-Sachsschen sehr ähnlich. Nur kommt es außer der Speicherung des Tay-Sachs-Gangliosids und des entsprechenden Asialogangliosids auch zur Anreicherung des Nierenglobosids in den visceralen Organen. Um einen solchen Fall scheint es sich beim Patienten von PILZ et al. (1968) zu handeln. Wie bereits im Abschnitt über Tay-Sachssche Krankheit erwähnt, war die Entmarkung bei diesem Falle beträchtlich.

Zu 5. Fabrysche Krankheit (Angiokeratoma corporis diffusum resp. Ceramid-Trihexosidose): Die Beteiligung des Zentralnervensystems ist bei dieser Krankheit gering und beschränkt sich auf die Ganglienzellen einiger vegetativer Kerne. Dementsprechend kommt es auch nicht zu einer Entmarkung.

Zu 6. Cytosidose (JERVIS et al., 1962): Diese Krankheit ist der Gaucherschen Krankheit klinisch und anatomisch so ähnlich, daß eine besondere Erörterung sich erübrigt.

Zu 7. Gauchersche Krankheit (Glucocerebrosidose): Sie kommt in allen Altersstufen vor und manifestiert sich besonders durch die Hepatosplenomegalie, später auch durch die progressive cerebrale Symptomatik. Im Gehirn kommt es zur Glucocerebrosidspeicherung in den mesenchymalen Elementen und in Ganglienzellen. Beim infantilen M. Gaucher sind die Veränderungen der weißen Substanz auffallend gering (MAHONEY et al., 1960; NORMAN et al., 1956; SCHAIRER, 1948). Besonders deutlich können sie auf der efferenten Seite des Dentatums sein (BANKER et al., 1962; SEITELBERGER, 1964). Diesem Befund entspricht auch ein erheblicher Ganglienzellbefall im Nucleus dentatus.

b) Übrige Lipidosen

Von diesen sind im Zusammenhang mit der Entmarkung einzig zwei Cholesterinosen von Belang: Die *Hand-Schüller-Christiansche Krankheit* und die *Wolmansche Krankheit.*

Die *Wolmansche Krankheit* charakterisiert der Autor selbst als tödliche familiäre Krankheit, welche die Befallenen spätestens im dritte Lebensmonat tötet (WOLMAN, 1968). Sie ist gekennzeichnet als Xanthomatose mit Beteiligung von Nebennieren, Milz, Lymphknoten, Thymus, Knochenmark, Dünndarm, Lungen und Leber. Es kommt dabei zur Verkalkung der Nebennieren. Im Gehirn finden sich schaumige Lipidanhäufungen in einzelnen Ganglienzellen verschiedener Kerne von Hirnstamm und Cerebellum. Fettansammlungen finden sich auch in Histiocyten und Mikrogliazellen, seltener auch in Astrocyten der weißen Substanz.

Die *Lipoidgranulomatose von Hand, Schüller und Christian* befällt meist Skelet, Lunge, Nieren, Lymphknoten und Haut. Bei cerebraler Manifestation werden in erster Linie die Hypophysen- und Hypothalamusgegend, seltener auch das Kleinhirn, der Hirnstamm und das Großhirn befallen (MÜLLER, 1963). Die granulomatösen Herde können unter Umständen mit Entmarkungsherden verwechselt werden, weshalb die Krankheit hier kurz erwähnt wurde.

B. Glykogenspeicherkrankheiten

Die Angaben über die Schädigung der weißen Substanz bei dieser Krankheitsgruppe sind unterschiedlich. CROME et al. (1963) heben hervor, daß die Bemarkung normal weit fortschreitet und auch keine Zerfallserscheinungen der Markscheiden auftreten. Dagegen bestand in den Fällen dieser Autoren eine deutliche Fasergliose des Marklagers.

Im Gegensatz dazu zeigt BARGETON (1961/63) Bilder mit erheblicher Lichtung des Markscheidenbestandes. In ihrem Falle erinnert auch die topographische Verteilung der intraganglionären Speicherung an die metachromatische Leukodystrophie.

4. Entmarkung bei Störungen des Aminosäurestoffwechsels

Durch die Verbesserung biochemischer Methoden werden zur Zeit fortwährend neue Erkrankungen infolge Störungen des Aminosäuremetabolismus beschrieben. Gut neuropathologisch untersuchte Fälle liegen jedoch nur vereinzelt vor. Wir werden deshalb unsere Schilderung auf die Phenylketonurie (FØLLING, 1934), die Ahornsirup-Krankheit (MENKES et al., 1954) und die Lowesche Krankheit (oculo-cerebro-renales Syndrom; LOWE et al., 1952) beschränken. In bezug auf die Stoffwechselstörungen und die Klinik sei auf die Literatur verwiesen. Bei der vorliegenden Schilderung halten wir uns im wesentlichen an die Arbeiten von MALAMUD (1966; Phenylketonurie), HOOFT et al. (1966; Lowesches Syndrom) und SILBERMAN et al. (1961; Ahornsirup-Krankheit).

Der Neuropathologie dieser Krankheiten gemeinsam ist eine deutliche Verminderung der Markscheiden. Sie ist im Großhirn am deutlichsten, kann aber auch in allen andern Abschnitten des Zentralnervensystems nachgewiesen werden. Alle von MALA-MUD beschriebenen Phenylketonurien zeigten überdies einen deutlichen Status spongiosus. Der gleiche Befund findet sich auch bei den von SILBERMAN et al. publizierten Patienten mit Ahornsirup-Krankheit. Er ist hier offenbar besonders deutlich im Hirnstamm, z. B. im hinteren medialen Längsbündel. Demgegenüber weist der von HOOFT et al. mitgeteilte Fall von Loweschem Syndrom keinen Status spongiosus auf, dafür aber eine intensive Fasergliose. Ein ähnlicher Befund wurde bei Phenylketonurie auch von SCHULZ beschrieben. Im Zusammenhang mit unserer Arbeit interessant ist der Fall CROMES (1965), der an einer Phenylketonurie erkrankt war, pathologisch-anatomisch aber die Befunde einer sudanophilen Leukodystrophie zeigte. AKERT et al. haben eine Hemmung der Bemarkung bei experimentell erzeugter „Phenylketonurie" nachgewiesen.

Die Entdeckung von Entmarkungsphänomenen bei Krankheiten des Aminosäurestoffwechsels kann für die Erforschung der diffusen Hirnsklerosen von Bedeutung werden, wie die diffusen Sklerosen mit Teleangiektasien (DIVRY und VAN BOGAERT) zeigen. Von der Morphologie her ist am ehesten bei den spongiformen Leukodystrophien die Möglichkeit einer Störung des Aminosäurestoffwechsels anzunehmen.

Zusammenfassung

Zu einer cerebralen Entmarkung kommt es im Kindesalter bei verschiedenen Krankheiten, die alle progressiv und tödlich verlaufen. Die metachromatische Leukodystrophie ist sicher eine Lipidose (Sulfatidose). Auch die Krabbesche Leukodystrophie gehört wahrscheinlich in diese Krankheitsgruppe. Bei anderen, so der spongiösen Leukodystrophie und der Alexanderschen Krankheit, spielt das Hirnödem eine wichtige Rolle. Die problematische Krankheitsgruppe ist „die" sudanophile Leukodystrophie. Unter diesem Begriff werden sehr verschiedene Krankheiten zusammengefaßt.

Am besten erforscht ist die metachromatische Leukodystrophie oder Sulfatidose. Ihre Speicherprodukte sind sowohl lichtmikroskopisch-histochemisch als auch ultrastrukturell und chemisch bekannt. Es handelt sich um Sulfatester der Cerebroside (Sulfatide), die sich unter bestimmten Bedingungen histochemisch darstellen (Metachromasie) und auch ultrastrukturell charakteristisch aufgebaut sind. Der ihr zugrunde liegende Enzymdefekt, der Mangel an Sulfatase, ist so gut bekannt, daß er bereits für diagnostische Tests verwendet wird.

Als Gegenstück zur metachromatischen Leukodystrophie ist die Krabbesche Leukodystrophie zu betrachten, bei welcher ein Mangel an Sulfotransferase besteht. Dieses Enzym ermöglicht die Synthese von Sulfatiden aus Cerebrosid und Sulfatgruppen — im Gegensatz zur Sulfatase, welche die Sulfatide spaltet. Wahrscheinlich sind die gespeicherten Substanzen in den Globoidzellen — dem morphologischen Charakteristikum dieser Krankheit — enthalten. Möglicherweise ist auch bei der Krabbeschen Leukodystrophie die Speichersubstanz von charakteristischem ultrastrukturellem Aspekt.

Metachromatische und Krabbesche Leukodystrophie haben einen typischen klinischen Verlauf, so daß die Diagnose schon auf Grund desselben vermutet werden kann. Die Forschung wird sich in Zukunft wohl besonders mit der Rolle der verschiedenen Zellorganellen und ihrer Beziehung zum Markscheidenstoffwechsel befassen müssen.

Im Gegensatz zu diesen beiden Formen von diffuser Hirnsklerose sind diejenigen mit sudanophilem Abbau erst oberflächlich bekannt. Die Hypothesen über diese Krankheiten knüpfen vor allem an die Resultate der multiple Sklerose-Forschung an. Besonderes Interesse unter den sudanophilen Leukodystrophien beansprucht die Kombination von Nebennierenrindenatrophie: Sie hat einen typischen klinischen Verlauf, ist wahrscheinlich recessiv-geschlechtsgebunden vererbt und befällt ausschließlich Knaben im Vorpubertätsalter. Neben dem Vollbild kommen Fälle von sudanophiler diffuser Hirnsklerose vor, bei denen einzelne Symptome darauf hinweisen, daß eine Nebennierenrindenatrophie im Spiele sein könnte. Bei allen Fällen mit progredientem Hirnleiden sollten daher die Nebennieren klinisch und pathologisch-anatomisch sorgfältig untersucht werden. Es ist bis heute nicht gelungen, die kausale Verknüpfung zwischen der sudanophilen Leukodystrophie und der Nebennierenatrophie zu klären. In dieser Arbeit wird die Vermutung geäußert, daß eine genetische Störung des Cholesterinstoffwechsels sowohl zur einen wie auch zur andern Komponente der Krankheit führt.

Die Klassifikationsfragen bei der sudanophilen Leukodystrophie erstrecken sich bis zur Pelizaeus-Merzbacherschen Krankheit. Sie wird von mehreren Autoren den sudanophilen Leukodystrophien zugeordnet, was aber fragwürdig erscheint, da sich bei diesen Fällen mit tigerfellartiger Entmarkung nur wenige sudanophile Abbauprodukte finden.

Die spongiöse Leukodystrophie und die Alexandersche Krankheit sind extrem selten. Auch sie scheinen klinisch typisch zu verlaufen. Bei beiden Krankheiten tritt ein massives Hirnödem auf, so daß ihre Erforschung am besten von den Untersuchungen über das Hirnödem ausgeht. Bei der Alexanderschen Krankheit werden außerdem Rosenthalsche Fasern gefunden, deren Entstehungsbedingungen erst unvollständig bekannt sind.

Literatur

1. Kapitel

Einleitung

ADAMS, C. W. M.: Histochemical mechanisms of the Marchi-reaction for degenerating myelin. J. Neurochem. 2, 178—186 (1958).
— Neurohistochemistry. Amsterdam-London-New York: Elsevier 1965.
— DAVISON, A. N.: The occurrence of esterified cholesterol in the developing nervous system. J. Neurochem. 4, 282—289 (1959).
AKERT, K., HABLE, K., WANG, H. L., WAISMANN, H. A.: Ultrastructural cerebral changes in experimental phenylketonuria. Rep. VIIth International Congress of Neurology, Sept. 1961, pp. 29—32.
BARGETON-FARKAS, E., EDGAR, G. W. F.: Anatomo-chemical studies on a case of congenital sudanophilic leucodystrophy. Acta neuropath. (Berl.) 3, 378—387 (1964).
BARTON, A. A.: An Electron microscope study of degeneration and regeneration of nerve. Brain 85, 799—808 (1962).
BIELSCHOWSKY, M., HENNEBERG, R.: Über familiäre diffuse Sklerose (Leukodystrophia cerebri progressiva hereditaria). J. Psychol. Neurol. (Lpz.) 36, 131—181 (1928).
BIETH, R., FREYSZ, L., NUSSBAUM, J. L., MANDEL, P.: Incorporations du 32 p dans les phosphatidyls et phosphatidals composés du cerveau de Rat au cours de la croissance. J. Physiol. (Lond.) 54, 294—295 (1962).
BISCHOFF, A., MOOR, H.: Ultrastructural differences between the myelin sheaths of peripheral nerve fibers and CNS white matter. Z. Zellforsch. 81, 303—310 (1967).
— — The ultrastructure of the "Difference Factor" in the myelin. Z. Zellforsch. 81, 571—580 (1967).
— RÖSLER, H.: Arbeit in Vorbereitung (1968).
BLIX, G.: Zur Kenntnis der schwefelhaltigen Lipoidstoffe des Gehirns. Hoppe-Seylers Z. physiol. Chem. 219, 82 (1933).
v. BOGAERT, L.: Une leuco-encéphalite sclérosante subaigue. J. Neurol. Psychiat. 8, 101—120 (1945).
— BERTRAND, I.: Sur une idiotie familiale avec dégénérescence spongieuse du nevraxe. Acta neurol. belg. 49, 572 (1949).
BOUTEILLE, M., FONTAINE, G., VEDRENNE, CL., DELARNE, J.: Sur un cas d'encéphalite subaigue à inclusions. Etude anatomo-clinique et ultrastructurale. Rev. neurol. 114, 454—458 (1965).
BRANTE, G.: (1952), zit. b. BRANTE 1960.
— Studies on lipids in the central nervous system with special reference to qualitative chemical determination and topical distribution. Acta physiol. scand. 18 (Suppl. 63), 470 (1960).
BUNGE, M. B., BUNGE, R. P., PAPPAS, G. D.: Electronmicroscopic demonstration of connections between glia and myelin sheaths in developing mammalial central nervous system. J. cell. Biol. 12, 448—452 (1962).
— — RIS, H.: Ultrastructural study of Remyelination in experimental lesion in adult cat spinal cord. J. biophys. biochem. Cytol. 10, 67—94 (1961).
CLARENBURG, R., CHAIKOFF, I. L., MORRIS, M. D.: Incorporations of injected cholesterol into the myelinating brain of the 17-day-old rabbit. J. Neurochem. 10, 135—143 (1963).

CONEL, J. L.: The postnatal development of the human cerebral cortex, Vol. I—VI. Harvard University Press 1939—1951.

CUMINGS, J. N.: Metabolic diseases of the nervous system. In: Diseases of Metabolism. Ed.: GARFIELD and DUNCAN. Philadelphia-London: W. B. Saunders Co. 1964, pp. 1405—1439.

— GOODWIN, H., WOODWARD, E. M., CURZON, G.: Lipids in the brains of infants and children. J. Neurochem. 12, 469—481 (1965).

DAVID, E., MARX, J., DAVID, H.: Zur Feinstruktur des experimentell erzeugten subakuten und chronischen Hirnödems. Acta neuropath. 9, 217—232 (1967).

DAVISON, A. N., DOBBING, J., MORGAN, R. S., WRIGHT, G. P.: The deposition and disposal of 4-^{14}C-Cholesterol in the brain of growing chickens. J. Neurochem. 3, 89—94 (1958).

— — — — Metabolism of myelin: The persistence of 4-^{14}C-Cholesterol in the mammalian central nervous system. Lancet 1959 I, 658—660.

DEBUCH, H.: Über die Bildung der Plasmalogene zur Zeit der Myelinisierung bei der Ratte. Hoppe-Seylers Z. physiol. Chem. 338, 1—10 (1964).

DIEZEL, P. B.: Die Stoffwechselstörungen der Sphingolipoide. Berlin-Göttingen-Heidelberg: Springer 1957.

EDGAR, G. W. F.: Approche biochimique des lipidoses et des leucodystrophies. Rev. neurol. 92, 277—284 (1955).

— Morphological and chemical considerations concerning familial leuco-dystrophia and its possible relationship to lipidoses. Folia psychiat. neerl. 59, 33—57 (1956).

— Leuco-Dystrophy as an "inborn metabolic error" comparable to lipidoses. In: Cerebral Lipidoses. Ed.: J. N. CUMINGS. Oxford: Blackwell 1957, p. 186.

FEIGIN, J.: A method for the histochemical differentiation of cholesterol and its esters. J. biophys. biochem. Cytol. 2, 213—214 (1956).

— POPOFF, N.: Neuropathological changes late in cerebral edema. The relationship to trauma, hypertensive disease and Binswangers encephalopathy. J. Neuropath. exp. Neurol. 22, 500—511 (1963).

FERRARO, A., DAVIDOFF, L.: The reaction of oligodendroglia to injury of the brain: Arch. Path. 6, 1030 (1928).

FINEAN, J. B.: Structural features of lipid and lipoprotein complexes in nerve myelin. In: International Conference on Biochemical Problems of Lipids. Brussels 1953, pp. 82—91.

— X-ray diffraction analysis of nerve myelin. In: Modern Scientific Aspects of Neurology. Ed.: J. N. CUMINGS. London: E. Arnold 1960, pp. 232—254.

FISCHL, R.: Zur Kenntnis der Encephalitis beim Säugling. Jb. Kinderheilk. 49, 1899, 58—66.

FLECHSIG, P.: Die Leitungsbahnen in Gehirn und Rückenmark des Menschen. Leipzig: Engelmann 1876.

FOLCH, J., CASALS, J., POPE, A., MEATH, J. A., LE BARON, F. N., LEES, M.: Chemistry of myelin development. Progress in neurobiology IV. In: Biology of Myelin. Ed.: S. R. KOREY. New York: Harper-Hoeber 1959, pp. 122—137.

FRIEDE, R. L.: A quantitative study of myelination in hydrocephalus. J. Neuropath. exp. Neurol. 21, 645—648 (1962).

— Topographic brain chemistry. New York-London: Academic Press 1966.

GASSER, H. S., GRUNDFEST, H.: Axon diameters in relation to spike dimensions and conduction velocity in mammalian fibers. Amer. J. Physiol. 127, 393—414 (1939).

GEREN, B.: The formation from Schwann cell surface of myelin in the peripheral Nerve of chick embryos. Exp. cell. Res. 7, 558—562 (1954).

GILMORE, S. A.: Delayed myelination of neonatal rat spinal cord induced by x-irradiation. Neurology 16, 749—753 (1966).

GIOLLI, R. A., SCULLY, J. M.: A note on the mechanism of the Marchi-reaction in degenerating myelin. Experientia 24, 474 (1968).

GLUSZ, A.: On the periventricular septic necrosis of the brain in premature infants. IV. Internat. Congr. Neuropath. (München) 3, 49 (1962).

GREENFIELD, J. G.: A form of progr. cerebral sclerosis in infants associated with primary degeneration of the interfasc. glia. J. Neurol. Psychopath. 13, 289—302 (1933); — Proc. roy. Soc. Med. 26, 690—697 (1933).

— The classification of diffuse demyelinating sclerosis of the brain on the basis of pathogenesis. Folia psychiat. neerl. 53, 255—267 (1950).

GREENFIELD, J. G.: Spontaneous diseases associated with demyelination in man and animals. Atti del primo congresso internazionale di istopatologia del sistema nervoso. Roma 1952, pp. 107—120.

— Neuropathology. 1st ed. London: Edward Arnold (Publ.) 1958.

HABERFELD, SPIELER: Zur diffusen Hirn-Rückenmarks-Sklerose im Kindesalter. Dtsch. Z. Nervenheilk. 40, 436 (1910).

HAGER, H.: Die feinere Cytologie und Cytopathologie des Nervensystems, dargestellt auf Grund elektronenmikroskopischer Befunde. Stuttgart: G. Fischer-Verlag 1964.

HEUBNER, O.: Über diffuse Hirnsklerose. Charité-Ann. 22, 298—310 (1897).

HIRSCH, TH. V., PEIFFER, J.: A histochemical study of the prelipid and metachromatic degenerative products in leuko-dystrophy. In: Cerebral Lipidosis. Oxford: Blackwell 1957, p. 68.

VAN HOUTEN, W. H., FRIEDE, R. L.: Histochemical study of experimental demyelination produced with cyanide. Exp. Neurol. 4, 402—412 (1961).

HURST, E. W.: Experimental demyelination in the central nervous system. The encephalopathy produced by potassium cyanide. Aust. J. exp. Biol. med. Sci. 18, 201 (1940).

JACOB, H.: Über diffuse Markdestruktion im Gefolge eines Hirnödems (diffuse Ödemnekrose des Hemisphärenmarks). Z. Neurol. 168, 383—395 (1940).

IBRAHIM, M. Z. M., MORGAN, R. S., ADAMS, C. W. M.: Histochemistry of the neuroglia and myelin in experimental cerebral oedema. J. Neurol. Neurosurg. Psychiat. 28, 91—98 (1965).

JOHNSON, A. C.: Concentration of lipids in the brains of infants and adults. Biochem. J. 44, 573—577 (1948).

— MacNABB, A. R., ROSSITER, R. J.: Chemistry of Wallerian degeneration. Arch. Neurol. (Chic.) 64, 105 (1950).

KLENK, E.: Neuraminsäure, das Spaltprodukt eines neuen Gehirnlipoids. Hoppe-Seylers Z. physiol. Chem. 268, 50 (1941).

KOENIG, H., BUNGE, M. B., BUNGE, R. P.: Nucleic acid and protein metabolisms in white matter. Arch. Neurol. (Chic.) 6, 177—193 (1962).

KOENIGSMARK, B. W., SIDMAN, R. L.: Origin of brain macrophages in the mouse. J. Neuropath. exp. Neurol. 22, 643—676 (1963).

KOREY, S. R., ORCHEN, M.: Plasmalogens of the nervous system. I.: Deposition in the developing rat brain and incorporation of C^{14} isotope from acetate and palmitate in the alpha- and beta-unsaturated ether chain. Arch. biochem. 83, 381—389 (1959).

KRABBE, K.: A new infantile form of diffuse sclerosis of the brain. Brain 39, 74—114 (1916).

LEE, J. L., BAKEY, L.: Ultrastructural changes in the edematous central nervous system. I: Triethyl-tin edema. Arch. Neurol. (Chic.) 13, 48—57 (1965).

LUCAS-KEENE, M. F., HEWER, E. E.: Some observations on myelination in the human central nervous system. J. Anat. (Lond.) 66, 1—13 (1931).

LUMSDEN, C. E.: Cyanide leucoencephalopathy in rats and observations on the vascular and ferment hypotheses of demyelinating disease. J. Neurol. Neurosurg. Psychiat. 13, 1 (1950).

— In: Multiple Sclerosis. Eds.: D. McALPINE, N. D. COMPSTON, and C. E. LUMSDEN. Edinburgh-London: E. & S. Livingstone Ltd. 1955, p. 242.

LÜTHY, F., BISCHOFF, A.: Die Pelizaeus-Merzbacher'sche Krankheit und ihre Zuordnung zu den Leukodystrophien anhand von drei eigenen familiären Fällen. Acta neuropath. 1, 113—134 (1961).

McMURRAY, W. C.: Metabolism of phosphatides in developing rat brain. II: Labelling of plasmalogens and other alkali-stable lipids from radioactive cytosine nucleotides. J. Neurochem. 11, 315—326 (1964).

MERZBACHER, L.: Über die Pelizaeus-Merzbacher'sche Krankheit. Zbl. ges. Neurol. Psychiat. 32, 202 (1923).

MOSER, H. W., MOSER, A. B., KHANN, G. M.: The dynamics of a lipidosis. Turnover of sulfatide steroid sulfate, polysaccharide sulfate in metachromatic leucodystrophy. Arch. Neurol. (Chic.) 17, 494—511 (1967).

V. MURALT, ALEX: Die Signalübermittlung im Nerven. Birkhäuser-Verlag 1945.

NORMAN, R. M.: In: Greenfield's Neuropathology, Edward Arnold (Publ.) 1963.

PEARSE, A. G. E.: Histochemistry, theoretical and applied. Boston (Mass.): Little, Brown 1961.

Pelizaeus, F.: Über eine eigenartige familiäre Entwicklungshemmung, vornehmlich auf motorischem Gebiet. Arch. Psych. 31, 100—104 (1899).

Petresco, A.: Contributions histochimiques à l'étude des lipides dans les lésions demyélinisantes. Ann. Histochim. 11, 237—253 (1966).

Pette, E.: Masles Virus: A causative Agent in multiple Sclerosis? Neurology 18, 168 (1968).

— Pette, H.: Multiple Sklerose, ein immunologisches Problem. Wien. klin. Wschr. 75, 482—485 (1963).

Pilz, H., Mehl, E.: Untersuchungen zur Lipoidzusammensetzung des menschlichen Myelins. Hoppe-Seylers Z. physiol. Chem. 346, 306—309 (1966).

Plum, F., Posner, J. B., Hain, R. F.: Delayed neurological deteriorations after anoxia. Arch. int. Med. 110, 18—25 (1962).

Pritchard, E. T.: The formation of phospholipids from ^{14}C-labelled precursors in developing rat brain in vivo. J. Neurochem. 10, 495—502 (1963).

Roback, H. N., Scherer, H. J.: Über die feinere Morphologie des frühkindlichen Gehirns unter besonderer Berücksichtigung der Gliaentwicklung. Virchows Arch. path. Anat. 294, 336—413 (1935).

Robertson, J. D.: The ultrastructure of adult vertebrate peripheral myelinated nerve fibers in relation to myelinogenesis. J. biophys. biochem. Cytol. 1, 271—278 (1955).

Roessman, U., Friede, R. L.: Entry of labelled monocytic cells into the central nervous system. Acta neuropath. 10, 359—362 (1968).

Schettler, G.: Lipids and lipidoses. Berlin-Heidelberg-New York: Springer 1967.

Schilder, P.: Zur Kenntnis der sogenannten diffusen Sklerose. Z. Neur. 10, 1—60 (1912).

— Zur Frage der Encephalitis periaxialis diffusa. Arch. Psych. 15, 359 (1913).

— Die Encephalitis periaxialis diffusa. Arch. Psych. 71, 327—356 (1924).

Schmidt, W. J.: Doppelbrechung und Feinbau der Markscheide der Nervenfasern. Z. Zellforsch. 23, 657—676 (1936).

Schmitt, F. O., Bear, R. S., Palmer, K. J.: X-ray diffraction studies on the structure of myelin sheath. J. cell. comp. Physiol. 18, 31—41 (1941).

Schnabel, R.: Eine topochemische Methode zur Differenzierung des freien und veresterten Cholesterins. Acta histochem. 18, 161—167 (1964).

Scholz, W.: Klinische, pathologisch-anatomische und erbbiologische Untersuchungen bei familiärer diffuser Hirnsklerose im Kindesalter. (Ein Beitrag zur Lehre von den Heredodegenerationen.) Z. ges. Neurol. Psychiat. 99, 651—717 (1925).

— Regressive bzw. dystrophische Krankheitsprozesse, sogenannte Degenerationsprozesse. Für die allgemeine Histopathologie degenerativer Prozesse bedeutsame morphologische, histochemische und strukturphysiologische Daten. Handb. spez. path. Anat. XIII/1A, 42—256 (1957).

Schultz, A.: Eine Methode zum mikrochemischen Cholesterinnachweis am Gewebsschnitt. Zbl. allg. Path. path. Anat. 35, 314—317 (1924).

Schwartz, Ph.: Die Geburtsschäden des Gehirns und die Virchow'sche Encephalitis interstitialis neonatorum. Zbl. Path. 32, 57 (1921).

Seitelberger, F.: Histochemistry of demyelinating diseases proper including allergic encephalomyelitis and Pelizaeus-Merzbacher's disease. In: Modern Scientific Aspects of Neurology. Ed.: J. N. Cumings. London: E. Arnold 1961, p. 146.

Seitz, L.: Über Hirndrucksymptome infolge intrakranieller Blutungen und mechanischer Insulte. Arch. Gynäk. 82, 528 (1907).

Siegmund, H.: Geburtstraumatische Veränderungen des Zentralnervensystems. Handb. spez. path. Anat. XIII/3, 239—287 (1955). Berlin-Göttingen-Heidelberg: Springer.

Sjöstrand, F. S.: The lamellated structure of the nerve myelin sheath as revealed by high resolution electron microscopy. Experientia (Basel) 9, 68—69 (1953).

— Electron microscopy of myelin and of nerve cells and tissues. In: Modern Scientific Aspects of Neurology. Ed.: J. N. Cumings. London: E. Arnold 1960, pp. 188—231.

Spielmeyer, W.: Histopathologie des Nervensystems. Berlin: Springer 1922.

Srere, P. A., Chaikoff, I. L., Treitman, S. S., Burstein, L. S.: The extrahepatic synthesis of Cholesterol. J. Biol. Chem. 182, 629—634 (1950).

Strümpell, A.: Über diffuse Hirnsklerose. Arch. Psychiat. Nervenkrankh. 9, 268 (1879).

Suzuki, K.: Ganglioside patterns of normal and pathological brains. In: Inborn disorders of sphingolipid metabolism. Ed.: M. Aronson and B. W. Volk. Pergamon Press 1967, pp. 215—230.

Svennerholm, L.: Quantitative estimation of gangliosides in senile human brains. Acta Soc. Med. upsalien. 62, 1—16 (1957).

Tani, E., Evans, J. P.: Electron microscope studies of cerebral swelling. II. Alterations of myelinated nerve fibers. Acta neuropath. 4, 604—623 (1965).

Thompson, R. H. S.: A biochemical approach to the problem of multiple Sclerosis. Proc. roy. Soc. Med. 59, 269—276 (1966).

Tingey, A. H.: Human brain lipids at various ages in relation to myelination. J. ment. Sci. 102, 851—855 (1956).

Tommasi, M., Dechaume, J., Girard, P. F., Roche, L.: Documents anatomiques concernant les lésions cérébrales de l'intoxication aigue par l'oxide de carbone. Rev. Lyon. Méd. 11/6, 451—454 (1962).

Viola, M. P.: Histochemical differences between glial nuclei of the rats spinal cord. Sperimentale 113, 317—333 (1963).

Virchow, R.: Congenitale Encephalitis und Myelitis. Virchows Arch. 44, 472 (1858).

Wechsler, W.: Zur Feinstruktur normaler embryonaler, reaktiver und blastomatöser Zellen des Nervensystems. Verh. Dtsch. Gesellsch. Path. 48. Tagung. Stuttgart: G. Fischer-Verlag 1964, S. 130—134.

— Die Entwicklung der Gefäße und der perivasculären Gewebsräume im Zentralnervensystem von Hühnern (Elektronenmikroskopischer Beitrag zur Kenntnis der morphologischen Grundlagen der Bluthirnschranke während der Ontogenese). Z. Anat. Entwickl.-Gesch. 124, 367—395 (1965).

Weigert, C.: Fortschr. Med. 3, 236 (1885).

Wohlwill, F.: Zur Frage der Encephalitis congenita (Virchow). I. Teil. Z. Neurol. Psychiat. 68, 384—415 (1921).

Yakovlev, J., André-Roch Lecours: The regional development of the brain in early life. Ed.: Alexandre Minkowski. Oxford: Blackwell 1967.

Zeman, W., Kolar, O.: Reflections on the etiology and pathogenesis of subacute sclerosing panencephalitis. Neurology 18, 1—7 (1968). (No. 1, Part II.)

2. Kapitel

Metachromatische Leukodystrophie

Abraham, K., Lampert, P.: Intraneuronal lipid deposits in metachromatic leukodystrophy. Neurology 13, 686—692 (1963).

Adams, C. W. M.: Neurohistochemistry. Amsterdam: Elsevier 1965.

Adams, R. D.: Diskussionsbemerkung: Ultrastructure and cellular chemistry of neural tissue. Ed.: Waelsch. New York: Hoeber-Harper 1957, p. 62.

— Kubik, Ch. S.: The morbid anatomy of demyelinating diseases. Amer. J. Med. 12, 510—546 (1952).

Allen, R. J., McCusker, J. J., Tourtelotte, W. W.: Metachromatic leukodystrophy. Clinical, histochemical and cerebrospinal fluid abnormalities. Pediatrics 30, 629—638 (1962).

Aleu, F. P., Terry, R. D., Zellweger, H.: Electron microscopy of two cerebral biopsies in gargoylism. J. Neuropath. exp. Neurol. 24, 304 (1965).

Alzheimer, A.: In: Histologische und histopathologische Arbeiten. Hrsg.: F. Nissl und A. Alzheimer. Vol. III, Part 3, S. 401 (1910).

Andersen, H. A.: Leucodystrophy in mink. A biochemical study. Acta neuropath. 7, 297 to 304 (1967).

D'Angelo, C., Giacomo, P.: Contributo istopatologico ed istochimico alla conoscenza delle malattie demielinizzanti (illustrazione di un caso di leucodistrofia con un nuovo tipo di tesaurosi delle cellule). Lav. neuropsich. 33, 134—166 (1963).

AUREBECK, G., OSTERBERG, K., BLOW, M., SHELLY CHOU, NELSON, E.: Electron microscopic observations on metachromatic leucodystrophy. Arch. Neurol. 11, 273—288 (1964).

AUSTIN, J. H.: Metachromatic form of diffuse cerebral sclerosis. I. Diagnosis during life by urine sediment examinations. Neurology 7, 415 (1957).

— Metachromatic form of diffuse cerebral sclerosis. II. Diagnosis during life by isolation of metachromatic lipids from urine. Neurology 7, 716 (1957).

— Metachromatic form of diffuse cerebral sclerosis. III. Significance of sulfatide and other lipid abnormalities in white matter and kidney. Neurology 10, 470—483 (1960).

— McAFEE, D., SHEARER, L.: Metachromatic form of diffuse cerebral sclerosis. IV. Low sulfatase activity in the urine of nine living patients with metachromatic leukodystrophy. Arch. Neurol. (Chic.) 12, 447—455 (1965).

— ARMSTRONG, D., SHEARER, L.: Metachromatic form of diffuse cerebral sclerosis. V. The nature and significance of low sulfatase activity; a controlled study of brain, liver, kidney in four patients with metachromatic leukodystrophy. Arch. Neurol. (Chic.) 13, 593—614 (1965).

— ARMSTRONG, D., SHEARER, L., McAFEE, D.: Metachromatic form of diffuse cerebral sclerosis. VI. A rapid test for the sulfatase A deficiency in metachromatic leukodystrophy (MLD) in urine. Arch. Neurol. (Chic) 14, 259—269 (1966).

— Observations in metachromatic leucoencephalopathy. Trans. Amer. Neurol. Acad. 149 (1958).

— Metachromatic sulfatide in cerebral white matter and kidney. Proc. Soc. Exp. Biol. Med. 100, 361 (1959).

— Experimental histopathological studies in metachromatic leucoencephalopathy. J. Neuropath. 19, 172—173 (1960).

— Histochemical and biochemical studies in diffuse cerebral sclerosis (metachromatic and globoidbody-forms). Proc. 4th Internat. Congr. Neuropath. 1, 35 (1961). Stuttgart: G. Thieme-Verlag.

— ARMSTRONG, D., BISCHEL, M.: Patterns of sulfatase deficiency in four patients with metachromatic leukodystrophy; histochemical and biochemical correlations. J. Neuropath. exp. Neurol. 25, 139—141 (1966).

— McAFEE, D., ARMSTRONG, D., O'RAUKE, M., SHEARER, L., BACCHAWAT, B.: Abnormal sulphatase activities in two human diseases (metachromatic leukodystrophy and gargoylism). Biochem. J. 93, 15 C—17 C (1964).

BARGETON, E.: The metachromatic form of leukodystrophy and its relationship to lipidoses and demyelination in other metabolic disorders. In: Brain Lipids and Lipoproteins and the Leukodystrophy. Ed.: FOLCH-PI u. BAUER. Amsterdam: Elsevier 1961, pp. 90—103.

BERTRAND, J., THIEFFRY, S., BARGETON, E.: Leukodystrophie familiale et détermination spléno-hépatique caractérisant un trouble général du métabolisme. Rev. neurol. 91, 161—174 (1954).

BIELSCHOWSKY, M., HENNEBERG, R.: Über familiäre diffuse Sklerose (Leukodystrophia cerebri progressiva hereditaria). J. Psychol. Neurol. 36, 131—181 (1928).

BISCHEL, M., AUSTIN, J. H., KEMENY, M.: Metachromatic leukodystrophy (MLD). VII: Elevated sulfated acid polysaccharide levels in urine and post mortem tissues. Arch. Neurol. (Chic.) 15, 13—28 (1966).

BISCHOFF, A.: Persönliche Mitteilung (1968).

— ULRICH, J.: Amaurotische Idiotie in Verbindung mit metachromatischer Leukodystrophie: Übergangsform oder Kombination? Acta neuropath. 8, 292—308 (1967).

BLACK, J. W., CUMINGS, J. N.: Infantile metachromatic leukodystrophy. J. Neurol. Neurosurg. Psychiat. 24, 233—239 (1961).

BODIAN, M., LAKE, B. D.: The rectal approach to neuropathology. Brit. J. Surg. 50, 702—714 (1963).

BRAIN, W. R., GREENFIELD, J. G.: Late infantile leuco-encephalopathy with primary degeneration of the interfascicular oligodendroglia. Brain 73, 291—316 (1950).

BRANDBERG, O., SJÖWALL, E.: Zur Kenntnis der diffusen Hirnsklerose. Z. ges. Neurol. Psychiat. 170, 131—147 (1940).

BRANDER, N. R., PALLUDAN, B.: Leucoencephalopathy in minks. Acta vet. scand. 6, 41—51 (1965).

O'Brien, J. S., Sampson, E. L.: Myelin membrane: a molecular abnormality. Science 150, 1613 (1965).

Bubis, J. J., Adlesberg, L.: Congenital metachromatic leukodystrophy. Report of a case. Acta neuropath. 6, 298—302 (1966).

Canelas, H. M., Iriya, K., Escalante, O. D., De Jorge, F. B.: The diagnosis of metachromatic leukodystrophy during life. Metachromatic lipids in saliva and cerebrospinal fluid sediments and in the carotid glands. Arch. neuropsiquiat. 22, 122—127 (1964).

Case Report of the Mass. Gen. Hospital 81, 1962, New. Engl. J. Med. 267, 1198 (1962).

Christensen, E., Palludan, B.: Late infantile familial metachromatic leucodystrophy in minks. Acta neuropath. 4, 640—645 (1965).

— Melchior, J. C., Negri, S.: A comparative study of 16 cases of diffuse sclerosis with special reference to the histopathological findings. Acta Neur. Scand. 37, 1961, 163—207.

Cogan, D. G., Kuwabara, T., Richardson, E. P., Lyon, G.: Histochemistry of the eye in metachromatic leucoencephalopathy. Arch. ophthalm. 60, 397—402 (1958).

Cravioto, H.: In vivo and in vitro studies of Metachromatic Leukodystrophy. J. Neuropath. exp. Neurol. 26, 157—158 (1967).

— O'Brien, J. S., Landing, B. H., Finck, B.: Ultrastructure of peripheral nerve in metachromatic leukodystrophy. Acta neuropath. 7, 111—129 (1966).

Cumings, J. N.: In: Cerebral Lipidoses. Ed.: J. N. Cumings. Oxford 1957, p. 112.

Dayan, A. D.: Peripheral neuropathy of metachromatic leukodystrophy: Observations on segmental demyelination and remyelination and the intracellular distribution of sulfatide. J. Neurol. Neurosurg. Psychiat. 30, 311—318 (1967).

Diezel, P. B.: Die Stoffwechselstörungen der Sphingolipoide. Berlin-Göttingen-Heidelberg: Springer 1957.

— Richardson, E. P.: Histochemical and neuropathological studies on leukodystrophy (degenerative diffuse cerebral sclerosis Scholz-Bielschowsky-Henneberg type). J. Neuropath. exp. Neurol. 16, 130—132 (1957).

Edgar, G. W. F.: Morphological and chemical considerations concerning familial leucodystrophia and its possible relationship to lipidoses. Folia psychiat. neerl. 59, 33—57 (1956).

Einarson, L., Neel, A. V.: Beitrag zur Kenntnis sklerosierender Entmarkungsprozesse im Gehirn mit besonderer Berücksichtigung der diffusen Sklerosen. Acta Jutland. Aarhus 10, 2 (1938).

Ettinger, A.: Adult form of leukodystrophy of type Scholz-Bielschowsky-Henneberg with metachromatic breakdown products in a 55 year old male. (Clinical-anatomic study.) Psychiat. Neurol. 149, 225—239 (1965).

Farber, S., Vawter, G. S.: Metachromatic Leucoencephalopathy. J. of Pediatrics 63, 1963, 167.

Feigin, J.: Diffuse cerebral sclerosis (metachromatic leukoencephalopathy). Amer. J. Path. 30, 715—731 (1954).

Fullerton, P. M.: Peripheral nerve conduction in metachromatic leukodystrophy (sulphatide lipidosis). J. Neurol. Neurosurg. Psychiat. 27, 100—105 (1964).

Gardner, D. G., Zeman, W.: Biopsy of the dental pulp in the diagnosis of metachromatic leukodystrophy. Develop. med. Child. Neurol. 7, 620—627 (1965).

Goldfischer, S.: The cytochemical demonstration of lysosomal aryl-sulfatase activity by light and electron microscopy. Histochem. Cytochem. 13, 520—522 (1965).

Greene, H. L., Hug, G., Schubert, W. K.: Metachromatic leukodystrophy. Treatment with arylsulfatase A. Arch. Neurol. 20, 147—153 (1969).

Greenfield, J. G.: A form of progressive cerebral sclerosis in infants associated with primary degeneration of the interfascicular glia. J. Neurol. Psychopath. 13, 289—302 (1933).

— Spontaneous diseases associated with demyelination in man and animals. Atti del primo congresso internat. di istopatologia del sistema nervoso. Roma 1952, pp. 107—120.

— Neuropathology. 1st. ed. London: Edward Arnold (Publ.) 1958.

Grégoire, A.: Ultrastructure des inclusions métachromatiques dans un cas de leucodystrophie. J. Microscopie 3, 343—346 (1964).

— Périer, O., Dustin, P.: Metachromatic leukodystrophy, an electron microscopic study. J. Neuropath. exp. Neurol. 25, 617—663 (1966).

HAGBERG, B.: Clinical symptoms, signs and tests in metachromatic leukodystrophy. Neurochemistry Symposium, VIIth internat. Congr. Neurology 1961. Ed.: FOLCH-PI and BAUER. In: Brain Lipids and Lipoproteins in Leukodystrophy. Amsterdam: Elsevier 1963, pp. 134—146.

— SOURANDER, P., SVENNERHOLM, L.: Sulfatide lipidosis in childhood. Report of a case investigated during life and at autopsy. Amer. J. Dis. Child. 104, 644 (1962).

— — — VOSS, H.: Late infantile metachromatic leucodystrophy of genetic type. Acta paediat. 49, 135—158 (1960).

— SVENNERHOLM, L., WRANNE, B.: The excretion of urinary sulfatides in health and neurological disease. Acta paediat. scand. 54, 409—418 (1965).

HAIN, R. F., LA VECK, G. D.: Metachromatic leuko-encephalopathy; review with illustrative case report. Pediatrics 22, 1064—1073 (1958).

HANSEN, E., OLSEN, S. T., PLUM, C. M.: Hereditary progressive cerebral leukodystrophy. Acta neurol. scand. 37, 208—230 (1961).

HANSSON, H. A., OLSSON, Y., SOURANDER, P.: Experimental studies on the pathogenesis of leukodystrophy. III: Cellular accumulation of injected sulfatides in brain, peripheral nerve and kidney. Acta neuropath. 9, 134—180 (1967).

HELMSTAEDT, E. R.: Über eine Beobachtung von metachromatischer Leukodystrophie. Dtsch. Z. Nervenheilk. 184, 213—284 (1963).

HIRSCH, TH. V., PEIFFER, J.: Über histologische Methoden in der Differentialdiagnose von Leukodystrophien und Lipoidosen. Arch. Psychiat. Nervenkr. 194, 88—104 (1955).

HOLLÄNDER, H.: Der histochemische Nachweis von Schwefelsäureestern mit Trypaflavin. Histochem. 3, 387—395 (1964).

— Über metachromatische Leukodystrophie. II: Relation zwischen Erkrankungsalter und Verlaufsdauer. Arch. Psychiat. Nervenkr. 205, 300—305 (1964).

— Der histochemische Nachweis von Mucopolysacchariden in Sulphatidgranula bei intracellulärer Speicherung von Cerebrosidschwefelsäureestern. J. Neurochem. 12, 335—337 (1965).

— Bildung von Sulphatidgranula nach intracerebraler Injektion von Cerebrosidschwefelsäureestern beim Kaninchen. Arch. Psychiat. Nervenkr. 208, 47—51 (1966).

— PILZ, H.: Über metachromatische Leukodystrophie. I. Kasuistische Mitteilung. Arch. Psychiat. Nervenkr. 205, 293 (1964).

IBRAHIM, M. Z., LEVINE, S.: Effect of cyanide intoxication in the metachromatic material found in the central nervous system. J. Neurol. Neurosurg. Psychiat. 30, 545—555 (1967).

ISLER, W., BISCHOFF, A., ESSLEN, E.: Die metachromatische Leukodystrophie. Diagnose durch Biopsie eines peripheren Nerven und Nachweis einer starken Verlangsamung der Nervenleitgeschwindigkeit bei einem Fall mit frühinfantiler Form. Helv. paediat. Acta 18, 107—119 (1963).

JACOBI, M.: Über Leukodystrophie und Pelizaeus-Merzbacher'sche Krankheit. Virchows Arch. path. Anat. 314, 460—480 (1947).

JATZKEWITZ, H.: Zwei Typen von Cerebrosid-Schwefelsäureestern als sog. Prälipide und Speichersubstanzen bei der Leukodystrophie Typ Scholz (metachromat. Form d. diffusen Sklerose). Hoppe-Seylers Z. physiol. Chem. 311, 279 (1958).

— The role of cerebroside sulphuric esters in leukodystrophy and a new method for the quantitative ultramicro-determination of the brain sphingolipids. In: Brain Lipids and Lipoproteins and the Leukodystrophy. Eds.: FOLCH-PI and BAUER. Amsterdam: Elsevier 1961/63, pp. 147—152.

— PILZ, H., HOLLÄNDER, H.: Biochemische und vergleichende histochemische Untersuchungen in verschiedenen Gebieten des Gehirns bei Fällen von adulter und infantiler metachromatischer Leukodystrophie. Acta neuropath. 4, 75—89 (1964).

JERVIS, G. A.: Metachromatic leukodystrophy in children. J. Neuropath. exp. Neurol. 17, 522—525 (1958).

— Infantile metachromatic leukodystrophy (Greenfield's disease). J. Neuropath. exp. Neurol. 19, 323—341 (1960).

KISTLER, G. S., BISCHOFF, A.: Zur exfoliativen Cytologie kleiner Flüssigkeitsmengen. Schweiz. med. Wschr. 92, 863—866 (1962).

Leslie, D. A.: Diffuse progressive metachromatic leucoencephalopathy. J. Path. Bact. **64**, 841—855 (1952).

Liu, H. Mei: Ultrastructure of central nervous system lesions in metachromatic leukodystrophy with special reference to morphogenesis. J. of Neuropath. exp. Neurol. **27**, 624 to 644 (1968).

Lüthy, F., Ulrich, J., Regli, F., Isler, W.: Amaurotic idiocy with metachromatic change in the white matter. Proc. Vth Internat. Congr. Neuropath., Zürich 1965. Amsterdam: Excerpta Med. Foundation 1966, pp. 125—130.

Lyon, G., Arthuis, M., Thieffry, S.: Leucodystrophie métachromatique infantile familiale. Etude de deux observations dont une avec examen anatomique et clinique. Rev. neurol. **104**, 508—532 (1961).

Malone, M. J., Stoffyn, P.: Peripheral nerve glycolipids in metachromatic leukodystrophy. Neurology **17**, 1033—1040 (1967).

Mårtensson, E.: Quantitative estimation of sulfates in lipid extracts. Biochim. biophys. Acta (Amst.) **70**, 1 (1963).

— On the sulfate containing lipids of human kidney. Acta chem. scand. **17**, 1174 (1963).

Massimo, L., Bertoletti, E.: La leucodystrofia metacromatica infantile progressiva. Diagnosi precoce di un caso familiare mediante biopsia di un nervo periferico. Minerva pediat. **17**, 239—243 (1965).

Masters, P. L., McDonald, W. B., Ryan, M. M. P., Cumings, J. N.: Familial leucodystrophy. Arch. Dis. Childh. **39**, 345—355 (1964).

Mehl, E., Jatzkewitz, H.: Über ein Cerebrosidschwefelsäureester spaltendes Enzym aus Schweineniere. Hoppe-Seylers Z. physiol. Chem. **331**, 292—294 (1963).

— — Evidence for the genetic block in metachromatic leucodystrophy. Biochem. Biophys. Res. Commun. **19**, 407—411 (1965).

Melchior, J. C., Clausen, J.: Metachromatic leucodystrophy in early childhood. Treatment with a diet deficient in vit. A. Acta paediat. scand. **57**, 2—8 (1968).

Menkes, J. H.: Chemical studies of two cerebral biopsies in juvenile leukodystrophy: The molecular composition of cerebrosides and sulfatides. J. Pediat. **69**, 422 (1966).

Moser, H. W., Moser, A. B., McKhann, G. M.: The dynamics of a lipidosis, turnover of sulfatide, steroid sulfate and polysaccharide sulfate in metachromatic leukodystrophy. Arch. Neurol. (Chic.) **17**, 494—511 (1967).

Mossakowsky, M., Matthieson, G., Cumings, J. N.: On the relationship of metachromatic leukodystrophy and amaurotic idiocy. Brain **84**, 585—604 (1961).

Mur, J., Zaruba, M., Kriklava, J.: Diffuse metachromatische Myelindestruktion des Schafhirnes, hervorgerufen durch chronische Applikation kupferbindender analytischer Reagentien. Zbl. allg. Path. path. Anat. **99**, 535—542 (1959).

Nakai, H., Landing, B. H.: Suggested use of rectal biopsy in the diagnosis of neural lipidoses. Pediatrics **26**, 225 (1960).

Norman, R. M.: Diffuse progressive metachromatic leukoencephalopathy: A form of Schilders disease related to the lipoidoses. Brain **70**, 234—250 (1947).

— Zit. in: Greenfield's Neuropathology. 1st. ed. London: Edward Arnold (Publ.) 1958.

— Urich, H., Tingey, A. H.: Metachromatic leucoencephalopathy: a form of lipidosis. Brain **83**, 369—380 (1960).

Norton, W. T., Poduslo, Shirley E., Suzuki, K.: Subacute sclerosing leukoencephalitis. II: Chemical studies including abnormal myelin and an abnormal ganglioside pattern. J. Neuropath. exp. Neurol. **25**, 582—597 (1966).

Ogawa, K.: Late infantile metachromatic leukodystrophy. The nature of the chromotrope. Arch. Neurol. (Chic.) **4**, 418—429 (1961).

Olsson, Y., Sourander, P., Svennerholm, L.: Experimental studies on the pathogenesis of leucodystrophies: The effect of intracerebrally injected sphingolipids in the rats brain. Acta neuropath. (Berl.) **6**, 153—163 (1966).

Peiffer, J.: Über die metachromatischen Leukodystrophien. Z. ges. Neurol. Psychiat. **199**, 386—414 (1959).

— Persönliche Mitteilung. 1968.

Petresco, A.: Contributions histochimiques à l'étude des lipides dans les lésions démyélinisantes. Ann. Histochim. **11**, 237—253 (1966).

PFISTER, R.: Beitrag zur Kenntnis der diffusen Hirnsklerose. Arch. Psychiat. 105, 1—16 (1936).

RÉSIBOIS-GRÉGOIRE, A.: Electron microscopic studies of metachromatic leucodystrophy. II: Compound nature of the inclusions. Acta neuropath. (Berl.) 9, 244—253 (1967).

SCHEIDEGGER, S.: Diffuse Entmarkungsencephalomyelitis. Schweiz. Z. Path. Bact. 13, 74—80 (1950).

— Diffuse Encephalopathie. Ann. pediat. 193, 1—13 (1959).

SCHOLZ, W.: Klinische, pathologisch-anatomische und erbbiologische Untersuchungen bei familiärer diffuser Hirnsklerose im Kindesalter. (Ein Beitrag zur Lehre von den Heredodegenerationen.) Z. ges. Neurol. Psychiat. 99, 651—717 (1925).

SCHUTTA, H. S., PRATT, R. T. C., METZ, H., EVANS, K. A., CARTER, C. O.: A family study of late infantile and juvenile forms of metachromatic leukodystrophy. J. med. genet. 3, 86—90 (1966).

SHERMAN, I. C., LIEBERT, E.: Diffuse demyelinating disease of the nervous system (Pelizaeus-Merzbacher type?): Report of a case. Arch. Neurol. (Chic.) 63, 329—330 (1950).

SOURANDER, P., HANSSON, H. A., OLSSON, Y., SVENNERHOLM, L.: Experimental studies on the pathogenesis of leucodystrophies. II: The effect of sphingolipids on various cell types in cultures from the nervous system. Acta neuropath. (Berl.) 6, 231—242 (1966).

— SVENNERHOLM, L.: Sulfatide lipidosis in the adult with the clinical picture of progressive organic dementia with epileptic seizures. Acta neuropath. (Berl.) 1, 384—396 (1962).

STAM, F. C.: New histochemical and colloid-chemical apsects of leukodystrophy. Psychiat. Neurol. Neurochir. 63, 237—245 (1960).

SUZUKI, K., SUZUKI, K., CHEN, G.: Metachromatic leukodystrophy: Isolation and chemical analysis of metachromatic granules. Science 151, 1231—1233 (1966).

— — — Metachromatic leukodystrophy: Isolation and chemical characterization of metachromatic granules. J. Neuropath. exp. Neurol. 26, 154—156 (1967).

— — — Isolation and chemical characterization of metachromatic leukodystrophy. J. Neuropath. exp. Neurol. 26, 537—550 (1967).

SVENNERHOLM, L.: Biochemical changes in leukodystrophy. In: Brain Lipids and Lipoprotein and the Leukodystrophies. Ed.: FOLCH-PI and BAUER. Amsterdam: Elsevier 1961, resp. 1963, pp. 104—119.

TARISKA, ST.: Über die sogenannte metachromatische Leukodystrophie. Psychiat. Neurol. 137, 65—90 (1959).

TERRY, R. D., WEISS, M.: Studies in Tay-Sachs-Disease. II: Ultrastructure of the cerebrum. J. Neuropath. exp. Neurol. 22, 18—55 (1963).

— SUZUKI, K., WEISS, M.: Biopsy study in three cases of metachromatic leukodystrophy. J. Neuropath. exp. Neurol. 25, 141—143 (1966).

THIEFFRY, S., LYON, G.: Diagnostic d'un cas de leucodystrophie metachromatique (type Scholz) par la biopsie d'un nerf périphérique. Rev. neurol. 100, 452—456 (1959).

— — AICARDI, J., CHAUMONT, P., LÉRIQUE, A.: L'atteinte du système nerveux périphérique dans la leucodystrophie métachromatique. Signes cliniques et electriques (A propos de trois observations). Rev. neurol. 110, 508—516 (1964).

— — MAROTEAUX, P.: Encephalopathie métabolique associant une mucopolysaccharidose et une sulfatidose. Arch. franç. Pediat. 24, 425—432 (1967).

— — — Leucodystrophie métachromatique (Sulfatidose) et mucopolysaccharidose associées chez un même malade. Rev. neurol. 114, 193—200 (1966).

UCHIMURA, Y., TOSHIMA, Y., SEKIYA, T.: Zur elektronenmikroskopischen Pathomorphologie der Hirnrinde bei Gargoylismus. Acta neuropath. (Berl.) 4, 476—490 (1965).

WALLACE, B. J., SCHNECK, L., KAPLAN, H., VOLK, B. W.: Fine structure of the cerebellum of children with lipidoses. Arch. path. 80, 466—486 (1965).

DE WEBSTER, H. E.: Schwann cell alterations in metachromatic leucodystrophy: Preliminary Phase and electron microscopic observations. J. Neuropath. exp. Neurol. 21, 534—554 (1962).

WITTE, F.: Über pathologische Abbauvorgänge im Zentralnervensystem. Münchn. med. Wschr. 1921/3, 69.

WOHLWILL, F. J., PAINE, R. S.: Progressive demyelinating leukoencephalopathy. Neurology 8, 285 (1958).

WOLFE, H. J., PIETRA, G. G.: The visceral lesions of metachromatic leukodystrophy. Amer. J. Path. 44, 921—930 (1964).

3. Kapitel

Die Leukodystrophie Typ Krabbe

D'AGOSTINO, A. N., SAYRE, G. P., HAYLES, A. B.: Krabbe's disease. Arch. Neurol. 8, 82—96 (1963).

ALLEN, N., DE VEYRA, E.: Microchemical and histochemical observations in a case of Krabbes leukodystrophy. J. Neuropath. exp. Neurol. 26, 456 (1967).

AUSTIN, J. H.: Studies in globoid (Krabbe) leukodystrophy. I: Significance of lipid abnormalities in white matter in 8 globoid and 13 control patients. Arch. Neurol. (Chic.) 9, 207 (1963).

— Studies in globoid (Krabbe) leukodystrophy. II: Control thin-layer chromatographic studies of globoid body fractions in seven patients. J. Neurochem. 10, 921—930 (1963).

AUSTIN, J., BACHHAWAT, B. K., ARMSTRONG, D., STUMPF, D., KRETSCHMER, L., MITCHELL, C., VAN ZEE, BRUCE: Defective Sulfatide Synthesis in Krabbe's disease (Globoid Leukodystrophie). J. Neuropath. 27, 141—142 (1968).

BACHHAWAT, B. K., AUSTIN, J., ARMSTRONG, D.: A cerebroside sulphatous forese-deficiency in a human disorder of myelin. Biochem. J. 104, 15 C—17 C (1967).

BENEKE, R.: Ein Fall von hochgradiger und ausgedehnter diffuser Sklerose des Zentralnervensystems. Arch. Kinderheilk. 47, 420—422 (1908).

BIELSCHOWSKY, M.: Zur Histopathologie und Pathogenese der amaurotischen Idiotie, mit besonderer Berücksichtigung der cerebellären Veränderungen. J. Psychiat. Neurol. 26, 123—136 (1920).

BISCHOFF, A., ULRICH, J.: Peripheral Neuropathy in Globoid Cell Leukodystrophy (Krabbe's Disease). Ultrastructural and Histochemical Findings. Brain 92, 861—870 (1969).

BLACKWOOD, W.: Atti del primo congresso di neuropatologia. Roma 1952, I, 265—271.

— CUMINGS, J. N.: A histological and chemical study of 3 cases of diffuse cerebral sclerosis. J. Neurol. Neurosurg. Psychiat. 17, 33—49 (1954).

BONHOFF: Zit. b. HALLERVORDEN (1957).

BORN, E.: Kasuistischer Beitrag zur diffusen Sklerose. Psychiat. med. Psychol. 8, 307—311 (1956).

CHRISTENSEN, E., MELCHIOR, J. C., ANDERSEN, H.: Diffuse infantile familial sclerosis (Krabbe type). Acta psychiat. scand. 35, 431—439 (1960).

— — NEGRI, S.: A comparative study of 16 cases of diffuse sclerosis with special reference to the histopathological findings. Acta Neur. Scand. 37, 1961, 163—207.

COLLIER, J., GREENFIELD, J. G.: The encephalitis periaxialis Schilder. Brain 47, 489—519 (1924).

CROME, L., ZAPELLA, M.: Schilders disease (sudanophilic leukodystrophy) in 5 male members of a family. J. Neurol. Neurosurg. Psychiat. 26, 431—438 (1963).

DIEZEL, P. B.: Histochemische Untersuchungen an den Globoidzellen der familiären diffusen Sklerose vom Typus Krabbe. Zugleich eine differentialdiagnostische Betrachtung der zentralnervösen Veränderungen bei Morbus Gaucher. Virchows Arch. path. Anat. 327, 206 (1955).

— Die Stoffwechselstörungen der Sphingolipoide. Berlin-Göttingen-Heidelberg: Springer 1957.

EISNER, W.: Über einen Fall herdförmig disseminierter Sklerose des Gehirns bei einem Säugling unter besonderer Berücksichtigung eigenartiger Riesenzellbefunde. Virchows Arch. path. Anat. 248, 153—162 (1924).

FANKHAUSER, R., LUGINBÜHL, H., HARTLEY, W. J.: Leukodystrophie vom Typus Krabbe. Schweiz. Arch. Tierheilk. 105, 198 (1963).

FLETCHER, T. F., KURTZ, H. J., LOW, D. G.: Globoid cell leukodystrophy (Krabbe type) in the dog. J. Amer. vet. med. Ass. 149, 165—172 (1966).

GAGNON, J., GEOFFROY, G., NOLLIN, G.: Monosomie 17—18 dans une leukodystrophie de Krabbe (mosaique tissulaire): Sang et peaux: normaux. Cerveau: Monosomie 18. Un. méd. Can. 95, 558—566 (1966).

VAN GEHUCHTEN, P.: Etude histopathologique d'un cas de maladie de Schilder-Foix. Excerpta med. (Amst.), Sect. VIII/9, 811 (1955).

GERHARD, L.: Gestaltung und Verteilung der Kleinhirnveränderungen bei amaurotischer Idiotie. J. f. Hirnforschung 2, 156—224 (1956).

GREENFIELD, J. G.: Spontaneous diseases associated with demyelination in man and animals. Atti del primo congr. internazionale di istopatologia del sistema nervoso. Roma 1952, pp. 107—120.

GUILLAIN, G., BERTRAND, J., GRUNER, J.: Sur un type anatomoclinique spécial de leucoencephalite a nodules morulés gliogènes. Rev. neurol. 73, 401—414 (1941).

GÜTHERT, H., GIEGLER, J.: Ein weiterer Beitrag zur diffusen familiären Hirnsklerose (Typ Krabbe). Zbl. allg. Path. Anat. 99, 344 (1959).

HAGBERG, B., SOURANDER, P., SVENNERHOLM, L.: Diagnosis of Krabbes infantile leukodystrophy. J. Neurol. Neurosurg. Psychiat. 26, 195—198 (1963).

HAGER, H., OEHLERT, W.: Ist die diffuse Hirnsklerose Typ Krabbe eine entzündliche Allgemeinerkrankung? Z. Kinderheilk. 79, 82 (1957).

HALLERVORDEN, J.: Eine Speicherungshistiocytose des kindlichen Gehirns. Gaucher'sche Krankheit. Zbl. allg. Path. 85, 101 (1949).

— Die familiäre infantile diffuse Hirnsklerose Typus Krabbe. Handb. spez. path. Anat. XIII/1A, 758—766 (1957). Berlin-Göttingen-Heidelberg: Springer.

HÜBNER, O., HALLERVORDEN, J.: Ein Geschwisterpaar von familiärer infantiler diffuser Sklerose vom Typus Krabbe. Zbl. allg. Path. path. Anat. 94, 461—470 (1956).

JANSEN, A., BRODAL, A.: Das Kleinhirn (Handbuch der mikr. Anat. des Menschen, 8. Teil, Ergänzung zu Bd. IV/1). Berlin-Göttingen-Heidelberg: Springer.

JACOB, H.: Sekundäre, retrograde und transsynaptische Degeneration. Hdb. spez. path. Anat. XIII/1A, 226—336 (1957). Berlin: Springer.

JACOBI, M.: Über Leukodystrophie u. Pelizaeus-Merzbacher'sche Krankheit. Virchows Arch. path. Anat. 314, 460 (1947).

KÅSS, A.: Acute diffuse infantile sclerosis of the brain (Krabbe's disease). A report on two patients in sibs. Acta paediat. 42, 70—76 (1953).

KAYSER, K., LUNDQUIST, C. W.: Acute diffus infantil hyärnskleros (typ Krabbe). Nord. med. Tskr. 39, 1355—1361 (1948).

KLENK, E. (1941): Zit. b. HÜBNER u. HALLERVORDEN.

KRABBE, K.: A new infantile form of diffuse sclerosis of the brain. Brain 39, 74—114 (1916).

LAKE, B. D.: Segmental demyelination of peripheral nerves in Krabbes disease. Nature 217, 171 (1968).

LANGE, CORNELIA, DE: Über die familiäre infantile Form der diffusen Hirnsklerose (Krabbe). Ann. paediat. (Basel) 154, 140—179 (1940).

MEYER, A., PILKINGTON, F.: Some problems of pathogenesis in Schilders disease. J. Ment. Sci. 82, 812—816 (1936).

MOSER, H., KARNOWSKY, M.: Studies on biosynthesis of glycolipids and other lipids of the brain. J. Biol. Chem. 234, 1990 (1959).

NELSON, E., AUREBECK, G., OSTERBERG, K., BARRY, J., JARBOUR, J. T., BORNHAFEN, J.: Ultrastructural and chemical studies on Krabbes disease. J. Neuropath. exp. Neurol. 22, 414 (1963).

NEUBÜRGER, K.: Zur Histopathologie der multiplen Sklerose im Kindesalter. Z. Neur. 76, 384—414 (1922).

NORMAN, R. M., OPPENHEIMER, D. A., TINGEY, A. H.: Histological and chemical findings in Krabbes leukodystrophy. J. Neurol. Neurosurg. Psychiat. 24, 223—232 (1961).

— TINGEY, A. H.: Sudanophil leukodystrophy and Pelizaeus-Merzbacher Disease. In: Brain Lipids and Lipoproteins and the Leukodystrophies. Eds.: FOLCH-PI and BAUER. Amsterdam: Elsevier 1961/63, pp. 169—186.

— URICH, H., TINGEY, A. H.: Leukodystrophy with predilection for cerebellum and brain stem. Acta neuropath. 4, 378—389 (1962/63).

PEIFFER, J.: Zur formalen Genese der Globoidzellen bei der diffusen Sklerose vom Typus Krabbe. Arch. Psychiat. Nervenkr. 195, 446 (1957).

— Morphologische Aspekte der Epilepsien. Berlin-Göttingen-Heidelberg: Springer 1963.

PILZ, H.: Die Sphingolipoidveränderungen bei der Leukodystrophie Typ Krabbe im Vergleich zum akuten und chronischen sudanophilen Markzerfall. Acta neuropath. 4, 16—27 (1964).

POSER, C. M., VAN BOGAERT, L.: Natural History and Evolution of the concept of Schilders' diffuse Sclerosis. Acta psychiat. scand. **31**, 285 (1956).

RIEDEL, H., AURICH, G., WINDE, E. B.: Zur diffusen Hirnsklerose vom Typ Krabbe. Psychiat. Neurol. med. Psychol. (Lpz.) **17**, 376—383 (1965).

ROBINSON, N., CUMINGS, J. N.: Biochemical and histochemical observations on Krabbe's Disease. Acta neuropath. **9**, 280—289 (1967).

ROIZIN, L., HELFAND, M., MOORE, J.: Disseminated diffuse and transitional demyelination of the central nervous system. J. nerv. ment. dis. **104**, 1—50, (1946).

SCHOLZ, W.: Die Krampfschädigungen des Gehirns. Berlin-Göttingen-Heidelberg: Springer 1951.

SOURANDER, P., HANSSON, H. A., OLSSON, Y., SVENNERHOLM, L.: Experimental studies on the pathogenesis of leucodystrophy. II: The effect of sphingolipids on various cell types in cultures from the nervous system. Acta neuropath. (Berl.) **6**, 231—242 (1966).

— OLSSON, Y.: Peripheral Neuropathy in Globoid Cell Leucodystrophy (Morbus Krabbe). Acta neuropath. (Berl.) **11**, 69—81 (1968).

STAMMLER, A.: Klinik, Pathologie und Histochemie der familiären infantilen diffusen Sklerose vom Typus Krabbe. Dtsch. Z. Nervenheilk. **174**, 505—524 (1956).

STEWART, T., GREENFIELD, J. G., BLANDY, M.: Encephalitis periaxialis diffusa. Brain **50**, 1 (1927).

SVENNERHOLM, L.: Some aspects of the biochemical changes in leukodystrophy. In: Brain Lipids and Lipoproteins and the Leukodystrophies. Eds.: FOLCH-PI and BAUER. Amsterdam: Elsevier 1961/63, pp. 104—119.

TINGEY, A. H.: The results of glycolipid analysis in certain types of lipidosis and leukodystrophy. J. Neurochem. **3**, 230 (1959).

ULE, G.: Die systematischen Atrophien des Kleinhirns. Handb. spez. path. Anat. XIII/1A, 934—988 (1957). Berlin-Göttingen-Heidelberg: Springer.

VERHAART, W. J. C.: A case of multiple Sclerosis with an Indian in the Dutch Indies. Psychiat. neurol. Bl. (Amst.) **35**, 511—529 (1931).

DE VRIES, E.: Gliomatous polio- and leukodystrophy in a young child. J. Neuropath. exp. neurol. **17**, 501—509 (1958).

VOGT, C. O. (1950): Zit. b. L. GERHARD.

WALLACE, B. J., ARONSON, S. M., VOLK, P. W.: Histochemical and biochemical studies of globoid cell leucodystrophy (Krabbe's disease). J. Neurochem. **11**, 367—376 (1964).

4. Kapitel

Sudanophile Leukodystrophien

ADAMS, R. D., KUBIK, CH. S.: The morbid anatomy of demyelinating diseases. Amer. J. Med. **12**, 510—546 (1952).

AGUILAR, M. J., O'BRIEN, J. S., TABOR, P.: The syndrome of familial leukodystrophy, adrenal insufficiency and cutaneus melanosis. In: Inborn Errors of Sphingolipid Metabolism. Eds.: S. M. ARONSON and B. W. VOLK. Oxford-London: Pergamon Press 1967, pp. 149—166.

BERGER, B.: Contributions à l'étude des leucodystrophies sudanophiles. Thèse méd. Paris (1964).

BIGNAMI, A., ZAPELLA, M., TINGEY, A.: Familial infantile spasms and hypsarythmia associated with leukodystrophy. J. Neurol. Neurosurg. Psychiat. **29**, 129—134 (1966).

BLAW, M. E., OSTERBERG, K., KOSAK, P., NELSON, E.: Sudanophilic leukodystrophy and adrenal cortical atrophy. Arch. Neurol. (Chic.) **11**, 626—631 (1964).

VAN BOGAERT, L.: Persönliche Mitteilung (1968).

— BERTRAND, J.: Les leucodystrophies progressives familiales. Rev. neurol. **2**, 249—286 (1933).

— EDGAR, G. W. F., KARCHER, D.: Type orthochromatique (à substance sudanophile) diffus de la leucodystrophie familiale (famille Huys). Acta neuropath. (Berl.) **1**, 289—307 (1961).

VAN BOGAERT, L., RADERMECKER, J., THIRY, S.: Maladie de Schilder et leucoencéphalite sclérosante subaigue. Rev. neurol. **95**, 185—206 (1956).

BOUTEILLE, M., GUAZZI, G. C., MASSELIN, S., HOUDART, R., DELARUE, J.: Particules d'aspect viral observées au microscope electronique dans une biopsie cérébrale d'encéphalite périaxile diffuse de Schilder. Presse méd. **74**, 2353—2354 (1966).

BRUN, A., VOIGT, G. E.: Entzündliche cerebrale Sklerose mit Nebennireninsuffizienz. Dtsch. Z. Nervenheilk. **180**, 654—664 (1960).

CHRISTENSEN, E., FOG, M.: A case of Schilders disease in an adult with remarks to the etiology and pathogenesis. Acta paediat. Neur. scand. **30**, 141—154 (1955).

COENEN, L., MIR, L.: Encéphalite périaxiale diffuse. Maladie de Schilder-Foix. Encéphale **26**, 357 (1931).

COLLIER, J., GREENFIELD, J. G.: The encephalitis periaxialis Schilder. Brain **47**, 489—519 (1924).

CROME, L., ZAPELLA, M.: Schilders disease (sudanophilic leukodystrophy) in 5 male members of a family. J. Neurol. Neurosurg. Psychiat. **26**, 431—438 (1963).

CURTIUS, F.: Familiäre diffuse Sklerose und familiäre spastische Spinalparalyse in einer Sippe. Z. Neurol. **126**, 209 (1930).

DAVISON, CH., SCHICK, W.: Encephalopathia periaxialis diffusa (Schilders disease). Arch. Neurol. **25**, 1063 (1931).

DHOM, GEORG: Die Nebennierenrinde im Kindesalter. Orthologie und Pathologie. Berlin: Springer 1965.

DIEZEL, P. B., FRITSCH, H., JACOB, H.: Leukodystrophie mit orthochromatischen Abbaustoffen: Ein Beitrag zur Pelizaeus-Merzbacher'schen Krankheit. Virchows Arch. path. Anat. **338**, 371—394 (1965).

— Stoffwechselstörungen der Sphingolipoide. Berlin-Göttingen-Heidelberg: Springer 1957.

DIVRY, P., VAN BOGAERT, L.: Une maladie familiale charactérisée par une angiomatose diffuse cortico-meningée non calcifiante et une démyélinisation progressive de la substance blanche. J. Neurol. Neurosurg. Psychiat. **9**, 41—54 (1946).

DUBOIS, R., LOEB, H., PÉRIER, O., PARMENTIER, R., SZLIVOVSKI, H.: Maladie d'Addison et sclérose diffuse de Schilder. Helv. paed. Acta **19**, 528—553 (1964).

DYCK, P. J.; CUMINGS, J. N., OLSEWSKY, J.: Sudanophilic leucodystrophy with increased hexosamine content. Neurology **10**, 765—771 (1960).

EADIE, M. J.: Theme: Neurology and general medicine. The association between diffuse sclerosis and Addison's disease. Proc. Aust. Ass. Neurol. **4**, 63—67 (1966).

FANCONI, A., PRADER, A., ISLER, W., LÜTHY, F., SIEBENMANN, R.: Morbus Addison mit Hirnsklerose im Kindesalter. Ein hereditäres Syndrom mit x-chromosomaler Vererbung? Helv. paed. Acta **18**, 480—501 (1963).

FOG, M.: Zit. b. EINARSON u. NEEL (1938).

GAGNON, J., LEBLANC, R.: Sclérose cérébrale diffuse avec mélanodermie et atrophie surrénale. Un. méd. Can. **88**, 392—412 (1959).

GARCIN, R., LAPRESLE, J., BERGER, B.: Etude anatomo-clinique d'un cas de maladie de Pelizaeus-Merzbacher. Rev. neurol. **112**, 449—466 (1965).

VAN GEHUCHTEN, P., BRUCHER, J. M.: La forme transitionelle de la sclérose cérébrale diffuse de Schilder. Rev. neurol. **104**, 108—125 (1961).

GERSTL, B., MALAMUD, N., HAYMAN, R. B., BOND, P. R.: Morphological and neurochemical study of Pelizaeus-Merzbacher disease. J. Neurol. Neurosurg. Psychiat. **28**, 540—547 (1965).

GLOBUS, J. H.: Progressive subcortical degenerating encephalopathy. In: Cytology and Cellular Pathology of the Nervous System, Vol. 3. Ed.: PENFIELD. New York: T. B. Hoeber 1932, pp. 1184—1199.

— STRAUSS, I.: Progressive degenerative subcortical encephalopathy (Schilders disease). Arch. Neurol. (Chic.) **20**, 1190—1228 (1928).

GORDON, N., MARSDEN, H., ROY, B.: Diffuse cerebral sclerosis and adrenal atrophy. Develop. Med. Child. Neurol. **8**, 719—723 (1966).

GREENFIELD, J. G.: The classification of diffuse demyelinating sclerosis of the brain on the basis of pathogenesis. Folia psychiat. neerl. **53**, 255—267 (1950).

GREENFIELD, J. G.: Spontaneous disease associated with demyelination in man and animals. Atti del primo congresso internazionale di istopatologia del sistema nervoso. Roma 1952, pp. 107—120.
— Neuropathology. 1st Ed. London: Edward Arnold (Publ.) 1958.
HALLERVORDEN, J.: Die einfache degenerative diffuse Sklerose. Handb. spez. path. Anat. XIII/1A, 724—726 (1957). Berlin-Göttingen-Heidelberg: Springer.
HEERNU, J., MARTIN, P., VAN BOGAERT, L.: Sur la situation de certaines formes dites inflammatoires de la sclérose diffuse vis à vis de la sclérose en plaques. Mschr. Psychiat. 110, 68—102 (1945).
HERMEL, H.: Über einen Fall von Encephalomyelomalacia chronica diffusa bei einem 4j. Kind. Dtsch. Z. Nervenheilk. 68/69, 335 (1921).
HOEFNAGEL, D., BRUN, A., INGBAR, S. H., GOLDMAN, H.: Addison's disease and diffuse cerebral sclerosis. J. Neurol. Neurosurg. Psychiat. 30, 56—66 (1967).
— VAN DEN NOORT, S., INGBAR, S. H.: Diffuse cerebral sclerosis with endocrine abnormalities in young males. Brain 85, 553 (1962).
HOOFT, C., DELORE, G., VAN BOGAERT, L., GUAZZI, G. C.: Sudanophilic leucodystrophy with meningeal angiomatosis in two brothers. Infantile form of diffuse sclerosis with meningeal angiomatosis. J. Neurol. Sci. 2, 30—51 (1965).
HOTTINGER, A., SCHEIDEGGER, S.: Hirnsklerose eines frühgeborenen Kindes mit Hydrocephalus externus, Fettsucht, Osteopathia generalisata, Anämie, Dysproteinämie und Hypertonie mit Arteriosklerose und tödlicher Herzruptur. Ann. Paed. 195, 185 (1960).
JACOBI, M.: Über Leukodystrophie und Pelizaeus-Merzbacher'sche Krankheit. Virchows Arch. path. Anat. 314, 460—480 (1947).
JERVIS, G. A.: Progressive muscular atrophy with extensive demyelination of the brain. J. Neuropath. 14, 376 (1955).
DE JONG, R. N., BEBIN, J.: Clinical pathologic conference. Neurology 6, 208 (1956).
JUNKER, W.: Beitrag zur Kenntnis der diffusen Sklerose. Arch. Psychiat. 111, 115—128 (1940).
KÖRNYEY, S.: Early stage of Schilder's disease and relation to other forms of leukoencephalomyelitis. Arch. Neurol. (Chic.) 68, 683—697 (1952).
LICHTENSTEIN, B. W., ROSENBLUTH, P. R.: Schilder's disease with melanoderma. J. Neuropath. exp. Neurol. 18, 384 (1959).
MACKAY, R. P.: Congenital demyelinating encephalopathy. Arch. Neurol. (Chic.) 43, 111—124 (1940).
MARTIN, L., MARTIN, J. J., GUAZZI, G. C., LOWENTHAL, A., MANIEWSKY, J.: Dégénerescence tapeto-rétinienne, surdité, myoclonies, démence, epilepsie avec présence d'acide alpha-amino-n-butyrique en excès. Contribution à l'étude des angiomatoses leptoméningées avec leucodystrophie soudanophile et abiotrophies complexes. J. Neurol. Sci. 6, 217—236 (1968).
MATTHYS, E.: Sur un cas sporadique de leucodystrophie chronique. Folia psychiat. neerl. 57, 511 (1954).
MCNAMARA, E. D.: Encephalitis periaxialis (Schilder). Proc. roy. Soc. Med. 26, 297 (1933).
MEYER, A., PILKINGTON, F.: Some problems of pathogenesis in Schilders disease. J. ment. Sci. 82, 812—816 (1936).
— TENNENT, T.: Familial Schilders disease. Brain 55, 100—112 (1946).
MICHAUX, L., LE BEAU, J., FONCIN, J. F., KOUPERNIK, C., BILLET, R., COLOMB, G., PAUNIER, ST.: Etat démentiel au cours d'un syndrome de Morgagni, Stewart-Morel. Constatation anatomique d'une sclérose cérébrale de Schilder. Presse méd. 71, 519—522 (1963).
DE MORSIER, G., FELDMANN, H.: Sclérose diffuse et multiple. Acta neurol. belg. 53, 279—297 (1953).
NELSON, E., OSTERBERG, K., BLAW, M., STORY, J., KOZAK, P.: Electron Microscopic and Histochemical Studies in diffuse Sclerosis (sudanophilic Type). Neurology 12, 896 (1962).
NEUBÜRGER, K.: Histologisches zur Frage der diffusen Hirnsklerose. Z. Neurol. 73, 336—352 (1921).
— Zur Histopathologie der multiplen Sklerose im Kindesalter. Z. Neurol. 76, 384—414 (1922).

NEWMAN, M., MCMENEMEY, W. H.: Sudanophilic diffuse sclerosis (Schilders disease) with ictal onset. Brit. med. J. 1960 I, 1461.

NORMAN, R. M.: In: Greenfields Neuropathology. 2nd ed. London: Edward Arnold Publ. 1963, p. 550.

— TINGEY, A. H.: Sudanophil leukodystrophy and Pelizaeus-Merzbacher Disease. In: Brain Lipids and Liproproteins and the Leukodystrophies. Eds.: FOLCH-PI and BAUER, Amsterdam: Elsevier 1961/63, pp. 169—186.

— — VALENTINE, J. C., HISKOP, H. J.: Sudanophil leucodystrophy: A study of inter-sib variation in the form taken by the demyelinating process. J. Neurol. Neurosurg. Psychiat. 30, 75 (1967).

PEIFFER, J.: Über die nicht-metachromatischen Leukodystrophien. Arch. Psychiat. Nervenkrankh. 199, 417—436 (1959).

— Differentiation of various types of leukodystrophy. Wld Neurol. 3, 580—601 (1962).

PÉRIER, O., GRÉGOIRE, A.: Electron microscopic features of multiple Sclerosis lesions. Brain 88, 937—952 (1965).

PETRESCO, A.: Contributions histochimiques à l'étude des lipides dans les lésions démyélinisantes. Ann. Histochim. 11, 237—253 (1966).

PFISTER, R.: Beitrag zur Kenntnis der diffusen Hirnsklerose. Arch. Psychiat. 105, 1—16 (1936).

POSER, C. M.: Diffuse disseminated sclerosis in the adult. J. Neuropath. exp. Neurol. 16, 61—78 (1957).

— Leukodystrophy and the concept of dysmyelination. Arch. Neurol. (Chic.) 4, 323—332 (1961).

— VAN BOGAERT, L.: Natural history and evolution of the concept of Schilder's diffuse Sclerosis. Acta psychiat. scand. 31, 285 (1956).

POTTER, E. L.: Diffuse angiectasis of the cerebral meninges of the newborn infant. Arch. pathol. 46, 87—96 (1948).

ROIZIN, L., HELFAND, M., MOORE, J.: Disseminated diffuse and transitional demyelination of the central nervous system. J. nerv. ment. dis. 104, 1—50 (1946).

ROSSOLIMO: Zur Frage der multiplen Sklerose und Gliose. Dtsch. Z. Nervenheilk. 11, 88 (1897).

SCHENK, V. W. D., STAM, F. C., BATENBURG-PLANTAR, A. M.: A family with sudanophilic leucodystrophy. Acta neuropath. 9, 233—263 (1967).

SCHILDER, P.: Zur Kenntnis der sogenannten diffusen Sklerose. Z. Neurol. 10, 1—60 (1912).

SIEMERLING, E., CREUTZFELDT, H. G.: Bronze-Krankheit und sklerosierende Encephalomyelitis. Arch. Psych. 68, 217 (1923).

SIMMA, K.: Über das klinische Bild der diffusen Stirnhirnmarksklerose mit Kleinhirnrindenatrophie. Mschr. Psychiat. Neurol. 115, 181 (1947).

SMITH, J. K., GERSTL, B., TAVASTSTJERNA, M. G., PORTER, W. R.: A case of sudanophilic diffuse sclerosis with studies of the brain lipids. Neurology 11, 395—401 (1961).

STEWART, T., GREENFIELD, J. G., BLANDY, M.: Encephalitis periaxialis diffusa. Brain 50, 1—29 (1927).

TANS, J.: Enkele aspecten van Leukencephalitis. Folia psychiat. neerl. 58, 142 (1955).

TURKINGTON, R. W., STAMPFEL, R.: Adrenocortical atrophy and diffuse cerebral sclerosis (Addison — Schilder's disease). J. Pediat. 69, 406 (1966).

URECHIA, C. J., MIKALESCU, S., ELEKES, N.: L'encéphalite périaxiale diffuse, Type Schilder. Encéphale 19, 617 (1924).

WATANABE, J., MULLER, J.: Cavitating diffuse sclerosis. J. Neuropath. exp. Neurol. 26, 437—455 (1967).

WEBER, G.: Beitrag zur Histopathologie der diffusen Sklerose. Schweiz. Arch. Neurol. Psychiat. 46, 288—310 (1941).

YOKOI, S.: Histopathological and histochemical aspects of leucodystrophy in the Japanese. In: Brain Lipids and Lipoprotein and the Leucodystrophies. Eds.: FOLCH-PI and BAUER. Amsterdam: Elsevier 1961/63.

ZEMAN, W., DEMYER, W., FALLS, H. F.: Pelizaeus-Merzbacher disease. A study in nosology. J. Neuropath. exp. Neurol. 23, 334—367 (1964).

5. Kapitel

Die Pelizaeus-Merzbachersche Krankheit (PMK)

BARGETON-FARKAS, E., EDGAR, G. W. F.: Anatomo-chemical studies on a case of congenital sudanophilic leucodystrophy. Acta neuropath. (Berl.) 3, 378—387 (1964).

BERGER, B.: Contributions à l'étude des leucodystrophies sudanophiles. Thèse méd. Paris (1964).

BISCHOFF, A., VOGEL, A.: Elektronenmikroskopische Untersuchungen über degenerative Gliaveränderungen. Ein Beitrag zum Problem der degenerativen Entmarkungskrankheiten. IV. Internat. Kongr. Neuropath. München 1961, Bd. II. Stuttgart: G. Thieme-Verlag 1962, S. 154—159.

BLACKWOOD, W., CUMINGS, J. N.: A histological and chemical study of 3 cases of diffuse cerebral sclerosis. J. Neurol. Psychiat. 17, 33—49 (1954).

BODECHTEL, G.: Zur Frage der Pelizaeus-Merzbacher'schen Krankheit. Z. ges. Neurol. Psychiat. 121, 487—507 (1929).

BÖHRINGER, H. R., BISCHOFF, A.: Über ein familiäres Syndrom mit degenerativer diffuser Sklerose (Typus Pelizaeus-Merzbacher), tapeto-retinaler Degeneration und Zwergwuchs. Ophthalmologica 137, 147—154 (1959).

CAMP, C., LÖWENBERG, K.: An American Family with Pelizaeus-Merzbacher Disease. Arch. Neurol. (Chic.) 45, 261—264 (1941).

CROME, L., ZAPELLA, M.: Schilders disease (sudanophilic leukodystrophy) in 5 male members of a family. J. Neurol. Neurosurg. Psychiat. 26, 431—438 (1963).

DIEZEL, P. B., HUTH, K.: Pelizaeus-Merzbacher'sche Erkrankung mit familiärem Befall. Dtsch. Z. Nervenheilk. 184, 264—287 (1963).

GARCIN, R., LAPRESLE, J., BERGER, B.: Etude anatomo-clinique d'un cas de maladie de Pelizaeus-Merzbacher. Rev. neurol. 112, 449—466 (1965).

GERSTL, B., MALAMUD, N., HAYMAN, R. B., BOND, P. R.: Morphological and neurochemical study of Pelizaeus-Merzbacher disease. J. Neurol. Neurosurg. Psychiat. 28, 540—547 (1965).

JACOBI, M.: Über Leukodystrophie und Pelizaeus-Merzbacher'sche Krankheit. Virchows Arch. path. Anat. 314, 460—480 (1947).

JOSEPHY, H.: Familiäre diffuse Sklerose (Pelizaeus-Merzbacher'sche Krankheit). Handb. Neurol., Bd. 16. Eds.: BUMKE/FOERSTER. Berlin: Springer 1936, S. 887.

LIEBERS, M.: Zur Histopathologie des 2. Falles von Pelizaeus-Merzbacher'scher Krankheit. Z. Neurol. 115, 487—501 (1928).

LÖWENBERG, K., HILL, T. S.: Diffuse sclerosis with preserved myelin islands. Arch. Neurol. (Chic.) 29, 1232—1245 (1933).

LÜTHY, F., BISCHOFF, A.: Die Pelizaeus-Merzbacher'sche Krankheit und ihre Zuordnung zu den Leukodystrophien anhand von drei eigenen familiären Fällen. Acta neuropath. (Berl.) 1, 113—134 (1961).

LYON, M. F.: Sex chromatin and gene action in mammalian x-chromosome. Amer. J. hum. Gen. 14, 135—148 (1962).

MERZBACHER, L.: Eine eigenartige familiäre Erkrankungsform (Aplasia axialis extracorticalis congenita). Z. Neurol. 3, 1—138 (1910).

NORMAN, R. M.: In: Greenfields Neuropathology. 2nd ed. London: Edward Arnold 1963, p. 550.

— TINGEY, A. H.: Sudanophil leukodystrophy and Pelizaeus-Merzbacher Disease. In: Brain Lipids and Lipoproteins and the Leukodystrophies. Eds.: FOLCH-PI and BAUER. Amsterdam: Elsevier 1961/63, pp. 169—186.

— — HARVEY, P. W., GREGORY, A. M.: Pelizaeus-Merzbacher Disease: A Form of Sudanophil Leukodystrophy. J. Neurol. Neurosurg. Psychiat. 29, 521—529 (1966).

— — VALENTINE, J. C., HISKOP, H. J.: Sudanophil leucodystrophy: A study of inter-sib variation in the form taken by the demyelinating process. J. Neurol. Neurosurg. Psychiat. 30, 75 (1967).

PEIFFER, J., ZERBIN-RUDIN, E.: Zur Variationsbreite der Pelizaeus-Merzbacher'schen Krankheit (zugleich ein Beitrag zur familiären multiplen Sklerose). Acta neuropath. 3, 87 bis 107 (1963).

Pelizaeus, F.: Über eine eigenartige familiäre Entwicklungshemmung, vornehmlich auf motorischem Gebiet. Arch. Psych. 31, 100—104 (1899).

Seitelberger, F.: Die Pelizaeus-Merzbacher'sche Krankheit. Wien. Z. Nervenheilk. 9, 228 bis 289 (1954).

Spielmeyer, W.: Der anatomische Befund bei einem zweiten Fall von Pelizaeus-Merzbacher'scher Krankheit. Zbl. ges. Neurol. Psychiat. 32, 203 (1923).

Zeman, W., Demyer, W., Falls, H. F.: Pelizaeus-Merzbacher disease. A study in nosology. J. Neuropath. exp. Neurol. 23, 334—367 (1964).

6. Kapitel

Spongiöse Degeneration des Hirns im frühen Kindesalter (SpD)

Adachi, M., Wallace, B. J., Schneck, L., Volk, B. W.: Fine structure of spongy degeneration of the central nervous system (van Bogaert and Bertrand-type). J. Neuropath. exp. Neurol. 25, 598—616 (1966).

Banker, B. Q., Robertson, J. T., Victor, M.: Spongy degeneration of the central nervous system in infancy. Neurology 14, 981—1001 (1964).

Bischoff, A.: Familiäres Syndrom des Kleinkindesalters mit Myoklonie (Blitz-Nick-Salaam-Krämpfe), Hypsarhythmie und schwerem psychomotorischem Entwicklungsrückstand Psych. Neurol. Neurochir. 64, 133—148 (1961).

Blackwood, W., Cumings, J. N.: A histological and chemical study of 3 cases of diffuse cerebral sclerosis. J. Neurol. Neurosurg. Psychiat. 17, 33—49 (1954).

van Bogaert, L., Bertrand, I.: Sur une idiotie familiale avec dégénérescence spongieuse du névraxe. Acta neurol. belg. 49, 572 (1949).

— — Spongy degeneration of the brain in infancy. Amsterdam: North-Holland Publ. Co. 1967.

Buchanan, D. S., Davis, R. L.: Spongy degeneration of the nervous system. A report of 4 cases with a review of the literature. Neurology 15, 207—222 (1965).

Canavan, M. M.: Schilders encephalitis periaxialis diffusa. Arch. Neurol. (Chic.) 25, 299 to 308 (1931).

Carlton, W. W., Kreutzberg, G.: Isonicotinic acid hydracide induced spongy degeneration of the white matter in brains of Pekin ducks. Amer. J. Path. 48, 1 (1966).

Diezel, P. B.: Hyperglycinämie (Glycinose) mit familiärer idiopathischer Hyperglycinurie. Verh. Dtsch. Ges. Path. 48. Tagung 1964, S. 155—160.

— Martin, K.: Die Ahornsirup-Krankheit mit familiärem Befall. Virchows Arch. path. Anat. 337, 425—445 (1964).

Eiselsberg, Flora: Über frühkindliche familiäre diffuse Sklerose. Z. Kinderheilk. 58, 702 bis 725 (1937).

Feigin, J., Pena, C. E., Budzilovich, G.: The infantile spongy degenerations. Neurology 18, 153—166 (1968).

Gaburro, D., Martin, J. J., Scarpa, P., Volpato, S.: Forme congénitale de la dégénérescence spongieuse familiale. Rev. neurol. 112, 15—29 (1965).

Globus, J. H., Strauss, I.: Progressive degenerative subcortical encephalopathy (Schilders disease). Arch. Neurol. (Chic.) 20, 1190—1228 (1928).

Henn, R., Gerken, H., Wiedemann, H. R.: Über die cerebrale Ödem-Krankheit des frühen Kindesalters. Z. Kinderheilk. 93, 277—292 (1965).

Hogan, R., Richardson, E. P., Jr.: Spongy degeneration of the nervous system (Canavan's disease). Report of a case in an Irish-American family. Pediatrics 35, 284—294 (1965).

Jervis, G. A.: Early infantile diffuse sclerosis of the brain (Krabbe's type). Amer. J. dis. Child. 64, 1055—1072 (1942).

— Early infantile acute diffuse sclerosis of the brain (Krabbe's type). Mod. Probl. Pädiat. I, 781—793 (1954).

— Persönliche Mitteilung an van Bogaert, ref. b. van Bogaert u. Bertrand (1967).

Kalkmann, F. W., Völzke, E.: Über die spongiösen Dystrophien des Nervensystems im frühen Kindesalter. I: Die diffuse Form Typ Canavan. Z. Kinderheilk. 97, 222—239 (1966).

Kamoshita, S., Reed, G. B., Aguilar, M. J.: Axonal dystrophy in a case of Canavan's spongy degeneration. Neurology 17, 895—898 (1967).

Leigh, D.: Subacute necrotizing encephalopathy in an infant. J. Neurol. Neurosurg. Psychiat. 14, 216—221 (1951).

Malamud, N.: Neuropathology of phenylketonuria. J. Neuropath. exp. Neurol. 25, 254—268 (1966).

Meyer, J. E.: Über eine Ödemkrankheit des Zentralnervensystems im frühen Kindesalter. Arch. psychiat. Nervenkr. 185, 33—51 (1950).

Richardson, E. P.: Zit. b. van Bogaert u. Bertrand (1967).

Russell, Dorothy S., Tellerman, K. H.: Familial progressive diffuse cerebral sclerosis in infants. Dis. Childh. 12, 71—86 (1937).

Sacks, O., Brown, J., Aguilar, M. J.: Spongy degeneration of the white matter (Canavan's sclerosis). Neurology 15, 165—171 (1965).

Saunders, L. Z., Sweet, J. D., Martin, S. M., Fox, F. H., Finder, M. G.: Hereditary congenital ataxia in Jersey calves. Cornell Vet. 42, 559—591 (1952).

Schenk, V. W. D., Terpstra, C. H.: Leukodystrofie en cerebellaire atrofie bij en kind med levercirrhose. Ned. T. Geneesk. 109, 800—802 (1965).

Silberman, J., Dancis, J., Feigin, J.: Neuropathological observations in Maple Syrup Urine Disease. Arch. Neurol. (Chic.) 5, 351—363 (1961).

Stevenson, L. D., Vogel, F. S.: A case of macrocephaly associated with feeble-mindedness and encephalopathy with peculiar deposits throughout the brain and spinal cord. Ciencia (Méx.) 12, 71 (1952).

Suzuki, K.: Peripheral nerve lesion in spongy degeneration of the cerebral nervous system. Acta neuropath. (Berl.) 10, 95—98 (1968).

de Vries, E., van Bogaert, L., Edgar, G. W. F.: Nouvelles observations d'idiotie familiale avec dégénérescence spongieuse de centres nerveux. (Maladie oedémateuse progressive cérébrale de la première enfance). Rev. neurol. 98, 271—295 (1958).

Wohlmann, M.: The spongy type of diffuse sclerosis. Brain 81, 243—247 (1958).

Zu Rhein, G. M., Eichman, P. L., Puletti, F.: Familial idiocy with spongy degeneration of the central nervous system of van Bogaert-Bertrand type. Neurology 10, 998—1006 (1960).

7. Kapitel

Alexandersche Krankheit

Alexander, W. S.: Progressive fibrinoid degeneration of fibrillary astrocytes associated with mental retardation in a hydrocephalic infant. Brain 72, 373—381 (1949).

Crome, L.: Megalencephaly associated with hyaline pan-neuropathy. Brain 76, 215 (1953).

Friede, R. L.: Alexander's disease. Arch. Neurol. (Chic.) 11, 414 (1964).

Hallervorden, J.: Die Markscheidenentwicklung und die Rosenthal'schen Fasern. Dtsch. Z. Nervenheilk. 181, 547 (1961).

Ogasawara, N.: Multiple Sklerose mit Rosenthal'schen Fasern. Acta neuropath. (Berl.) 5, 61—68 (1965).

Schlote, W.: Rosenthal'sche Fasern und Spongioblasten im Zentralnervensystem. I: Vorkommen in ventrikelfernen Reparationsgliosen. Darstellbarkeit der Fasern im Zellbild. Beitr. Path. Anat. 133, 225—248 (1966).

— Rosenthal'sche Fasern und Spongioblasten im Zentralnervensystem. II: Elektronenmikroskopische Untersuchungen. Bedeutung der Rosenthal'schen „Fasern". Beitr. Path. Anat. 133, 461—480 (1966).

Schochet, Capt. S. S., Jr., Lampert, P. W., Earle, K. M.: Alexander's disease, a case report with electron microscopic observations. Neurology 18, 543 (1968).

STEVENSON, L. D., VOGEL, F. S.: A case of macrocephaly associated with feeblemindedness and encephalopathy with peculiar deposits throughout the brain and spinal cord. Ciencia (Mex.) 12, 71 (1952).

TARISKA, S.: Recent case of familial idiocy with spongy degeneration of the neuraxis. Proc. 4th Internat. Congr. Neuropath., Vol. III. München 1961, pp. 75—80.

VOGEL, F. S., HALLERVORDEN, J.: Leukodystrophy with diffuse Rosenthal fiber formation. Proc. 4th Internat. Congr. Neuropath. 3, 108 (1961). Stuttgart: Thieme.

WOHLWILL, F., BERNSTEIN, J., YAKOVLEV, P.: Dysmyelinogenetic leukodystrophy. Report of a case of a new presumably familial type of leukodystrophy with megalobar encephaly. J. Neuropath. exp. Neurol. 18, 359—383 (1959).

9. Kapitel

1. Kindliche multiple Sklerose

AMATI, A., CIOFFI, F.: Osservazioni di un caso di sclerosi a placche giovanile. Acta neurol. (Napoli) 21, 167—170 (1966).

DRAGANESCU, ST., POILICI, J., GALACTION, O.: Scleroza in placi la capil. Neurologia (Bucuresti) 7, 377—385 (1962).

ISLER, W.: Die multiple Sklerose im Kindes- und jugendlichen Alter. Ann. paediat. (Basel) 198, 125—126 (1962).

KUROIWA, Y., INOUE, K., ARALCI, S., INOUE, K.: Multiple sclerosis occurring in childhood. Kyushu J. med. Sci. 13, 193—198 (1962).

McALPINE, D., COMPSTON, N. D., LUMSDEN, L. E.: Multiple Sclerosis. Edinburg-London: E. & S. Livingstone 1955, pp. 31—32.

PATRASSI, G.: Diffuse Gehirnentmarkungen und sogenannte Encephalitis periaxialis diffusa (Schilder). Virchows Arch. path. Anat. 281, 112 (1931).

POSER, C. M.: Diffuse disseminated Sclerosis in the adult. J. Neuropath. exp. Neurol. 16, 61—78 (1957).

— VAN BOGAERT, L.: Natural history and evolution of the concept of Schilder's diffuse Sclerosis. Acta psychiat. scand. 31, 285 (1956).

SOREL, R., DEGOY, A., MANELFE, C., JEOFFRE, A.: A case of multiple Sclerosis in a 9 year old girl. Arch. franç. Pédiat. 22, 1126—1127 (1965).

2. Die subakute sklerosierende Leukoencephalitis (van Bogaert)

VAN BOGAERT, L.: Une leucoencéphalite sclérosante subaigue. J. Neurol. Neurosurg. Psychiat. 8, 101 (1945).

BOUTEILLE, M., FONTAINE, C., VEDRENNE, C., DELARUE, J.: Sur un cas d'encéphalite subaigue à inclusions. Etude anatomo-clinique et ultrastructurale. Rev. neurol. 118, 454 (1965).

CONNOLLY, J. H.: Additional data on measles virus antibody and antigen in subacute sclerosing panencephalitis. Neurology 18, 87—90 (1968).

DAWSON, J. R.: Cellular inclusions in cerebral lesions of lethargic encephalitis. Amer. J. Path. 9, 7—16 (1933).

— Cellular inclusions in cerebral lesions of epidemic encephalitis. Arch. Neurol. (Chic.) 31, 685—700 (1934).

GONATAS, N. K.: Subacute sclerosing leukoencephalitis: Electronmicroscopic and cytochemical observations on a cerebral biopsy. J. Neuropath. exp. Neurol. 25, 177—201 (1966).

HERNDON, R. M., FREEMAN, J. M.: The inclusions of subacute Inclusion body Encephalitis. J. Neuropath. exp. Neurol. 27, 1 (1968).

— RUBINSTEIN, L. J.: Light and electronmicroscopy observations on the development of viral particles in the inclusions of Dawson's encephalitis (subacute sclerosing panencephalitis). Neurology 18, No. 1, Part 2, 8—20 (1968).

KRÜCKE, W.: Über eine besondere Form der spontanen Encephalitis (akute, subakute und chronisch-rezidivierende Encephalitis mit Einschlußkörperchen). Nervenarzt **28**, 289—301 (1957).

LENNETTE, E. H., MAGOFFIN, R. L., FREEMAN, J. M.: Immunologic evidence of measles virus as an etiologic agent in subacute sclerosing panencephalitis. Neurology **18**, No. 1, Part. 2, 21—29 (1968).

MACKEN, J., LHERMITTE, F.: Etude clinique et anatomique de la „leucoencéphalite sclérosante subaigue", sa place parmis des encéphalitides. Bull. Acad. roy. Méd. Belg. **15**, 205—244 (1958).

MARTIN, F., MACKEN, J.: Sur une encéphalite subaigue, ayant le caractère de la leuco-encéphalite sclérosante avec inclusions. Schweiz. Arch. Neurol. Psychiat. **66**, 217—260 (1950).

MEULEN, V. TER, ENDERS-RUCKE, GIESELA, MÜLLER, D.: Immunhistological, microscopical and neurochemical studies on encephalitis. III. Subacute progressive panencephalitis. Virological and immunhistological studies. Acta neuropath. (Berl.) **12**, 244—259 (1969).

— MÜLLER, D., JOPPICH, G.: Fluorescence-microscopy studies of brain tissue from a case of subacute progressive panencephalitis. Germ. med. Mth. **XII**, 438—441 (1967).

MÜLLER, D., TER MEULEN, V.: Immunhistologische, feingewebliche und neurochemische Untersuchungen bei Encephalitiden. II. Die subakute progressive Panencephalitis. Neurohistologische und histochemische Studien. Acta neuropath. (Berl.) **12**, 227—243 (1969).

PELC, S., PERIER, J. O., QUERSIN-THYRY, L.: Résultats expérimentaux obtenus dans l'encéphalite humaine type encéphalite subaigue à inclusions, leucoencéphalite sclérosante subaigue. Rev. neurol. **98**, 3—24 (1958).

PETTE, H., DÖRING, G.: Über einheimische Panencephalomyelitis vom Charakter der Encephalitis japonica. Dtsch. Z. Nervenheilk. **149**, 7 (1939).

SHERMAN, F. E., DAVIES, R. L., HAYMAKER, W.: Subacute inclusion encephalitis. Acta neuropath. (Berl.) **1**, 271—288 (1961).

ULRICH, J., KIDD, M.: Subacute Inclusion Body Encephalitis. A Histological and Electron Microscopical Study. Acta neuropath. (Berl.) **6**, 359—370 (1966).

3.—4. Entmarkung bei Stoffwechselkrankheiten

AKERT, K., HABLE, K., WANG, H. L., WAISMANN, H. A.: Ultrastructural cerebral changes in experimental phenylketonuria. Rep. VIIth Internat. Congr. of Neurology, Sept. 1961, pp. 29—32.

ARONSON, S. M., VOLK, B. W.: Pathogenesis of white matter changes in Tay-Sachs' disease. In: Cerebral Sphingolipidoses. Eds.: ARONSON and VOLK. New York-London: Academic Press 1962, pp. 15—28.

BANKER, B. Q., MILLER, J. O., CROCKER, A. C.: Infantile Gaucher's disease. In: Cerebral Sphingolipidoses. Eds.: ARONSON and VOLK. New York-London: Academic Press 1962, pp. 73—99.

BARGETON, E.: The metachromatic form of leukodystrophy and its relationship to lipidoses and demyelination in other metabolic disorders. In: Brain Lipids and Lipoproteins and the Leukodystrophy. Eds.: FOLCH-PI and BAUER. Amsterdam: Elsevier 1961, pp. 90—103.

BÉRARD-BADIER, M., PAILLARD, J. E., GASTAUT, H., EDGAR, G. W. F.: Essai sur la signification des démyélinisations dans l'idiotie amaurotique infantile. Psychiat. Neurol **135**, 50—93 (1958).

BORNSTEIN, B., ELIAN, M., SANDBANK, V., KLIBANSKY, L.: Juvenile amaurotic idiocy. Clinical, histochemical and brain lipids investigations. Confin. neurol **24**, 62 (1964).

BORRI, P. F., HOOGHWINKEL, G. J. M.: Comparative studies of glycolipids and carbohydrate moieties in brain and visceral organs in amaurotic idiocy and gargoylism. II. Symp. Cerebral Lipidosis. Path. europ. (im Druck) 1968.

CROCKER, A. C., FARBER, S.: Niemann-Pick disease: review of 18 cases. Medicine **37**, 1—95 (1958).

— VARTER, G. S., NEUHAUSER, E. B. D., ROSOWSKY, A.: Wolman's disease. Three new patients with a recently described lipidoses. Pediatrics **35**, 627—640 (1965).

CROME, L.: A case of lipoidosis following Rh-factor incompatibility. J. clin. Path. 9, 326—332 (1956).
— The association of phenylketonuria with leucodystrophy. J. Neurol. Neurosurg. Psychiat. 28, 165 (1965).
— CUMINGS, J. N., DUCKETT, S.: Neuropathological and chemical aspects of generalised glycogen storage disease. J. Neurol. Neurosurg. Psychiat. 26, 422—430 (1963).
FARKAS-BARGETON, E.: Idiotie amaurotique infantile avec surcharge viscérale. Proc. Vth Congr. Internat. Neuropath., Excerpta Med. Found. Amsterdam 1966.
FØLLING, A.: Über die Ausscheidung von Phenylbrenztraubensäure in dem Harn als Stoffwechselanomalie in Verbindung mit Imbezillität. Hoppe-Seylers Z. physiol. Chem. 227, 169 (1934).
HAGBERG, B., HULTQUIST, G., OHMAN, R., SVENNERHOLM, L.: Congenital amaurotic idiocy. Acta psychiat. (Uppsala) 54, 116 (1965).
HOOFT, C., VOLCKE, R., HERPEL, J., VAN BOGAERT, L., GUAZZI, G. C.: Neurology and neuropathology of the lowe syndrome. J. Neurol. Sci. 3, 353—373 (1966).
JATZKEWITZ, H., SANDHOFF, K.: On a biochemically special form of infantile amaurotic idiocy. Biochim. biophys. Acta (Amst.) 70, 354 (1963).
JERVIS, G., HARRIS, RUTH C., MENKES, J. H.: Cerebral lipidosis of unclear nature. In: Cerebral Sphingolipidosis. Eds.: S. M. ARONSON and B. W. VOLK. New York-London: Academic Press 1962, p. 101—118.
JØRGENSON, L., BLACKSTAD, T. W., HARKMARK, W., STEEN, J. A.: Niemann-Pick's disease. Report of a case with histochemical evidence of neuronal storage of acid glycolipids. Acta neuropath. (Berl.) 4, 90 (1964).
KLENK, E.: Über die Verteilung der Neuraminsäure im Gehirn bei der familiären amaurotischen Idiotie und bei der Niemann-Pick'schen Krankheit. (Beitrag zur Chemie der Lipoidosen, 6. Mitteilung.) Hoppe-Seylers Z. physiol. Chem. 282, 84 (1947).
— VATER, W., BARTSCH, G.: Über die Gangliosidspeicherung im Nervengewebe bei der infantilen amaurotischen Idiotie vom Typ Tay-Sachs und die bei der Konservierung des Materials in Formalin auftretenden Veränderungen. J. Neurochem. 1, 203 (1957).
KLINKEN-RASMUSSEN, L., DYGGVE, H. V.: A case of late infantile amaurotic idiocy of the myoclonus type. Acta neurol. scand. 41, 172—186 (1965).
KOREY, S. R., GONATAS, J., STEIN, A.: Studies in Tay-Sachs disease. III-Biochemistry: An analytic and metabolic aspect. J. Neuropath. exp. Neurol. 22, 56 (1963).
LANDING, B. H., SILVERMAN, F. N., CRAIG, J. M., JACOBY, M. D., LAHEY, M. E., CHADWICK, D. L.: Familial neurovisceral lipidosis. An analysis of eight cases of a syndrome previously reported as "Hurler variant", "Pseudo-Hurler disease", "Tay Sachs' disease with visceral involvement". Amer. J. Dis. Childh. 108, 503—522 (1964).
LANDOLT, RUTH: Biochemisch-pathologische Aspekte der Sphingolipidosen. Bull. schweiz. Akad. med. Wiss. 24, 73—94 (1968).
LOWE, C. U., TERRY, M., TERRY, E. A., McLACHLAM: Organic aciduria, decreased renal ammonia production, hydrophthalmos and mental retardation. A clinical entity. Amer. J. Dis. Childh. 83, 164—184 (1952).
MALAMUD, N.: Neuropathology of phenylketonuria. J. Neuropath. exp. Neurol. 25, 254—268 (1966).
MALONEY, A. F. J., CUMINGS, J. N.: A case of juvenile Gaucher's disease with intraneuronal lipid storage. J. Neurol. Neurosurg. Psychiat. 23, 207—213 (1960).
MARIE, J., MARCHAND, L., BOREL, J., LAROCHE, J., FONCIN, J.: Considérations anatomocliniques sur la polydystrophie de Hurler (Gargoylisme). A propos d'un cas. Encéphale 44, 201—229 (1955).
MATTHYS, A., JOBST, C.: Zur Histopathologie und Histochemie der Hurler-Pfaundler'schen Krankheit (Gargoylismus). Arch. Psychiat. Nervenkrankh. 198, 317—330 (1959).
MENKES, J. H., HURST, P. L., CRAIG, J. M.: New syndrome: Progressive familial infantile cerebral dysfunction associated with unusual urinary substances. Pediatrics 14, 462 (1954).
MÜLLER, D.: Die intracerebrale Form der Lipoidgranulomatose. Fortschr. Neurol. Psychiat. 31, 225—267 (1963).
NORMAN, R. M., URICH, H., LLOYD, O. C.: The neuropathology of infantile Gaucher's disease. J. Path. 72, 121—131 (1956).

NORMAN, R. M., WOOD, N.: A congenital form of amaurotic familiy idiocy. J. Neurol. Neurosurg. Psychiat. 4, 175 (1941).

PILZ, H.: Die Krankheitsgruppe der amaurotischen Idiotien. Korrelation von biochemischen Befunden und klinischen Verlaufsformen. Dtsch. Z. Nervenheilk. 194, 187—218 (1968).

RICHTER, R., PARMELEE, A. H.: Late infantile amaurotic idiocy with marked cerebral atrophy. Clinical and anatomical report of a case. Amer. J. Dis. Childh. 50, 111 (1935).

SANDBANK, V.: The congenital type of amaurotic idiocy. IInd Symp. on cerebral lipidosis. Path. europ. 3 (in Vorber.) 1968.

SANDHOFF, K., PILZ, H., JATZKEWITZ, H.: Deficient hexasominidase activity in an exceptional case of Tay-Sachs disease with additional storage of kidney globoside in visceral organs. Path. europ. 3, 278—285 (1968).

SCHAIRER, E.: Die Gehirnveränderungen beim Morbus Gaucher. Virchows Arch. path. Anat. 315, 395—406 (1948).

SCHETTLER, G., KAHLKE, W.: Gangliosidoses. In: Lipids and Lipidoses. Ed. SCHETTLER. Berlin-Heidelberg-New York: Springer 1967, pp. 213—259.

SCHNECK, L., WALLACE, B. J., SAIFER, A., VOLK, B. W.: A clinical, biochemical and electron microscopie study of late infantile amaurotic family idiocy. Amer. J. Med. 39, 285 (1965).

SEITELBERGER, F.: Über die Gehirnbeteiligung bei der Gaucher'schen Krankheit im Kindesalter. Arch. Psychiat. Nervenkrankh. 206, 419—440 (1964).

— JACOB, H., SCHNABEL, R.: The myoclonic variant of cerebral lipidosis. In: Inborn Errors of Sphingo-lipid-metabolism. Eds.: S. M. ARONSON and B. W. VOLK. Oxford: Pergamon-Press 1967.

— SIMMA, K.: On the pigment variant of amaurotic idiocy. In: Cerebral Sphingolipidoses. Eds.: ARONSON and VOLK. New York-London: Academic Press 1962, p. 29.

— SLUGA, E., BERNHEIMER, H.: Studies on neuronal lipid storage dystrophies, concept of a natural classification. II. Symp. cerebral lipidosis. Path. europ. (im Druck) 1968.

— VOGEL, G., STEPAN, H.: Spätinfantile amaurotische Idiotie. Arch. Psychiat. Nervenheilk. 196, 154—190 (1957).

SILBERMAN, J., DANCIS, J., FEIGIN, J.: Neuropathological observations in maple sirup urine disease. Arch. Neurol. (Chic.) 5, 351—363 (1961).

SUZUKI, K.: A simple and accurate micromethod for quantitative determinations of ganglioside patterns. Life Sci. 3, 1227 (1964).

SVENNERHOLM, L.: The Gangliosides. J. lipid. Res. 5, 145 (1964).

WOLMAN, M.: Involvement of nervous tissue in primary familial Xanthomatosis with adrenal calcification. Path. europ. 3, 259—265 (1968).

— STARK, V. V., GATT, S., FRENKEL, M.: Primary familial xanthomatous with involvement and calcification of the adrenals. Report of two more cases in siblings of a previously described infant. Pediatrics 26, 742—757 (1961).

Tabellen

Tabelle 1. *Ungefähres molares Verhältnis von Sphingolipidtypen des menschlichen Myelins, bezogen auf 20 Mol Cholesterin*

Cholesterin	20
Cerebrosid vom Kerasintyp	3 ⎫ 9
Cerebrosid vom Cerebrontyp	6 ⎭
Cerebrosid-Schwefelsäureester vom Kerasintyp	2 ⎫ 3
Cerebrosid-Schwefelsäureester vom Cerebrontyp	1 ⎭
Sphingomyelin	4

Tabelle 8. *Histochemie der Globoidzellen bei Morbus Krabbe*

Reaktionen	Ausfall an Globoidzellen	Ev. Lit.-Hinweise (eigene Erfahrung, sofern nichts vermerkt)
Doppelbrechung	—	
Sudanschwarz B	Spur (+)	
Rote Sudanfarbstoffe	—	
Saures Kresylviolett (Hirsch-Peiffer)	orthochrom.	
PAS	+++	
PAS (Modif. nach Adams f. Cerebroside)	++	
PAS nach Einwirkung von Enzymen: a) Hyaluronidase b) Trypsin c) Pronase	 + + — oder (+)	
OTAN (Adams) braun = Phospholipide schwarz = Cholesterinester	braun	
Oxydative Enzyme	DPNH — Diaphorase ++	NELSON et al.
Hydrolytische Enzyme	Saure Phosphatase ++	NELSON et al.
Gekoppeltes Tetrazonium	(+)	BANKOFF

Metachromatische Leukodystrophie

Tabelle 2. *Kasuistik aus Literatur*

Autor, Jahr Fall	Erkr.-Alter Geschlecht And. Fam.-Mitgl.	Sterbe- alter	Klinik	Pathologie	Besondere Untersuchungen
ABRAHAM et al., 1963 Fall 1	1 Jahr 7 Monate M —	5 Jahre	Mot. Regression, Visusab- nahme, Opistotonus, Demenz	Typisch	Histochemie
ABRAHAM et al., 1963 Fall 2	1 Jahr 5 Monate W —	3 Jahre 1 Monat	Mot. Regression im Anschluß an Tonsillitis. Erblindung. Decerebrationsstarre	Typisch	Histochemie
ABRAHAM et al., 1963 Fall 3	2½ Jahre M +	5½ Jahre	Mot. Regression, Dys- arthrie, Nystagmus	Typisch	Histochemie
ABRAHAM et al., 1963 Fall 4	1½ Jahre W —	3 Jahre	Mot. und geistige Regression	Typisch	Histochemie
ADAMS u. KUBIK, 1952 Fall 13	6 Jahre M +	10 Jahre	Progressive Demenz, allg. Spastizität	Typisch	—
ALLEN et al., 1962	1 Jahr 8 Monate M —	3 Jahre 11 Monate	Mot. Regression im An- schluß an Sturz. Kirsch- roter Maculafleck	Typisch	—
D'ANGELO et al., 1963	19 M +	26 Jahre	Tremor Dysarthrie	Metachromasie nur am Rand der Entmarkung, sonst typisch	—
AUREBECK et al., 1964	5 Jahre 7 Monate M —	?	Gang auf Zehenspitzen Dysarthrie	Biopsie: Typisch	EM

Austin, 1957 T. M.	8 Monate M +	26½ Jahre lebt	Keine Angaben	Diagnose aus Nieren- biopsie	Urinsediment
Austin, 1957 T. C.	1 Jahr 5 Monate M +	6½ Jahre	Keine Angaben	Typisch, keine Detailunter- suchung	Urinsediment
Austin, 1957 J. C.	1 Jahr M +	?	Keine Angaben		Urinsediment
Austin, 1957 W. T.	? ? +	?	Keine Angaben		—
Bertrand et al., 1954 Nied	1¼ Jahre M +	2½ Jahre	Spast. Paraparese Nystagmus	Typisch	—
Black et al., 1961	1 Jahr 10 Monate W ?	2 Jahre 10 Monate		Typisch	Chemie
Brain et al., 1950 Fall 1	2 Jahre M —	3 Jahre	Typisch	Typisch	—
Brain et al., 1950 Fall 2	2 Jahre W —	2¾ Jahre	Typisch	Typisch	—
Brain et al., 1950 Fall 3	1¼ Jahre W —	2¾ Jahre	Typisch	Typisch	—
Brain et al., 1950 Fall 4	1 Jahr W —	1¾ Jahre	Typisch	Typisch	—
Brandberg et al., 1940	1 Jahr 11 Monate W	2¼ Jahre	Typisch	Typisch	—

Autor, Jahr Fall	Erkr.-Alter Geschlecht And. Fam.-Mitgl.	Sterbe-alter	Klinik	Pathologie	Besondere Untersuchungen
Bubis et al., 1966	12 Std! W —	20 Std	Cyanose und Dyspnoe	Atypische metachrom. Ballen	—
Case report, Mass. gen., 1962	1 Jahr 1 Monat W +	?	Typisch	Typisch	—
Christensen, Melchior u. Negri 1961, Fall 6	1¼ Jahre W —	3 Jahre	Typischer Verlauf	Typisch	—
Christensen, Melchior u. Negri, 1961, Fall 8	2⅓ Jahre M +	3 Jahre	Initialer Krampfanfall, sonst typisch	Typisch	—
Christensen, Melchior u. Negri, 1961, Fall 9	14 Jahre M —	36 Jahre	Tremor, Gedächtnisabnahme, Inkontinenz.	Typisch	—
Christensen, Melchior u. Negri, 1961, Fall 10	17 Jahre M +	30 Jahre	Charakterlich schwierig, Intelligenzabnahme	Typisch	—
Cravioto et al., 1966	1 Jahr 8 Monate M +	?	Typisch	Nur Nervenbiopsie, diese typisch	EM
Diezel u. Richardson, 1957	7¾ Jahre ?	13 Jahre	Typisch	Typisch	Lipid-Histochemie
Ettinger, 1965	30 Jahre M +	55 Jahre	Progressive Demenz Epilepsie	U-Fasern verschont. Metachr. am Rand der Entmarkung	—

FARBER et al., 1963	1½ Jahre W +	11 Jahre 5 Monate	Langsam progressiv: Gangstörung, Tremor, Dysarthrie.	Typisch	—
FEIGIN, 1954	? M —	6 Wochen	Oft Apnoe, tonisch-klonische Anfälle	Abnormes Material in weißer Substanz	—
FULLERTON, 1964 Fall 1	1⅓ Jahre W ?	?	Typisch	Rectum, Hautnerven: Typisch	NLG
FULLERTON Fall 2	1⅓ Jahre M	?	Typisch	Biopsie aus Hirn und Nerv typisch	NLG
FULLERTON Fall 3	1 Jahr 2 Monate W ?	4¾ Jahre	Typisch	Biopsie aus autonom. Nerv und Rectum, typisch	NLG
FULLERTON Fall 4	4 Jahre W ?	?	Typisch	Biopsie: Cortex, N. suralis, Haut, typisch	NLG
FULLERTON Fall 5	4 Jahre 10 Monate M ?	?	Dysarthrie Spastizität	Biopsie: N. suralis, Rectum, Haut (typisch)	NLG
FULLERTON Fall 6	6¼ Jahre M ?	?	Abfallen der Schulleistung, Inkontinenz, Paraparese	Biopsie: Hirn, Rectum u. Haut: Typisch	NLG
FULLERTON Fall 7	1 Jahr 7 Monate W ?	?	Typisch	Biopsie: Haut, Rectum, N. suralis	NLG
GREENFIELD, 1933 Fall 1	1½ Jahre W —	3 Jahre	Schielen, dann typisch	Typisch	—
GREENFIELD, 1933 Fall 2	1½ Jahre M +	3 Jahre	Typisch	Typisch	—

Tabelle 2 (Fortsetzung)

Autor, Jahr Fall	Erkr.-Alter Geschlecht And. Fam.-Mitgl.	Sterbe- alter	Klinik	Pathologie	Besondere Untersuchungen
Grégoire et al., 1966 Fall 1	8 Jahre W	?	Demenz, dann Paresen	Hirnbiopsie: Normal	EM
Grégoire et al., 1966 Fall 2	2 Jahre W	?	Typisch	Typisch	EM
Hagberg, 1963 Fall K. O.	5 Jahre 2 Monate M	?	Typisch	N. suralis: Typisch	Urinchemie
Hagberg, 1963 Fall I. M.	2 Jahre W +	?	Typisch	N. suralis: Typisch	—
Hagberg, 1963 Fall K. O.	1½ Jahre M +	5⅓ Jahre	Typisch	∅ (Dg. von Bruder über- nommen.)	s. u., Fall R. O.
Hagberg, 1963 Fall E. M.	1⅓ Jahre W +	6 Jahre 1 Monat	Typisch	Typisch	—
Hagberg, 1963 Fall R. A.	1½ Jahre M +	4⅓ Jahre	Typisch	Typisch	Chemie Hirn (Hag- berg u. Svenner- holm, 1960) Chemie: Urin
Hagberg, 1963 Fall R. O.	1 Jahr 5 Monate M +	3¼ Jahre	Typisch	Typisch	Chemie s. Hagberg u. Svennerholm
Hagberg et al., 1962 Fall A. L.	1¼ Jahre W —	3 Jahre 10 Monate	Typisch	Typisch	Histochemie und Chemie

HAGBERG, 1963 Fall I. J.	1½ Jahre W	3 Jahre 1 Monat	Typisch	Typisch	—
HAGBERG, 1963 Fall K. E.	1½ Jahre M +	4 Jahre	Typisch	Typisch	—
HAIN u. LA VECK, 1958	1½ Jahre W —	3¾ Jahre	Typisch	Typisch	—
HANSEN et al., 1961	2¼ Jahre M +	3½ Jahre	Typisch	Typisch, dazu Kleinhirnrindenatrophie	—
HELMSTAEDT, 1963	20 Jahre M —	32 Jahre	„spast. Spinalparalyse", Demenz, Verstimmung	± typisch, aber nur Großhirn	—
HOLLÄNDER et al., 1964	28 Jahre W —	32 Jahre	Progred. mnest. Störungen, Spastizität, Affektinkontinenz	Typisch, U-Fasern verschont	Chemie (Hirn)
JACOBI M., 1947 Manfred Sch.	1 Jahr 1 Monat M —	2⅓ Jahre	Typisch	Typisch	—
JATZKEWITZ et al., 1964 Brigitte R.	2 Jahre W —	6 Jahre	Idiotie, Epilepsie	Typisch	Chemie, Hirn
JERVIS, 1960 Fall 1	2 Jahre W —	5½ Jahre	Schielen, dann typisch	Typisch, Melanin-Pigm. Centrum semiovale, Kleinhirnrindenatrophie, sudanophiler Abbau in Großhirnrinde	—
JERVIS, 1960 Fall 2	1 Jahr 8 Monate W —	2¼ Jahre	Typisch, zeitweise generalisierte Myoklonien	Typisch	—

Tabelle 2 (Fortsetzung)

Autor, Jahr Fall	Erkr.-Alter Geschlecht And. Fam.-Mitglied	Sterbe- alter	Klinik	Pathologie	Besondere Untersuchungen
Leslie, 1952	3½ Jahre M —	3½ Jahre	Typisch	Typisch	—
Liu, H. M., 1968	8 Monate M —	2 Jahre 11 Monate	Entwicklungsstillstand, Strabismus, Demenz, Liquoreiweiß erhöht	Typisch	Hirnbiopsie, Chemie, EM
Lyon et al., 1961 Fall 1	7 Jahre W +	lebte b. Untersuchung	Gangstörung, Bradyphrenie. Cerebellär-spast. Mischsyndrom	Nervenbiopsie. Typisch	Urinsediment auf metachr. Subst.
Lyon et al., 1961 Fall 2	4 Jahre M +	7 Jahre 2 Monate	Gangstörung, Bradyphrenie, Decerebrationsstarre	Typisch. Kleinhirnrindendeg.	Chemische Untersuchung am Gehirn
Massimo et al., 1965	2 Jahre ? +	?	Typisch	Biopsie aus Hautnerven +	—
Mur et al., 1959	5 Jahre M ?	8 Jahre	Typisch	Typisch	—
Norman, 1947	12 Jahre M +	18½ Jahre	Immer imbezill, Epilepsie, Demenz, WaR +	Typisch	—
Norman et al., 1960 Fall 1	1 Jahr M +	2 Jahre 11 Monate	Typisch	Typisch	—
Norman et al. Fall 2	11 Monate W +	2 Jahre 11 Monate	Anfälle mit Schreien, sonst typisch	Typisch	—

OGAWA, 1961	9 Monate W ?	3 Jahre	Apathie, Extens.-spasmen	Typisch + Kleinhirnrinden-atrophie	—
PEIFFER, 1959 Rainer Vo.	1 Jahr 8 Monate M +	2 Jahre 5 Monate	Typisch	Typisch	—
PEIFFER, 1959 Wolfgang Me.	1½ Jahre M +	2⅓ Jahre	Schielen zuerst, dann typisch	Typisch	—
PEIFFER, 1959 Johann Moos	2½ Jahre M —	5 Jahre	Zuerst dement	Typisch. Dazu Kleinhirn-rindenatrophie und Ammons-hornbefall mit sudanophi-lem Abbau	—
PEIFFER, 1959 Karoline Ki.	1¼ Jahre W —	3¼ Jahre	Typisch	Typisch	—
PEIFFER, 1959 Seit	31 Jahre M —	35½ Jahre	Verwahrloster Psychopath, dement, kontaktlos	Mehr sudanophiles Mat. als Kinder. Körnerschicht des Kleinhirns dto.	—
SOURANDER et al., 1962 I. H.	10 Jahre W —	29 Jahre	Zuerst psych. verändert, dann extrapyr. Bewegungen, Rigor	Typisch	—
STAM, 1960	33 Jahre W ?	36 Jahre	Keine Angaben	Offenbar ± typisch	Histochemie, Experi-mente m. Metachro-masie
SUZUKI et al., 1967	5 Jahre ? +	12 Jahre	Keine Angaben	± typisch	EM + Chemie d. iso-lierten Granula
TARISKA, 1959	18 Jahre M +	23 Jahre	Anfälle als Kind. 18jährig: vernachlässigt, Chorea, 20jährig: Demenz	± typisch	—

Tabelle 2 (Fortsetzung)

Autor, Jahr Fall	Erkr.-Alter Geschlecht And. Fam.-Mitgl.	Sterbe- alter	Klinik	Pathologie	Besondere Untersuchungen
WEBSTER, 1962 R. E.	1 Jahr 1 Monat W ?	2¾ Jahre	Typisch	Diagnose aus N. suralis	EM, N. suralis
WEBSTER, 1962 D. S.	1½ Jahre W	?	Typisch	Diagnose aus N. suralis	EM, N. suralis
WOHLWILL et al., 1958	1 Jahr W ?	3 Jahre	Epi. Anfälle während febr. Infekt, spast. Tetraplegie	Typisch	—
WOLFE u. PIETRA, 1964 Fall 1	1 Jahr 8 Monate M —	3½ Jahre	Typisch	Typisch, nur kursorisch ref.	—
WOLFE u. PIETRA, 1964 Fall 2	1½ Jahre W +	3½ Jahre	Typisch	Typisch, nur kursorisch ref.	Histochemie: Leber, Niere

Tabelle 3. *ML-Variante, Übersicht der bisher veröffentlichten Fälle*

Autor, Jahr Fall	Erkrankungsalter Geschlecht Familiär?	Sterbealter	Klinik	Pathologie	Besondere Untersuchungen
AUSTIN, 1965 Fall 10 („M-family")	? M +	12 Jahre 11 Monate	Typisch	Typisch	Enzyme in Hirn und Niere
AUSTIN, 1965 Fall 11	? W +	8 Jahre	Typisch	Typisch	Enzyme in Hirn und Niere
MOSSAKOWSKY et al., 1961 Fall 1	2 Jahre M +	3 Jahre	Nach Varizellen viel Schreien, blind	s. Text, alle Rindenganglien- zellen	Histochemische u. chemische Untersuchungen
MOSSAKOWSKY et al., 1961 Fall 2	$1^1/_3$ Jahre W +	5 Jahre	Entwicklungsstillstand und geistiger Zerfall, erst dann Schwierigkeit beim Gehen	s. Text	Histochemische u. chemische Untersuchungen
MOSSAKOWSKY et al., 1961 Fall 3	$1^1/_4$ Jahre W +	3 Jahre	Beginn mit geistigem Zerfall	s. Text	
THIEFFRY et al., 1967	$1^1/_4$ Jahre	4 Jahre	Entwicklungsstillstand, ver- lernt Gehen, Skelet- anomalien, Alder-Reilly- Granula	N. suralis: wie ML	Mucopolysaccharide im Urin

Tabelle 4. *Fälle mit möglicher Beziehung zu ML*

Autor, Jahr Fall	Erkrankungsalter Geschlecht Familiär?	Sterbealter	Klinik	Pathologie	Besondere Untersuchungen
MASTERS et al., 1964 Fall 1	$3^1/_3$ Jahre M +	5 Jahre 7 Monate	Epi. Anfälle, Zuckungen re. Arm, plötzlicher Tod	Geringe Entmarkung. Einzelne metachromatische Ballen	—
MASTERS et al., 1964 Fall 2	Geburt M +	2 Jahre 10 Monate	Langsame Entwicklung, auffallendes Gewicht. 2jährig: Epi → Status †	Geringe Entmarkung. Einzelne metachromatische Ballen	—
MASTERS et al., 1964 Fall 3	Geburt M +	$3\frac{1}{3}$ Jahre	Langsame Entwicklung. Schädel abnorm geformt. Übertrieben lange Finger	Wie Fall 1. Keine Speicherung in Ganglinienzellen	Chem. Analyse: Geringe Vermehrung der Sulfatide
MASTERS et al., 1964 Fall 4	5 Monate M +	1 Jahr 7 Monate	Normal bis 5 Monate. Dann Entwicklungsrückstand. 7monatig rascher psychomot. Zerfall	s. oben	—
SCHEIDEGGER, 1959	6 Jahre M ?	17 Jahre	Charakteränd., Tremor, Spastizität, epi. Anfälle	Nur Großhirn entmarkt. Geringe Anfärbung d. Abbauprodukte m. Sudan. Keine Metachromasiereaktion. Geschwollene Ganglienz.	—
SHERMAN u. LIEBERT, 1950	7 Jahre W +	$8\frac{1}{4}$ Jahre	Cerebralläre Ataxie, Pyramidenzeichen, POS, Nystagmus	Entmarkung in Groß- u. Kleinhirn. Ganglienzellen d. Dentat. geschwollenen. Erhaltene Markinseln	—

Tabelle 5. *Histochemie der ML und der ML-Variante mit Beziehungen zum Gargoylismus*

Reaktion	Path. Material in weißer Substanz (ML und Variante)	Speichermaterial in Rindenganglienzellen (ML-Variante)	Ev. Literaturangaben (eigene Erf. wenn nicht anders angegeben)
Doppelbrechung	+ Gefrierschnitt — Paraffinschnitt	+ Gefrierschnitt — Paraffinschnitt	
Methylenblauextinktion	pH 3,8		BRAIN u. GREENFIELD, 1950 AUREBECK, 1964
Sudanschwarz B	+	+	
Rote Sudanfarbstoffe	— (+ nur perivasc.)	—	
Saures Kresylviolett (n. Hirsch-Peiffer)	metachromatisch	orthochromatisch	
PAS	+	+	
PAS (modif. n. Adams zum Cerebrosidnachw.)	+	+	
PAS n. Enzymeinwirkung: a) Hyaluronidase b) Trypsin c) Pronase	 + + —	 + + —	
OTAN (Adams) braun-Phospholipid schwarz-Cholesterinester	braun	braun	
Baker (saures Hämatoxylin)	+	+	
Acridin-Flavin (Holländer)	+	—	
Oxydative Enzyme	vermindert		WOLFE u. PIETRA: In Zellen m. metachr. Substanz (Niere und Leber)
Hydrolyt. Enzyme	Aryl-Sulfatase —		AUSTIN, 1965

Morbus Krabbe

Tabelle 6. *Kasuistik aus Literatur*

Autor, Jahr Fall	Erkrankungsalter Geschlecht Fam.	Sterbealter	Klinik	Pathologie	Besondere Untersuchungen
D'Agostino et al., 1963 Fall 2	4 Monate M +	8 Monate	Kann Kopf nicht halten	Typisch + Kleinhirn-rindenatrophie, Oliven-atrophie, Dentatumatr.	Lipidhistochemie aus Hirn
D'Agostino et al., 1963 Fall 3	2 Monate M +	8 Monate	Kann Arme nicht exten-dieren. Spastizität, kann Kopf nicht halten	Typisch, wie oben	Wie oben
D'Agostino et al., 1963 Fall 4	3 Monate M +	¼ Jahre	Lächelt nicht. Hält Kopf nicht, Spastik, Hämangiom am Scheitel	Typisch, wie oben	Wie oben
Allen et al., 1967	4 Monate M +	1¾ Jahre	Entwicklungsstillstand, Spastizität, Schreck-reaktion auf Lärm	Typisch. Schwere Kleinhirn-rindenatrophie, Dentatum und Olive befallen	Lipid- u. Enzym-histochemie. Chem. Analyse Liquor-enzyme
Beneke, 1908	? M	?	Unbekannt	Gliose, mehrkernige Zellen	—
Blackwood et al., 1954 Fall L	Geburt M ?	3 Jahre 2 Monate	Hemiparese li., Ver-schlimmerung, Tetraparese	Typisch. Dazu freie kern-lose Massen	Chemische Analyse
Bonhoff, 1955	2 Jahre M +	2 Jahre 10 Monate	Typisch	Typisch	Chemische Analyse
Born, 1956	3 Monate ? —	11 Monate	Apathie. Spastizität, Opticusatrophie	Typisch	—
Christensen et al., 1960 Fall 1	2 Jahre M +	3½ Jahre	Akute Erkrankung mit Unfähigkeit zu gehen, Spastizität	Typisch	—

Christensen et al., 1960 Fall 2	2 Jahre M +	3 Jahre	Schleichender Beginn mit Gangstörung	Typisch	—
Christensen, Melchior u. Negri, 1961 Fall 1	2 Jahre M +	3½ Jahre	Gehschwierigkeit. Erblindung. Fieberschübe, Decerebration	Typisch	—
Christensen, Melchior u. Negri, 1961 Fall 2	2 Jahre M +	3 Jahre	Gehschwierigkeit. Klonische Zuckungen der unteren Extremitäten	Typisch	—
Christensen, Melchior u. Negri, 1961 Fall 3	5 Monate W +	9 Monate	Typisch	Typisch	—
Christensen, Melchior u. Negri, 1961 Fall 4	1 Monat M +	1 Jahr	Typisch	Typisch	—
Christensen, Melchior u. Negri, 1961 Fall 5	1 Monat M +	8 Monate	Typisch	Typisch	—
v. Gehuchten, 1955	2 Jahre W —	2½ Jahre	Schleichend: unsicherer Gang (im Anschluß an Stomatitis aphthosa), Hypertonie	Typisch	—
Güthert et al., 1959	2 Monate M —	5 Monate	Viel geschrien, epil. Krämpfe, Opisthotonus	Typisch	Chemische Analyse
Hagberg et al., 1963 Fall 1	2 Monate W +	1 Jahr 8 Monate	Schreien, Opisthotonus, Spastizität, Kein Kontakt mit Umgebung	Typisch	Liquorelektrophorese, chemische Analyse
Hagberg et al., 1963 Fall 2	1 Monat W —	7 Monate	Psychomotorischer Rückgang. Opisthotonus	Typisch	Wie oben
Hagberg et al., 1963 Fall 3	⅓ Jahr W +	1 Jahr 5 Monate	Klonische Zuckungen an Armen und Beinen. Fieberschübe, Regressionen, Opisthotonus	Typisch	Liquorelektrophorese

Tabelle 6 (Fortsetzung)

Autor, Jahr Fall	Erkrankungsalter Geschlecht Fam.	Sterbealter	Klinik	Pathologie	Besondere Untersuchungen
HAGBERG et al., 1963 Fall 4	⅓ Jahr W +	1¼ Jahr	Psychomot. Regression, Muskelhypotonie. Osz. Augenbewegungen, blind, Decerebration	Typisch	—
HAGBERG et al., 1963 Fall 6	2 Jahre 1 Monat M —	1 Jahr 2 Monate	Erbrechen, Schreien, Muskelhypotonie	Typisch	Liquorelektrophorese
HAGER et al., 1957	⅓ Jahr M +	1 Jahr 2 Monate	Entwicklungsstillstand, Krämpfe	Typisch	—
HALLERVORDEN, 1949	?	1 Jahr	„Progr. Versteifung"	Typisch	—
HÜBNER et al., 1956 Fall 1	Geburt W +	9 Monate	„Stumpf", Epilepsie, Tonuserhöhung	Typisch, dazu Ganglienzelluntergang, i. Nucleus dentatus	—
HÜBNER et al., 1956 Fall 2	3 Monate M +	1¼ Jahr	Greift nicht, Opistotonus, Tremor	Typisch, dazu Kleinhirnrindenatrophie, Nucleus dentatus-Atrophie	Chemische Analyse des Hirns
KÅSS, 1953 Fall 1	4 Monate W +	1 Jahr 2 Monate	Apathie, Regression, Fieberschübe, Rigor, blind	Typisch (kursorisch)	—
KÅSS, 1953 Fall 2	6 Monate M +	?	Regression, Fieberschübe, unbeweglich	Typisch (kursorisch)	—
KAYSER et al., 1948	4 Monate W +	1 Jahr 1 Monat	Regression, Spastizität, Fieberschübe, Erblindung	Typisch	Chemische Analyse (BRANTE)

Krabbe, 1916 Fall 1	5 Monate M +	1 Jahr 1 Monat	Stillstand psychomot. Entw., Spastizität	Typisch, dazu Kleinhirn-rindenatrophie	—
Krabbe, 1916 Fall 2	4 Monate W +	1 Jahr	Schreianfälle, Regression, Spastizität	Typisch, dazu Vorderhorn-ganglienzellen atrophisch	—
Krabbe, 1916 Fall 3	5 Monate W +	5 Monate	Diarrhoe, dann Opistotonus, Nystagmus, epil. Anfälle	Typisch, nur kursorisch	—
Krabbe, 1916 Fall 4	6 Monate W +	1½ Jahre	Ähnlich wie oben	Typisch, nur kursorisch	—
Krabbe, 1916 Fall 5	4 Monate M +	11 Monate	Anfälle m. Schreien u. Tonuserhöhung. Regression, Fieberschübe	Nur makroskopisch	—
Lange, 1940 Fall 2	7 Monate W +	1 Jahr 1 Monat	Streckkrämpfe, zunehm. Tonuserhöhung	Typisch, dazu Degeneration v. Thalamus u. Kleinhirn-rinde	—
Nelson et al., 1963 Fall 1	9 Monate M +	1 Jahr 7 Monate	Reizbar, Regression (rasch), Spastizität, Tremor	Typisch, kursorisch	—
Nelson et al., 1963 Fall 2	1 Jahr 2 Monate M +	2¾ Jahre	Rasch Tremor, Anorexie, bald nicht gehen und sitzen, spastisch	Typisch u. spongiöse Umwandlung der Kleinhirn-rinde	EM, chemische Analyse
Nelson et al., 1963 Fall 3	1½ Jahre M +	?	Langsame Entwicklung, rasch spastisch	Diagnose aus Biopsie: wahrscheinlich	—
Norman et al., 1961 Fall 1	6 Monate M —	9 Monate	Spastizität, Opistotonus	Typisch, dazu Thalamus, Putamen, Pallidum, Oliven, Kleinhirnrinde, Dentatum geschädigt	Chemische Analyse

Tabelle 6 (Fortsetzung)

Autor, Jahr Fall	Erkrankungsalter Geschlecht Familiär?	Sterbealter	Klinik	Pathologie	Besondere Untersuchungen
Norman et al., 1961 Fall 2	3 Monate W +	6 Monate	Kloni Arme und Beine, Spastizität	Typisch, dazu Degeneration Dentatum	Chemische Analyse Untersuchung des Auges
Norman et al., 1961 Fall 3	2 Monate M —	1 Jahr 1 Monat	Erbrechen, spastisch, Regression	Typisch, dazu Nucleus cau- datus u. untere Oliven, Kleinhirnrindenatrophie v. Körnertyp	Chemische Analyse
Peiffer, 1957	4 Monate — —	9 Monate	Appetitlos, Erbrechen, Tonuserhöhung, Decere- brationsstarre, tonische Krämpfe	Typisch, dazu Abbau in Großhirnrinde, Ammonshorn mit Ausfall, Dentatum	Chemische Analyse (Kleinh.)
Riedel et al., 1965	1 Jahr 5 Monate M +	2 Jahre 1 Monat	Schreckhaft, Regression Muskelhypotonie	Typisch, dazu umschriebene Ganglienzellausfälle	—
Stammler, 1956	5 Monate W	11 Monate	Bewegungslos, apath. Opisthotonus	Typisch, dazu Atrophie der Körnerschicht	—
de Vries, E., 1958	3 Monate M —	1 Jahr 2 Monate	Allmähl. Spastizität, Opticusatrophie, Tremor	Typisch, dazu Erweichung mit sudanoph. Abbau. Befall v. Oliven, Pons u. Dentatum	—

Tabelle 7. *Fälle von unklaren Entmarkungskrankheiten, möglicherweise in Beziehung zu Krabbescher Krankheit stehend*

Autor, Jahr Fall	Erkrankungsalter Geschlecht Fam.	Sterbealter	Klinik	Pathologie	Besondere Untersuchungen
COLLIER et al., 1924	4½ Jahre W —	5¾ Jahre	Unsicherer Gang. Ataxie, Spastizität	Starker sudanophiler Abbau u. Globoidzellen	s. Tabelle SL
CROME et al., 1963 Fall 1	8 Jahre M +	11 Jahre	Charakterveränderung. Spastisch. Inkontinent	Sudanophiler Abbau u. Globoidzellen	
CROME et al., 1963 Fall 2	7 Jahre M +	13 Jahre	Ähnlich	Wie oben	
EISNER, W., 1924	Geburt M —	4½ Monate	Langsame Entwicklung. Spastizität	Multiple Herde, sonst wie oben	Starker sudanophiler Abbau: Wohl teils SL, teils MS
GUILLAIN et al., 1941	34 Jahre M —	35½ Jahre	Multiple Hirnnervenlähmungen, cerebellärer Gang	Herde in Striatum und Boden des 4. Ventr. „cellules morulées" sudanpos. Abbau	
NEUBÜRGER, 1922	4⅓ Jahre W +	5¾ Jahre	Allmähliche Tetraspastik, Visusabnahme, Inkontinenz	Mehrere Herde. Sudanophiler Abbau Riesenzellen	
VERHAART, 1931	30 Jahre M —	31 Jahre	Schwäche re. Arm. Hemiparese re., Sehstörung Schluckstörung	Multiple Herde, Globoidzellen, wenig sudanophiler Abbau	
NORMAN et al., 1963 Fall 1	3½ Jahre M —	4½ Jahre	Langsame Entwicklung. Regression: Gangverlust, Inkontinenz, Tonuserhöhung	Entmarkung, bes. Kleinhirn, scharf begrenzt. Phagocyten m. PAS pos. Mat. ohne Sudanophilie	Chemische Analyse
NORMAN et al., 1963 Fall 2	6 Wochen M	1 Jahr 7 Monate	Hypotonie, Paresen	Sehr ähnlich	Chemische Analyse

Sudanophile Leukodystrophie

Tabelle 9. *Konnatale Fälle — Übersicht. Siehe auch die Fälle unter PMK, die mit starkem sudanophilem Abbau einhergehen.* (BARGETON u. NORMAN, 1962, 1963 u. 1967; JACOBI)

Autor, Jahr Fall	Erkrankungsalter Geschlecht Fam.	Sterbealter	Klinik	Pathologie	Besondere Untersuchungen
BIGNAMI et al., 1966 Fall C. S.	2 Monate M —	7 Monate	Krampfanfälle, bewegt sich wenig. Rückstand, Muskelhypotonie, † Status epilepticus	Hochgradige Entmarkung mit Höhlenbildung. Fettkörnchenzellen, bes. perivasculär	—
BIGNAMI et al., 1966	Geburt W +	1 Jahr 1 Monat	Entwicklungsrückstand, 11 Monate: Flexionsspasmen, Apathie	Unscharf begrenzte Entmarkung im Großhirn, m. Vakuolenbildung. Fettkörnchenzellen, Kleinhirnrindenatrophie	Chemische Analyse
HOTTINGER u. SCHEIDEGGER, 1960	1 Monat M ?	10 Monate	Frühgeburt. Großer Kopf, Fettsucht, Osteopathia generalisata. Anämie, Dysproteinämie. Hypertonie. Herzvergr.	Hirnatrophie. Entmarkung von Groß- und Kleinhirn	—
MACKAY, 1940 Fall 1	Geburt M —	2 Jahre	Epi.-Anfälle (erstmals bei Pneumonie). Mikrocephalie	Unscharf begrenzte Entmarkung im Großhirn. Fettkörnchenzellen m. Neutralfett im Gewebe und perivasculär	—
MACKAY, 1940 Fall 2	Geburt M —	3 Jahre	Epi, Mikrocephalie, Entwicklungsrückstand	Wie oben, dazu Windungsatrophie occipital	—
MACKAY, 1940 Fall 3	Geburt W —	14½ Jahre	Frühgeboren, Entwicklungsrückstand, Krämpfe, nie gehen und sprechen	Entmarkung in Großhirn, nur wenig Fettkörnchenzellen	—
YOKOI, S., 1961/63 Fall 4	Geburt W —	20 Jahre	Progr. Idiotie mit Tetraplegie u. Grand mal	Fokale Entmarkung im Großhirn, Cerebellum u. Hirnstamm, wenig sudanophile Abbauprod.	Chemische Analyse

Tabelle 10. *Morbus Addison, kombiniert mit diffuser Hirnsklerose, Fallübersicht*

Autor, Jahr Fall	Erkr.-Alter Geschlecht Fam.	Sterbe-alter	Klinik	Pathologie	Spezielle Untersuchungen
Adams et al., 1952 Fall 12	9 Jahre M —	12 Jahre	7jährig: Allg. Schwäche — Morbus Addison. 9jährig: Psych. verändert, Krämpfe, Hemiplegie re.	Hochgradige Entmarkung in Großhirn und Pons mit suda-nophilem Abbau	—
Aguilar et al., 1967 Fall 1	10 Jahre M +	10½ Jahre	4jährig: Melanodermie. 9¾ jährig: Epilepsie, längere Bewußtlosigkeit. 10 Jahre 2 Monate: Lethargie, Dys-arthrie, Hirnnervenlähmungen	Unscharf begrenzte Entmar-kungszone im Großhirn. Zahl-reiche Fettkörnchenzellen, sudanophil. Nebennieren atrophisch. Veränderungen	Chemische Analyse des Gehirns
Aguilar et al., 1967 Fall 2	9½ Jahre M +	11½ Jahre	9jährig: Sehr ermüdbar. 9½jährig: Fieber, Erbre-chen, 9¾jährig: Epilepsie, Dysarthrie, Demenz, Spastizität	Entmarkung im Großhirn (kurs. beschrieben). Neben-nieren total 2 g. Rindenzellen m. eosinophil. Cytoplasma	—
Aguilar et al., 1967 Fall 3	12 Jahre M +	15 Jahre	10jährig: Grippe, Erbre-chen, adrenaler Schock. Schwere NNR-Insuffizienz. 12jährig: Epi, POS, trotz Substitutionstherapie, Pig-ment verschwindet unter Therapie. Terminaler Status epilepticus	Entmarkung in Groß- und Kleinhirn mit Infiltraten. Perivasculäre Fettkörnchen-zellen. Nebennieren total 4,5 g, Cortex fehlt total	Endokrin. gut un-tersucht

Tabelle 10 (Fortsetzung)

Autor, Jahr Fall	Erkr.-Alter Geschlecht Fam.	Sterbe- alter	Klinik	Pathologie	Spezielle Untersuchungen
BRUN et al., 1960	9 Jahre M —	10 Jahre	7jährig: Öfters Erbrechen u. Bauchschmerzen. 9jährig: braune Haut, unstillbares Erbr. NNR-Insuff. diagn., Substitutionstherapie. Psych. verändert, Dysarthrie, Inkontinenz, Rigor, Hypokinese	Teils scharf begrenzte, teils unscharf begrenzte Herde. Infiltrate unterschiedlich dicht, Gliawall. NNR fehlt total außer einem adenomähnlichen Knoten	Wie oben
DUBOIS et al., 1964	7½ Jahre M +	9 Jahre	4jährig: Erbrechen, Pneumonie, damals pigmentiert geworden. Wiederholt solche Episoden. 6½jährig: Nebenniereninsuff., labormäßig erfaßt. Substitutionstherapie, mit 7½ Jahren Abfall der Schulleistungen, ertaubt	Vollständige Entmarkung im Großhirn re. mehr als li. Weniger auch Kleinhirn und Opticus. Scharf begrenzte Zone. Viel Neutralfett. Li. Nebenniere 4 g: Rindenadenomatöse Knötchen in schmaler Rinde, re. Nebenniere unauffällig	EM
EADIE, 1966	10 Jahre M ?	?	Bräunung der Haut, Abfall der Schulleistungen. Geistiger Zerfall	Vollständige Verschonung des Marklagers frontal u. des Balkens. Verschonung der U-Fasern. Nebennierenreste nur histologisch in Fettgewebe gefunden	—
FANCONI et al., 1963	14½ Jahre M —	17 Jahre 5 Monate	Kleinwuchs verspätete Pubertät, Müdigkeit, Durst, Gewichtsabnahme, braune Haut, bald darauf Schwäche li. Arm u. li. Bein, Dysarthrie, Myoklonien, Demenz, fragl. Remissionen unter Substitutionstherapie	Entmarkung in Kleinhirn und Hirnstamm, auch auf Stammganglien übergreifend, mit Infiltraten, viel sudanophiler Abbau. NN re. 0,64 g, li. 0,65 g. Statt Rinde Narbengewebe	Endokrine Abklärung, Suche nach Nebennierenrindenantikörper

GAGNON et al., 1959	9 Jahre M +	1 Jahr	7jährig: Braune Haut, 9jährig: Viel müde, schwache Beine, Rumpfataxie, schwer psych. gestört	Unscharf begrenzte, asymmetrische Entmarkung, Einzelherde in Kleinhirn und Hirnstamm. Phagocyten nur perivasculär. Extrem kleine Nebennieren mit subkapsulären Adenomknötchen	Chromosomen-Unters.
GORDON et al., 1966	7 Jahre M ?	5 Monate	Kopfschmerzen, Krämpfe, Fieber. Remission. Dann braune Haut. Akute Verschlechterung. Später Decerebrationsstarre	Nebennieren je 1 g. Geschwollene granuläre Rindenzellen. Hochgradige Entmarkung im Großhirn und Hirnstamm	—
HOEFNAGEL et al., 1962	5½ Jahre M +	6 Jahre 2 Monate	5½jährig: Kontaktarm. 6jährig: Nahrungsverweigerung, Inkontinenz, Dysarthrie, Visusabnahme. Keine Hautpigmentierung	Hochgradige Entmarkung in Groß- und Kleinhirn. Fettkörnchenzellen, sudanophil. Gliaknötchen in Rinde u. Nähe Hinterwurzeln. NNR atrophisch. Knötchen mit acidophilen Zellen	Keine
HOEFNAGEL et al., 1967	10 Jahre M —	11¼ Jahre	7½jährig: Hautpigmentation, Erbrechen, Schock, Koma. 10jährig: Abducensparese, Dysarthrie. Gang unsicher. Inkontinenz. Pyramidenzeichen	Hochgradige Entmarkung des Großhirnes und des N. opticus. NNR je 1 g, Cortex dünner als 1 mm	Keine
LICHTENSTEIN u. ROSENBLUTH, 1959	5½ Jahre M —	7 Jahre	Infektanfällig, Demenz, generalisierte Spastizität, Dysarthrie, braune Haut	Scharf begrenzte Entmarkung im Großhirn. Infiltrate ++, Ly und Pl., Nebenniere nicht gefunden!	—
NELSON et al., 1962 resp. BLAW et al., 1964	8½ Jahre M —	9½ Jahre	Abendliches Erbrechen, Psycholabil, Durchfälle, Visusabnahme, unsicherer Gang. Pigment an Knie u. Ellbogen. Lab.: Addison. Progredienz trotz Substitutionstherapie	Scharf begrenzte Entmarkungszone im Großhirn. Faserogliose. Fettkörnchenzellen mit Sudanophilie. Von NNR nur Zona glomerulosa erhalten	EM

Tabelle 10 (Fortsetzung)

Autor, Jahr Fall	Erkr.-Alter Geschlecht Fam.	Sterbe- alter	Klinik	Pathologie	Spezielle Untersuchungen
PFISTER, 1936 Fall 1	7 Jahre M +	8½ Jahre	Ab 2 Jahre: Braune Haut, Verlangsamung. Distale Sensibilitätsstörung an Extr. Tetraplegie	Vollständige Entmarkung, teilweise scharf begrenzt, im Großhirn. Infiltrate, intensiv sudanophil beladene Phagocyten. Schwere Atrophie der NNR	—
PFISTER, 1936 Fall 2	8 Jahre M —	10 Jahre	Schon lange braune Haut. Rasch progrediente Demenz, Tetraspastik, Dysarthrie, Augenmuskellähmungen	Scharf begrenzte entmarkte Zonen im Großhirn. Infiltrate. Keine Körpersektion	—
SIEMERLING et al. 1923	6 Jahre M —	7 Jahre	3jährig: Braune Haut, 6jährig: Unruhe, Dysarthrie, Gangstörung, Spastizität	Groß- und Kleinhirn mit scharf begrenzten, entmarkten Zonen. Sudanophiler Abbau in Fettkörnchenzellen. Atrophie der Nebennieren (je 1,8 g)	—
TURKINGTON et al., 1966	5 Jahre M —	8 Jahre	Immer langsam entwickelt. 3jährig: Starke Zunahme der Hautpigmentationen. Substitutionstherapie. Trotzdem 5¼jährig: Parese re. Arm, Dysarthrie, Demenz	Große Entmarkungszonen in Großhirn. Einzelherde auch Hirnstamm und Rückenmark. Mäßige Infiltrate. Nur 1 NN: 1,3 g. Cortex mit nur wenigen eosinophilen Zellen	—

Tabelle 11. *Familiäre Fälle SL*

Autor, Jahr Fall	Erkrankungsalter Geschlecht	Krankheitsdauer	Heredität	Klinik	Pathologische Anatomie
MEYER et al., 1936 Fall 1	9 Jahre M	10 Jahre	1 Br. gleich, Mutter progr. cerebr. Leiden	Anfallsweises Erbrechen nach „Gelbsucht". Taub nach Bagatellunfall, allgem. Schulversagen. Visus herabgesetzt, cerebellär, Spast. allm. progr. → †	Großhirn überall, Opticus (von oben), Pyramidenbahn, teils scharf, teils unscharf, U-Fasern z. T. mitbeteiligt. Infiltrate, Astrocyten entspr. Markscheidenausfall, kein Übergreifen auf graue Substanz. Alle visceralen Organe sehr klein
MEYER et al., 1936 Fall 2	4 Jahre? 6 Jahre? M		S. oben Fall 1	Anfallsweises Erbrechen nach „Gelbsucht", nachher li. Bein nachgeschleppt. Ab 6 Jahren Gangstörung m. Dysarthrie. 7jährig: Gehör herabgesetzt, Visusabnahme, Jacksonanfälle	Großhirn, Maximum occipital. U-Fasern z. T. gut erhalten. Opticus. Lymphoplasmocytäre Infiltrate sehr stark
v. BOGAERT et al., 1933	11 Jahre M	?	1 jüng. Br. gleich	Beginn mit Epilepsie. Hemiparese li., obere homonyme Quadrantenanopsie	Großhirn alle Lappen. „Corps granuleux"
NEUBÜRGER, 1922	4⅓ Jahre W	1½ Jahre	1 jüng. Schw. klin. gleich	Allm. Progr. — Tetraparese, Visus vermindert, Dysarthrie. Kurze Remission, nach 6 Monaten — Progr. zu Inkontinenz	Großhirn, Maximum occipital, scharfe Begrenzung, U-Fasern z.T verschont, intensive Infiltrate, sudanophil, „Riesenzellen"
SCHENK et al., 1967 Fall 1	7 Jahre M	5 Jahre bis †	Mit Fällen 2—4 verw. (rec. Geschl. gebunden). Ferner auch reine klin. Fälle	Allm. Progr. Charakterveränderung, Gang-, Sprach-, Hör- u. Sehstörung — Spast., Papillenabblassung — †	Großhirn u. Kleinhirn vollst. entmarkt mit Übergreifen auf Großhirn- und Kleinhirnrinde, scharf begrenzte Herde ohne Verschonung der Kleinhirnrinde. Keine Inf. im Großhirn, intensive im Kleinhirn, massiver sudanophiler Abbau m. interessanter Histochemie

Tabelle 11 (Fortsetzung)

Autor, Jahr Fall	Erkrankungsalter Geschlecht	Krankheitsdauer	Heredität	Klinik	Pathologische Anatomie
SCHENK et al., 1967 Fall 2	15 Jahre M	3 Monate bis †	S. oben	Schwerhörig u. Epilepsie wenige Monate vor †, gest. an Verkehrsunfall. (Keine Angabe, ob bereits Pubertät)	Großhirn, Max. occ., unscharf (Bild), scharf (Text), Nähe Ventrikel, Infiltrate, multiple Foci unvollst. Entmarkung, Sudanoph. Abbau positiv in Astrocyten und Phagocyten. Epiduralhämatom, Schädelfraktur
SCHENK et al., 1967 Fall 3	6¾ Jahre M	2 Jahre bis †	S. oben	Allm. Visuszerfall, Gehör vermindert, Gang schlechter, Sprache undeutlich. rasche Progr. → †	Vorwiegend Kleinhirn, vollst., mäßig intens. Infiltrate, keine Angaben über Schärfe. Sudanoph. Abbau. Starker Befall m. Gglz. Untergang in Kleinhirnrinde, Dentatum, Thalamus u. Hypothalamus. Chemie: Entmarkung ohne Erhöhung der Hexosamine
SCHENK et al., 1967 Fall 4	6 ¼ Jahre M	?	S. oben	Stark ermüdbar, Erbrechen, Addison? Epi-Anfälle, Nachher Stupor, allm. Progr. Ataxie, Psyche, Dysarthrie. *Liquor:* Prot. 90%, später no.	Max. occ. vollst., Kleinhirn o.B. Keine det. Beschr. Phospholipide gesenkt
SCHENK et al., 1967 Fall 5	Erwachsen M	?	S. oben	Bild einer spastischen Spinalparalyse	Großhirn, sudanophil, Infiltr. Nur einige Schnitte erhalten
STEWART-GREENFIELD, 1927 Fall 1	6½ Jahre M	1½ Jahre bis †	4 weitere M in Sippe (Meyer, Pilkington, Norman, Crome)	Psychisch verändert, langs. progr., fragl. im Anschluß an Zahnextrakt. Später Gehör vermindert, Visus vermindert, Schwäche unt. Extr. → Hemiplegie → †	Nur Großhirn, dort bes. untere Abschnitte (occ. u. temp.), scharf begrenzte Herde, Infiltrate, U-Fasern auch befallen. Astro. z. T. multinucleär als „Globoid cells" interpretiert. Nebenniere nicht erwähnt

MEYER et al., 1936	7 Jahre M	3½ Jahre bis †	S. oben	Allm. in Schule zurück, beschleunigt durch Tonsillektomie. 9jährig: allm. progr. Lähmung des li. Fußes → andere Extrem. Schreianfälle → Decerebration. Visus erhalten	Frontal vollständig, nur teilweise scharf begrenzt. Occipital Einzelherde, ebenso Cerebellum. Infiltr. auch außerh. Läsionen, Phag. z.T. sudanophil, z.T. mit Hämatoxylin anfärbbar, z.T. in konzentr. Ringen. Graue Substanz unberührt
NORMAN et al., 1961/63	7 Jahre M	5½ Jahre bis †	S. oben	Allm. progr. Verhaltensstörungen. 9jährig: obj. Pyramidenzeichen bds., unfähig zu sprechen, unkoordinierte Bewegung der Arme, Inkontinenz, Spast.	Großhirn stellenweise fleckig entmarkt. Ferner Pedunculi, Ponsfuß und Kleinhirn. U-Fasern z.T. verschont. Begrenzung unterschiedlich. Inf. intensiv, sudanophile Deg. Schwere Entmark. in Stammganglien, Atrophie Körnerschicht u. Dentatum
CROME-ZAPELLA, 1963 Case 1	8 Jahre M	3 Jahre bis †	S. oben	8jährig: Allm. progr. Charakterveränderung. — Inkontinenz. — Desorientiertheit. Atrophie der kleinen Handmuskeln	Scharf begrenzte vollst. Entmark. inkl. Az. in Großhirn, Balken, Opticus, Kleinhirn. Mitbefallen Linsenkern u. Thalamus, wobei Ganglienzellen zugrunde gehen. Massive Inf. z.T. auch mehrkernige „Globoidzellen". Chemie: Cholesterolester erhöht, Phospholipid vermindert, Cholesterol vermindert. Kleine Nebennieren
CROME-ZAPELLA, 1963 Case 2	7 Jahre M	6 Jahre bis †	S. oben	Allm. progr. Charakterveränderung	Nur Großhirn untersucht: Ganzes Marklager. „Epitheloide und globoide Zellen". Sudanophiler Abbau. Hyperplasie der Bergmann-Glia

Tabelle 11 (Fortsetzung)

Anhang zu familiären Fällen ohne Nebennierenrindenatrophie

Autor, Jahr Fall	Erkrankungsalter Geschlecht Familiär	Sterbealter	Klinik	Pathologische Anatomie
v. Bogaert et al., 1961 Fall 4	1 Jahr W +	10 Jahre	Schwerster Entwicklungsrückstand, kann nie sitzen, z. T. Hypo-, später Hypertonie. Opticusatrophie	Kleinhirn, weniger auch Großhirn mit flau begrenzten Entmarkungszonen. Kleinhirnrinde mitbeteiligt
v. Bogaert et al., 1961 Fall 5	1 Jahr M	4 Jahre	M 1—4 Jahre: Etwa gleich	Kleinhirn nur diskret, Großhirn flau begrenzt, Übergreifen auf Pallidum und Körnerschicht
Jervis et al., 1955	2 Jahre W +	22 Jahre	Langsame frühkindl. Entwickl. Massive Muskelatrophien. 9jährig: Sicherer Intelligenzmangel. 14jährig: Grand mal	Unvollständige, scharf begrenzte Entmarkungszone, besonders scheitelnah. Daneben Muskeldystrophie, Nebennierenrindenhyperplasie
Junker, 1940	3½ Jahre W +	22 Jahre	Allm. unsicher werdender Gang. 16jährig: Charakterveränderungen. Tonisch-klonische Anfälle in Abständen von Wochen bis Monaten. Dysarthrie, Kachexie	Unscharf begrenzte, unvollständige Entmarkung ausschließlich im Großhirn

Tabelle 12. *Fälle von SL ohne nachgewiesene weitere Fälle in der Familie*

Autor, Jahr Fall	Erkrankungsalter Geschlecht	Sterbealter	Klinik	Pathologische Anatomie	Spezielle Untersuchungen
v. Bogaert et al., 1956	Schulalter M	?	Allmähl. Absinken d. Schulleistungen, Verhaltensstörungen. Erkrankt, erblindet, Hemikonvuls. re., Hemiparese re. Stirbt an Aspirationspneumonie	Nur Großhirn beschrieben. Hier ganzes Marklager befallen. Scharf begrenzte Herde. Intens. perivasc. Infiltrate. Viele Fettkörnchenzellen	—
Bouteille, 1966	9 Jahre M	?	Verhaltensstörungen, org. Demenz. Abnorme unwillkürliche Bewegungen. Corticale Blindheit	*Hirnbiopsie:* Parietal: Astrocytenvermehrung, sudanophiler Abbau	Elektronenmikroskopie
Collier u. Greenfield, 1924	4½ Jahre W	4¾ Jahre	Allmähl. progr. Gangstörung. Extr. spastischataktisch. Demenz, mutistisch. Stirbt an Ernährungsstörung	Ziemlich vollständige Entmarkung occipital u. temporal, scharf gegen Umgebung abgegrenzt. Lymphocyt. Infiltrate. Zahlreiche Fettkörnchenzellen intensiv scharlach-rot. Große „globoide" Astrocyten	—
Davison u. Schick, 1931	13½ Jahre W	15 Jahre	Fokale Epi-Anfälle li. Körperseite. Dann progr. amnestisches Psychosyndrom. Hemiparese li., cerebellärer Gang. Opticusatrophie bds. † in Jacksonanfall	Vollständige Entmarkung im Großhirn, li. > re. Max. vorne. Dichte Infiltrate, scharfe Begrenzung. Viele sudanophile Phagocyten perivasculär	—
Diezel et al., 1965 Fall 3	8 Jahre W	12 Jahre	Allmähl. Wesensveränderung im Anschluß an Sturz von Treppe. Hemiballist. Bewegung li., Dysarthrie, Pyramidenzeichen, Demenz	Unscharf begrenzte Entmarkungszonen im Großhirn, bes. occipital, z. T. auch perivasculär. Keine Infiltrate	Lipidhistochemie

Tabelle 12 (Fortsetzung)

Autor, Jahr Fall	Erkrankungsalter Geschlecht	Sterbealter	Klinik	Pathologische Anatomie	Spezielle Untersuchungen
GARCIN et al., 1965	4 Jahre W	22 Jahre	Klumpfuß, Stirnveränderung, Schulrückstand. Cerebelläre Inkoordination. Vertikal-nystagmus, † 22jährig an Pneumonie	Unvollständ. Entmarkung m. Inseln perivasculär in Groß-hirn, Kleinhirn und Pons-haube. Sudanophile Abbau-produkte. PMK laut Autoren	Lipidhistochemie
GERSTL, 1965	4 Jahre M	4½ Jahre	Von Geburt an langsame Entwicklung. Epi. nach Sturz, dann Hemiparese re., Dysarthrie, trotz partieller Remission unfähig zu stehen, Delirien, Opistotonus	Unvollständ. Entmarkung im Großhirn, unscharf begrenzt, ohne U-Fasernbefall, kein sudanoph. Abbau. Zellverlust m. sudanoph. Abbau in Rinde und Hirnstamm	—
GLOBUS u. STRAUSS, Fall 1	1928²³⁄₄ Jahre M	3½ Jahre	Gangstörung, Hypertonie, Anfälle, Psychische Ver-änderungen	Entmarkung im Großhirn, Stammganglien, Kleinhirn und Hirnstamm	—
HEERNU et al., 1945 Fall 1	8½ Jahre M	9 Jahre	Erbrechen, Diarrhoe, Hemi-parese re., partielle Re-mission → Rückfall n. 3 Monaten, Stauungspapillen. Op. Rem. → †	Vollständ. Entmarkung, scharfe Begrenzung, keine In-filtrate erwähnt, ausschließl. Großhirn, kein Übergreifen auf graue Substanz	—
HEERNU et al., 1945 Fall 2	7 Jahre M	9 Jahre	Allmähl. Charakterverände-rung. Facialisparese li. n. 3 Monaten, sonst neurolog. o.B. Für endogene Psychose gehalten. † in Koma	Vollständ. Entmarkung im Großhirn, weniger auch im Kleinhirn, scharf begrenzte Herde, U-Fasern nicht ver-schont, mäßige Infiltrate. Diffus verteilt sudanoph. Abbau	—
HERMEL, 1921	2½ Jahre W	4 Jahre	Gangstörung, verstummt, Schluckstörungen, Tremor, Nystagmus, Pyramidenzeichen	Entmarkung im Großhirn. Viele Fettkörnchenzellen	—

de Jong et al., 1956	1½ Jahre W	4 Jahre	Schwache Knie, Strabismus, Epi. Anfälle	Unvollständige, unscharf begrenzte Entmarkung im Zentrum semiovale, Capsula interna, Pons. Zahlreiche Fettkörnchenzellen	—
Peiffer, 1959 Günther Mo.	3 Jahre M	4 Jahre	Charakterveränderung, unsicherer Gang. Pyramidenzeichen, Intentionstremor	Geringfügige, unscharf begrenzte Entmarkung mit verschonten U-Fasern	—
Rossolimo, 1897	15 Jahre M	16 Jahre	Allmähl. sich entwickelnde Schwäche re. Arm. Dysarthrie. Vorübergehende Besserung. Doppeltsehen. Augenmuskellähmung. Koma terminal	2 scharf begrenzte Herde li. Zentrum ovale, bes. parietal, Balken nach re. überg. Herd in Pyramidenkreuzung. Fettiger Abbau. Infiltrate m. Leukocyten und Körnchenzellen	—
Schilder, 1912	13 Jahre W		Allmähl. Visusabnahme. Psychisch verlangsamt, Kopfschmerzen, Erbrechen, VI-Parese, zentr. Parese re. oE, Hemiparese re., Dysarthrie, Achilleskloni	Vollständige Entmarkung im Marklager, bes. occipital, z. T. Verschonung der U-Fasern, scharf begrenzt. Mäßig intensive lymphocytäre Infiltrate perivasculär	—
Steward et al., 1927 Fall 2	3 Jahre W	3¼ Jahre	Anfälle v. Atemnot, Erbrechen, unruhiger Schlaf, Schielen, Babinski li. Remission, 1 Monat später: Steppergang, Tremor, schläfrig-bewußtlos	Unvollständige Entmarkung im Zentrum semiovale und Pons. Viel sudanophiler Abbau	—
Tans, 1955	2 Jahre W	4½ Jahre	Psychomotorische Regression, Muskelhypertonie	Entmarkung im Kleinhirn, Hirnstamm und occipital im Großhirn. Viel sudanophiler Abbau	—
Watanabe, 1967 Fall 1	13 Jahre M	14 Jahre	Allmähliches Absinken der Schulleistungen, Psychopathie, Hemiparese, Semikoma, † an Bronchopneumonie	Nur Großhirn ± scharf begrenzt, vollständig m. Höhlenbildung. Keine Infiltrate. Kein Befall der grauen Substanz. Nebennieren: „Lipid depletion"	—

Tabelle 13. *Sudanophile Leukodystrophie und meningeale Angiomatose*

Autor, Jahr Fall	Erkrankungsalter Geschlecht Fam.	Sterbealter	Klinik	Pathologie	Spezielle Untersuchungen
Divry et al., 1946 Fall 1	24 Jahre M +	42 Jahre	Marmorierte Haut, bes. deutlich ab 20 Jahren. 24jährig: Gen. Epi. Hemiparese li. mit Schüben und Remiss. Demenz, Inkontinenz	Angiomatose der Leptomeningen, vorwiegend venös über Großhirn, Polymeningosis der Dura. Entmarkung bes. Großhirn mit mäßig sudanophilem Abbau, Rinde und Stammganglien massiver Ausfall	—
Divry et al., 1946 Fall 2	20 Jahre M +	26 Jahre	Ähnlich	Nicht untersucht	—
Hooft et al., 1965 Fall 1	3⅓ Jahre M +	2 Jahre 8 Monate	Erbrechen, Tremor der Augen, Zuckungen li. Lid, Kontrakturen der Extr.	Verdickte Dura, klebt an Leptomeningen. Angiomatose d. Meningen. Entmarkung m. sudanophilem Abbau in Großhirn, Kleinhirn, Opticus	—
Hooft et al., 1965 Fall 2	3 Monate M +	4½ Jahre	Fast gleich wie Fall 1, beginnt mit Epilepsie	Wie oben	—
Martin et al., 1968	10 Jahre? M —	13½ Jahre	Immer debil, Entwicklungsrückstand. 10jährig: Myoklonien. 12jährig: Grand mal, Amaurose, Halluzinationen, Inkontinenz, Kachexie †	Nur mikr. Angiomatose. Diffuse sudanophile Entmarkung occipital u. Opticus. Segmentale Entmarkung in peripheren Nerven	*Serum:* Alpha 2-Glob. erhöht. *Liquor:* Alpha- u. Alpha 2-Glob. sowie Alpha-Amino-Butyrsäure stark erhöht in Blut u. Urin, *nicht* im Hirn!

Pelizaeus-Merzbachersche Krankheit

Tabelle 14. *Kasuistik aus Literatur*
1. Nach allen Kriterien gesicherte Fälle

Autor, Jahr Fall	Erkrankungsalter Geschlecht Fam.	Sterbealter	Klinik	Pathologie	Spezial- untersuchungen
MERZBACHER, 1910 O. R.	4 Monate M +	20 Jahre	Augenwackeln, Kopfwackeln, nicht sitzen u. stehen. Sprache zuerst vorhanden, dann unverständlich. Zwerg (140 cm)	„Tigerfellartige Entmarkung". Markinseln, *kein* sudano- philer Abbau	—
LIEBERS, 1928	Geburt W +	16 Jahre ?	Wackeln m. Kopf u. Augen. Progred. Spast. choreat. Intelligenz erhalten	Knochenveränderungen. Typisch. Wurzeln besser bemarkt als Rückenmark	—
SEITELBERGER, 1954 Fall 1	Geburt M +	7 Jahre 5 Monate	*Keine*(!) psychomot. Ent- wicklung. Rigor. Zähne 5jährig. Zwerg (86 cm)	Keine Markscheiden außer Inseln. Wurzeln bemarkt. We- nig sudanophiles Material	Lipidhistochemie
SEITELBERGER, 1954 Fall 2	Geburt M +	2¾ Jahre	Wie oben, 73 cm lang	S. oben	S. oben
SEITELBERGER, 1954 Fall 3	Geburt M +	1¼ Jahre	Wie oben, 73 cm lang	S. oben, etwas intensiver sudanophile Substanzen	S. oben
LÜTHY et al., 1961 Fall 1	früheste Kindheit M +	42 Jahre	Extremer Entwicklungs- rückstand (Gehen 4jährig!). Zwergwuchs, Dysarthrie, Spastizität, Erblindung	Klassisch, praktisch kein sudanophiler Abbau	Chemische Analyse (EDGAR)
LÜTHY et al., 1961 Fall 2	früheste Kindheit M +	41 Jahre	Extremer Entwicklungs- rückstand, spricht nie. Zwergwuchs, Erblindung	Klassisch, wie oben	Chemische Analyse (EDGAR). EM (BISCHOFF et al.)
LÜTHY et al., 1961 Fall 3	früheste Kindheit M	46 Jahre	Milder als oben. Vgl. Fall- darstellung S. 82, Fall 21		Chemische Analyse (CUMINGS)

Tabelle 14 (Fortsetzung)

Autor, Jahr Fall	Erkrankungsalter Geschlecht Fam.	Sterbealter	Klinik	Pathologie	Spezial- untersuchungen
Zeman et al., 1964 Fall 1	3 Monate M +	3 Jahre	*Keine*(!) psychomot. Entwicklung. Rollende Augenbewegungen	Keine Markscheiden, außer in Wurzeln, perivasculäre Fettkörnchenzellen	Lipidhistochemie
Zeman et al., 1964 Fall 2	Geburt M +	5 Jahre 5 Monate	Rollende Augenbewegungen. Lernt Kopf heben, aber nicht mehr. *Schlaff!* Grand mal	Wie oben, dazu Kleinhirnrindenatrophie	Lipidhistochemie
Zeman et al., 1964 Fall 3	Geburt M +	2½ Jahre	Charakt. Augenbewegungen, Epi. Anfälle	Nur einzelne Fasern im Pallidum u. Nucleus ruber bemarkt, Atrophie des Kleinhirns	Lipidhistochemie
2. Einzelsektionen, familiärer Befall nur durch Anamnese gesichert					
Bodechtel, 1929	5 Jahre W +	16 Jahre	Normal bis 5 Jahre. Dann Zuckungen, amnestisches Syndrom, Spastizität, choreiforme Bewegungen	Typisch. Markinseln perivasculär	—
Josephy, 1936	Geburt M +	6 Jahre	Schwerer Entwicklungsrückstand, Spastizität, Mikrocephalie, voraneilende Ossifikationen	Typisch. Markinseln (kursorisch beschrieben)	—
Diezel et al., 1963 Fall 1	2 Jahre 7 Monate M +	3 Jahre	Erbrechen, unsicherer Gang, Somnolenz, Augenzittern, Tremor, Muskelatrophie, abnorme Schädelform	Fleckige Entmarkung. Gliogene Körnchenzellen	Histochemische Untersuchung (Lipide)
Gerstl et al., 1965	6 Monate M +	13 Jahre	Entwicklungsrückstand mit 6 Monaten aufgetreten. Mikrocephalie, Kontrakturen	Markinseln um Gefäße, sonst typische wolkige Entmarkung. Mäßig viel sudanophiler Abbau	Chemische Analyse

3. Auf PM verdächtige Einzelfälle ohne Hinweise auf familiären Befall

BARGETON et al., 1964	Geburt M	7 Monate	Abnorme Bewegungen v. Kopf, Augen u. Extremitäten. Extremer Entwicklungsrückstand. Tonisch-klonische Anfälle	Markscheiden bis auf einzelne Inseln ganz fehlend. Sudanophile Abbauprodukte in diffuser Verteilung	Chemische Analyse
BLACKWOOD et al., 1954 Fall B	Geburt? M	14 Jahre	Entwicklungsrückstand, später idiotisch. Dysarthrie, Inkontinenz	Hochgradig entmarkt. Fettkörnchenzellen, nur wenig perivasculär	Chemische Analyse
GARCIN et al., 1965	4—6 Jahre W	22 Jahre	Klumpfuß. 6jährig: Zittern. 10jährig: Schulrückstand, cerebelläre Inkoordination. 19jährig: Anstalt, IQ = 60%, Vertikalnystagmus	Fleckförmige Entmarkung. *Wenig* Fettkörnchenzellen	Lipidhistochemie
JACOBI, 1947 Fall 2	Geburt M	5 Jahre	Kyphoskoliose BWS. Von Anfang an keine Bewegungen, Dauernystagmus, extrapyramidale Bewegungen	Typisch. Perivasculäre Fettkörnchenzellen reichlich	—

4. Sogenannte Spätfälle

LÖWENBERG et al., 1933	43 Jahre M +	54 Jahre	Steifigkeit und Ungeschicklichkeit der Extremitäten. Extrapyramidale Bewegungen, Miktionsstörung, amnestische Störung. Paranoid	Fleckförmig, z. T. scharf begrenzt, perivasculäre Markinseln. Mäßig sudanophil	Stammbaum
PEIFFER et al., 1963 Fall 1	49 Jahre W +	53 Jahre	Langsam zunehmende Paraparese, 2× bewußtlos (1× Subduralhämatom)	Unscharf begrenzte Herde, z. T. Status spongiosus	—

Spongiforme Leukodystrophie

Tabelle 15. *Kasuistik aus Literatur*

Autor, Jahr Fall	Erkr.-Alter Geschlecht Heredität	Sterbe- alter	Klinik	Pathologie	Spezielle Untersuchungen
ADACHI, M., et al., 1966	4 Monate M —	—	Hebt Kopf nicht mehr. Allgemein schlaffe Lähmung. Kopfvergrößerung. Strabismus, spastisch	Biopsie: typisch	EM: Vacuolen beginnend in Markscheidenlamellen
BANKER et al., 1964 Case 1	5 Monate M +	8¾ Jahre	Kopf größer, kann nicht mehr gehalten werden. Strabismus convergens. Opticusatrophie, Epilepsie	Typisch	Nn.-hypoplasie der Zona glomerulosa
BANKER et al., 1964 Case 3	4 Monate W +	10 Jahre	Großer Kopf, Spastizität, Verlust des Kontaktes mit Umwelt	Typisch (Biopsie)	Chemie: Lipide weiße Subst.
BANKER et al., 1964 Case 4	4 Monate M +	2 Jahre 1 Monat	Entwicklungsstillstand 4monatig. Kopf größer, Apathie, Strabismus	Typisch	Grau: normal. Weiß: Cerebroside höher als bei Vergleichsfall
BANKER et al., 1964 Case 8	1 Monat M +	1 Jahr 5 Monate	5monatig: Spastizität, Kopfvergrößerung	Typisch	—
BLACKWOOD u. CUMINGS, 1954	2 Monate M —	2 Jahre 1 Monat	Epilepsie, Kopfvergrößerung, Opticusatrophie, PZ. VII-Parese	Typisch Typisch	Lipide
VAN BOGAERT-BERTRAND, 1967 Case 1	5 Monate M +	1 Jahr	Hypotonie, Schädel vergrößert, Zuckungen. Greift nicht. Spastizität	Typisch	—

					Leber fettig Dg.
VAN BOGAERT-BER-TRAND, 1967 Case 2 Th.	2 Monate M +	1 Jahr	Kann Kopf nicht halten, Ataxie, kein Kontakt, Zuckungen, Epilepsie	Typisch	
VAN BOGAERT-BER-TRAND, 1967 Case 3 Jeannette Me.	6 Monate W +	3½ Jahre	Träge, schlaff, Epilepsie, Opticusatrophie, unwillkürliche Bewegungen	Typisch	—
VAN BOGAERT-BER-TRAND, 1967 Case 4 Ro	3 Monate M +	8 Monate	Hypotonie, Schluckstörungen, blind, abnorme Bewegungen	Typisch	—
BUCHANAN et al., 1965 Case 1	3 Monate M +	1¾ Jahre	Zuckungen, Entwicklungsrückstand, Visusminderung, Hals schlaff. Spastizität	Typisch	—
BUCHANAN et al., 1965 Case 2	? M +	?	Tremor, Spastizität	Typisch	—
BUCHANAN et al., 1965 Case 3	3 Monate W +	?	Spastizität, Nystagmus, Mental debil, Fundi o. B.	Typisch	—
BUCHANAN et al., 1965 Case 4	4 Monate M —	7 Jahre	Reizbar, Opistotonus, Kopfvergrößerung. Konnte nie selbst essen	Typisch	—
CANAVAN, 1931	3 Monate M +	1⅓ Jahre	Kopfvergrößerung, Opticusatrophie, Retardation, nie Kopf gehalten. Horizontalnystagmus	Typisch	blaß, blond, wie viele
EISELSBERG, 1937	4 Monate M +	7 Monate	Epilepsie, Rigor, Opistotonus	Typisch	—
GABURRO et al., 1965	1 Std W +	3 Tage	Wenig fetale Bewegungen. Atonie, Atemlähmung	± typisch. Subcorticale Spongiose. Alzheimer-II-Zellen?	—

Tabelle 15 (Fortsetzung)

Autor, Jahr Fall	Erkr.-Alter Geschlecht Heredität	Sterbe- alter	Klinik	Pathologie	Spezielle Untersuchungen
GLOBUS et al., 1928	? W —	—	Epilepsie, Rigor	Typisch	—
JERVIS, 1967 (Mittlg. an VAN BOGAERT)	3 Monate W —	6 Jahre	Unfähig, Kopf zu heben, Kopfvergrößerung, Stra- bismus, Quadriplegie	Typisch	—
JERVIS, 1954	4 Monate W +		Indifferent, Hypertonie, Reflexe gesteigert, Retar- dation, Opistotonus	Typisch	—
JERVIS, 1942	4 Monate ? —	2¾ Jahre	Stillstand, Apathie, Muskel- hypertonie, Rigor, Reflexe	Typisch	—
JERVIS, 1942	5 Monate +	1 Jahr 5 Monate	Indifferent, Tonus erhöht, allmähliche Progredienz	Typisch	—
MEYER, 1950 Breuer	6 Monate W —	10 Monate	Kopfvergrößerung, keine Fix. Hypotonie, keine Opti- cusatrophie, Turgor schlaff	Typisch	—
MEYER, 1950 Strass	W	2 Jahre	Unbekannt	Typisch	—
RICHARDSON 1967, ref. bei VAN BOGAERT	? +	1¼ Jahre	Cerebelläre Zeichen	Angeblich typisch	—
RICHARDSON 1967, ref. bei VAN BOGAERT	M +	3 Jahre 5 Monate	wohl typisch	Typisch	—
SACKS et al., 1965	2 Tage M +	5 Tage	Lethargie, keine Bewegun- gen, Hypotonie	Keine Vacuolen in grauer Substanz	Ca. ++ Leber-Ca ++ Cu + Fe +

SACKS et al., 1965	2 Tage M +	5 Tage	Wie oben	Retina: Vacuolen, sonst wie oben	Wie oben
SUZUKI, 1968	5 Monate W —	1 Jahr 8 Monate	Fixiert nichts, Kopfvergrößerung, läßt Kopf hängen, Tonus gesteigert	Typisch	—
ZU RHEIN, 1960	2 Monate W +		Reflexe gesteigert	Typisch	Harnstofftherapie, kein Erfolg
HOGAN u. RICHARDSON, 1965			Irisch-amerikan. Abstammung		
HENN et al., 1965	Geburt W —	5 Monate	Immer verkrampft, Strabismus, Makrokranie, tetraspastisch	Typisch, auch etwas sudanophiler Abbau	—
KALKMANN et al., 1966 Fall 1	10 Wochen M +	6 Monate	Dyspepsie, tonisch-klonische Anfälle, Sensorium getrübt, Tod an Pneumonie	Typisch, aber keine Alzheimer-II-Glia-Zellen. Sudanophiler Abbau in lat. ob. Ventrikelecke	—
KALKMANN et al., 1966 Fall 2	8 Wochen M +	5 Monate	Tonisch-klonische Anfälle, Schlafsucht, Tremor	Wie oben	—
KALKMANN et al., 1966 Fall 3	Geburt W —	10 Wochen	Trinkschwach, Muskelhypotonie	Wie oben. Bemarkung normal	EM
KAMOSHITA et al., 1967	3 Monate M —	4 Jahre	Depression, Tetraspastizität, Kopfwachstum	Typisch. Außerdem Hydrocephalus und Anschwellung d. Axone zu splenoid bodies	—
SCHENK et al., 1965	Geburt ?	2 Monate	Gelbsucht, keine psych. Entwicklung	Lebercirrhose, Status spongiosus. Glia?	—

Alexandersche Leukodystrophie

Tabelle 16. *Fallübersicht*

Autor, Jahr, Fall, Krankheitsbezeichnung	Erkr.-Alter Geschlecht Fam.	Krankheitsdauer	Hauptsymptome und Zeichen (klinisch)	Hauptbefunde	Spezielle Untersuchungen
ALEXANDER, 1949 Progressive fibrinoid degeneration of fibrous astrocytes	7 Monate M —	9 Monate	Frühgeburt. Größenzunahme des Kopfes ab 7 Monaten. Schwerer mot. Entwicklungsrückstand. Jackson ante mortem	Hydrocephalus int. Hirngew. 1210 g. Großes Cavum septi pell. Geringe Entmarkung. „Rod sloped hyaline bodies" perivasculär, subpial u. subependymal	Histochemie
CROME, 1953 „Megalencephaly, ass. with Hyaline Pan Neuropathy"	4 Monate? M Geburt?	1 Jahr 11 Monate	Von Anfang an Entwickl.stillstand. 4monatig: Krampfanfälle, Rigor, Opistotonus	Hirngew. 1520 g. Hydroceph. int. Weit offenes Cavum septi pell. Weiße Substanz sehr weich, „hyaline Körper" wie beschrieben	Histochemie
WOHLWILL et al., 1959 „Dysmyelinating Leucodystrophy"	Geburt M +	2¾ Jahre	Von Geburt an großer Kopf, extr. Entwicklungsrückstand Schwäche re. Arm, Erbrechen, † an respirat. Infekt	Hirngew. 1690 g. Weiche weiße Substanz. Hochgradige unscharf begrenzte Entmarkung	Histochemie
VOGEL et al., 1961 „Leucodystr. with diffuse Rosenthal fibre formations"	7 Jahre?	6 Jahre	Allmählich prog. Parese d. unt. Extr., später Tetraparese bei gut erhaltenem Intellekt. Erblindung, Stauungspapillen	Hirngew. 990 g! Körperchen wie beschrieben. Mäßige allgem. Reduktion der Markscheiden	—
FRIEDE, R. L., 1964 „Alexanders disease"	4 Monate M —	1½ Jahre	Krämpfe im Anschluß an Polioimpfung, werden zu chron. Anfallsleiden	Hirngew. 1150 g. Extrem weiche weiße Subst. Hochgrad. Entmarkung mit Max. frontal. Körperchen wie beschrieben	Histochemie
SCHOCHET et al., 1968 „Alexanders disease"	Geburt W	8 Monate	Frühgeb. Hochgrad. Entwicklungsverzögerung. Ab 4 Monaten rasche Größenzunahme des Kopfes. Krämpfe	Hirngew. 780 g (soll 714). Weiche weiße Subst. „Wenig Myelin". Die erwähnten Körperchen	EM, Histochemie. Röntgenfluorescenzspektroskopie
STEVENSON, L., VOGEL, F. S., 1952	5 Monate M —	7 Jahre	Allm. chron. Progredienz	Typisch. Rosenthalfasern bes. perivasculär	—

Verzeichnis der Schemata, Tabellen und Abbildungen

Schemata

Tabellen

Farbtafel

Schwarzweiß-Abbildungen

Liquor bei ML 21, 22, 39, 40
— bei SL mit Angiomatose der Meningen 80
— bei SSLE 2
Liquorzellsediment nach Kistler und Bischoff
  37 f., 194
Lowesche Krankheit 108 f.
Luxol-fast-blue-Färbung 4
Lysosomen 30

MA-DS s. Addisonsche Krankheit
  kombiniert mit diffuser Sklerose
Makrocephalie bei Alexanderscher Krankheit
  96
Makroglia, gemästete, bei Krabbescher
  Krankheit 48
—, bei ML 17
—, bei SSLE 103
Marchi-Färbung 8, 11
— bei ML 35
— bei PMK 86
Markbildung, fehlerhafte 12
Markinseln bei PMK 85, 87, 199
Marklager bei ML 23, 192
Markscheiden 2, 3, 4, 5, 7, 190
— bei Krabbescher Krankheit 48, 49, 51
— bei MA-DS 70
— bei ML 23, 30, 31 f., 33 f., 186
—, molekularer Aufbau 4
— bei PMK 85, 86, 87, 199
— bei SL 58, 64
— bei SpD 90
— bei SSLE 102
Markscheidenovoide 8
Markscheidenperiodik bei ML 29; s. auch
  Periodik
Markscheidenuntergangsfiguren 8
Masernvirus bei SSLE 11, 103
Melanodermie s. Hautpigmentierung
Metachromasie 15, 27 f., 29, 110, 186
— bei SL 69
Metachromatische Leukodystrophie (ML) 2,
  11, 15 ff., 105, 110, 186, 191 ff.
—, Chemie 31 f., 105
—, Elektronenmikroskopie 29 f.
—, Heredität 20, 37
—, Histochemie 27 f., 147
—, Kasuistik 16 ff., 136 ff., 146
—, Klassifikation 80, 99, 100
—, pathologische Anatomie 22 ff.
—, sudanophiler Abbau 35 f.
— beim Tier 36
—, Verlauf 20 f.
—, Variante 29, 37 ff., 145, 192 f.
Mikrocephalie bei PMK 48
Mikroglia 9
— bei Krabbescher Krankheit 48
— bei ML 17, 23, 34

Mitochondrien bei ML 30
ML s. metachromatische Leukodystrophie
Morbus Addison s. Addisonsche Krankheit
MS s. multiple Sklerose
Mucopolysaccharide bei ML 40
Mucopolysaccharidose 105, 107
multiple Sklerose (MS) 1, 11, 56, 68, 70,
  99, 101 f., 110
— und endokrine Erkrankung 79
—, Forschung 110
—, Plaques 1, 2, 14
—, kindliche 101 f.
—, Literatur 131
— und MA-DS 68, 70
— und SL 78, 79
Myelin 4, 135
— bei ML 31 f.
Myelinabbau bei MA-DS 70
Myelination s. Bemarkung
Myelinationsgliose 7, 190
Myelinfärbungen 8, 11 f.
Myelinisation s. Bemarkung.
Myelinoklasie bei SL 59, 67, 72

Nebennieren bei Anencephalie 71
— bei MA-DS 69
— bei PMK 86
— bei SL 72, 198
Nebennierenrindenatrophie 100, 110
Nerven, periphere, s. periphere Nerven
Nervenbiopsien bei ML 16, 22, 29, 33, 35,
  38, 186
Nervenleitgeschwindigkeit bei ML 22, 25
Nervensystem, peripheres, s. peripheres
  Nervensystem
Neuraminsäure 10
— bei ML 31
Niemann-Picksche Krankheit 30, 105, 107
Niere bei ML 26 f., 31, 32
Nucleus dentatus bei amaurotischer Idiotie
  (Tay-Sachs) 25, 191
— bei ML 24, 191
Nystagmus bei PMK 84

Ödem 3, 12 f., 110, 111
— bei PMK 85
— bei SpD 92
Ödemkrankheit s. Spongiöse Degeneration
Ödemnekrose 13
Oligodendroglia 2, 3, 7, 9
— bei Alexanderscher Krankheit 97
— bei Krabbescher Krankheit 48
— bei ML 23, 30, 33, 34
— bei PMK 85 ff.
— bei SL 64 f.
— bei SpD 97
Orthochromatische Abbaustoffe 58, 186
OTAN-Methode 11

Bildteil

I—III. Metachromatische Leukodystrophie

I. Peripherer Nerv. — Saures Kresylviolett nach Hirsch u. Peiffer ($\times$ 350). Markscheiden orthochromatisch (violett). Speichermaterial in braunen (= metachromatischen) Ballen, z. T. eindeutig in perivasculären Histiocyten, z. T. in Beziehung zu Markscheiden (J. Nr. 2726, Fall 2)

II. Gleicher Fall, gleiche Färbung. Abschnitt aus Capsula interna. Weitgehender Strukturverlust. Einzelne Ballen von braun-metachromatischem (Speichermaterial ($\times$ 100)

III. Abschnitt aus Balken (J. Nr. 2792, Fall 7). Holländers 2. Methode mit Trypaflavin ($\times$ 350). Speichermaterial rot. Die Zellen, welche es enthalten, sind in Reihen angeordnet, andere liegen perivasculär. Diese Technik erlaubt das Erkennen von mehr Details. Nicht zu verwechseln mit Sudanfärbung, die bei dieser Krankheit negativ ausfällt

IV. Leukodystrophie Typ Krabbe

Pakete von Globoidzellen (mehrkernig) und „Epitheloidzellen" (einkernig). Sie sind vollgepfropft mit einem PAS-positiven Material. In einzelnen Zellen liegt dieses Material ganz locker. Beim Paket rechts Mitte ist die perivasculäre Lage eindeutig erkennbar. (PAS-Färbung, $\times$ 650, J. Nr. L. 2210, Fall 14)

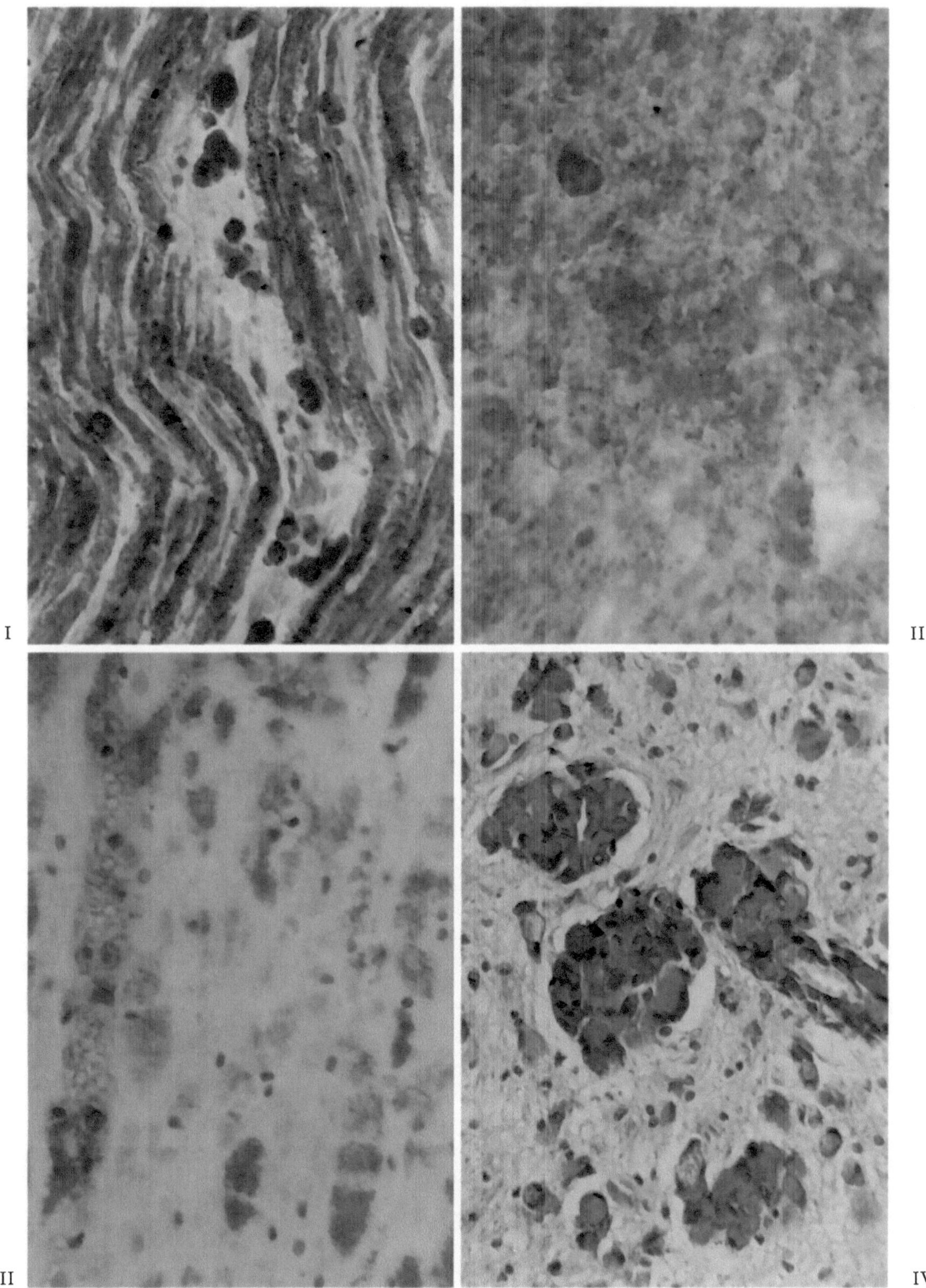

Abb. 1—3. Zum Ablauf der Bemarkung und der Markscheidenzerstörung

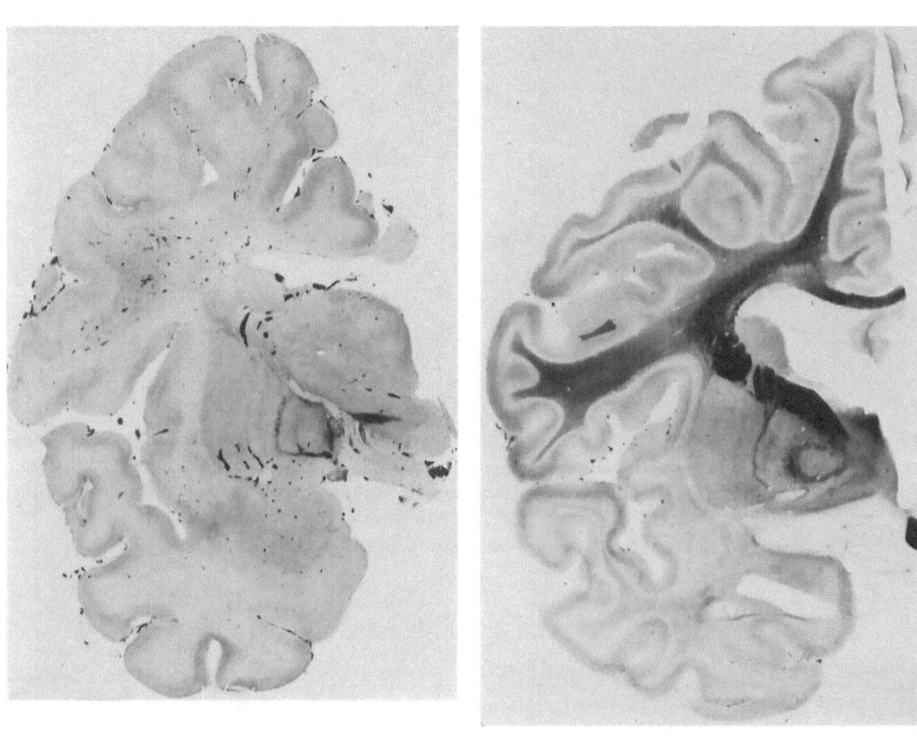

a   b

Abb. 1 a u. b. *Normalbefunde:* (Markscheidenfärbung nach Loyez, × 1,5). a Bemarkung zum Zeitpunkt der Geburt. b Bemarkung im Alter von 6 Monaten. Zu beachten: Rückstand der Bemarkung im Temporallappen im Vergleich zum Stirnhirn. Commissura anterior noch nicht bemarkt

190

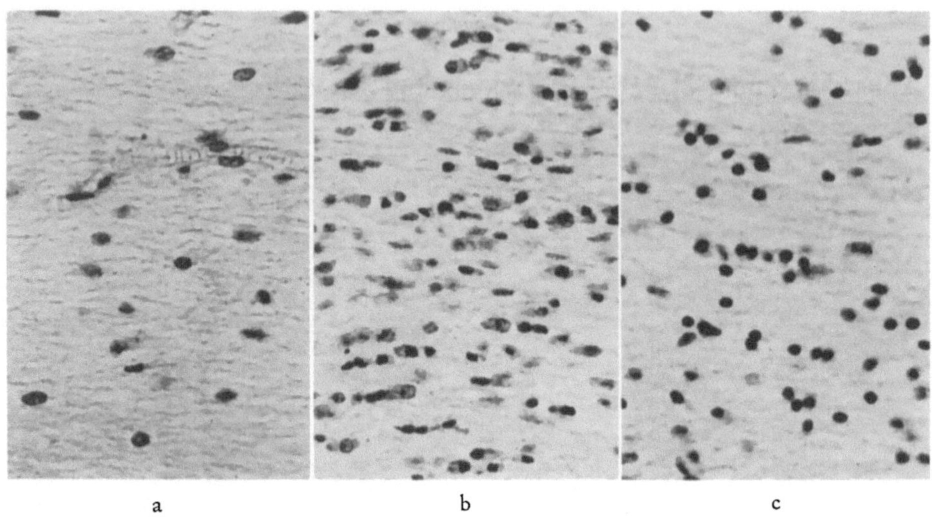

a   b   c

Abb. 2 a—c. *Normalbefunde:* (Corpus callosum, Nissl, $\times$ 350). a Vor Bemarkung (Neugeborenes, J. Nr. 3335). b Während Bemarkung (4¹/₂ Monate alt, J. Nr. 3775). c Nach abgeschlossener Bemarkung (3¹/₂ Jahre, J. Nr. 3553). Man beachte die lockere Struktur der vermehrten Gliakerne während der „Myelinationsgliose" (b)

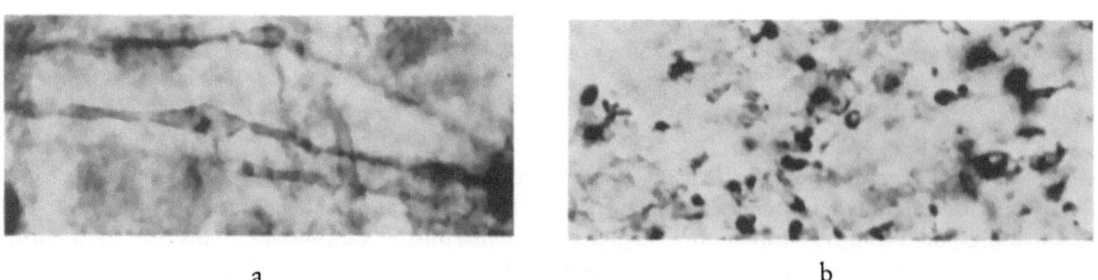

a   b

Abb. 3 a u. b. *Markscheiden (650 $\times$).* a Normale in Hirnrinde (Loyez, J. Nr. 3391). b Schwergeschädigte am Rand eines ischämischen Erweichungsherdes (Luxol fast blue, J. Nr. 3674). Auch in a lockere, fast schwammartige Struktur, in b gleichzeitig grobe Anschwellung. In b außerdem völlige Zertrümmerung der Markscheiden in sehr dichte Fragmente

Abb. 4—10. Metachromatische Leukodystrophie

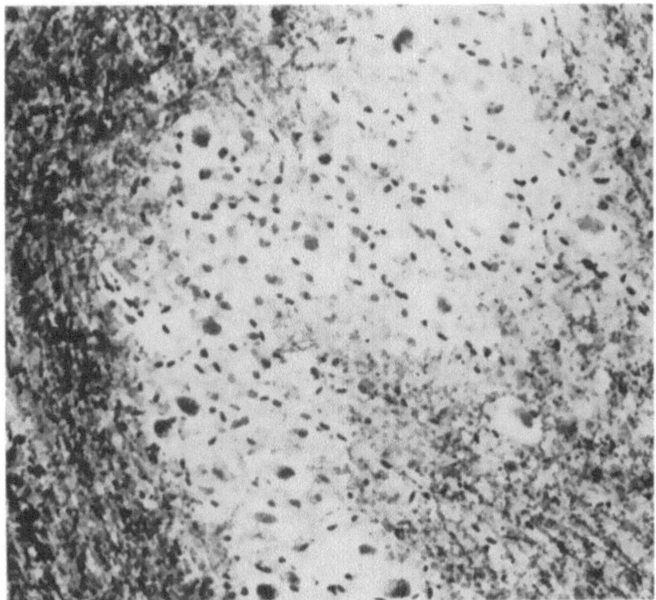

Abb. 4. Fall 2, J. Nr. 2726, Nucleus dentatus: Die noch vorhandenen Ganglienzellen reichern Speichermaterial an (dunkel im Bild). Die meisten sind aber zugrunde gegangen. Im Vergleich zu Abb. 5 ist die Speicherung indessen gering (Luxol-Nissl, × 100)

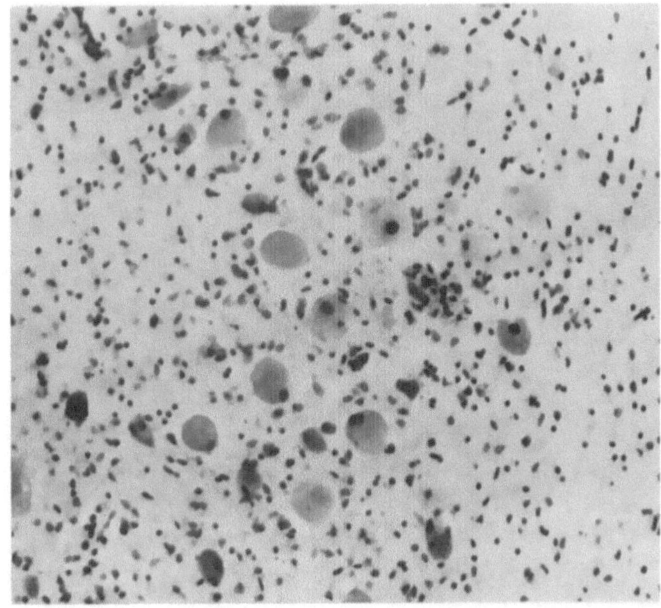

Abb. 5. Tay-Sachssche Krankheit, gleiche Stelle, Vergrößerung und Färbung wie Abb. 4. Die Speicherung führt hier zu einer viel gröberen Verformung der Ganglienzellen als bei ML (J. Nr. 2307), Fall 27

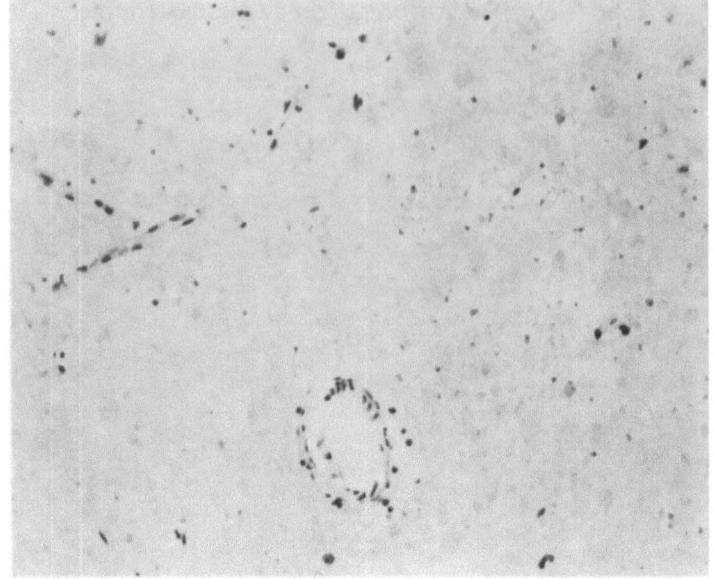

Abb. 6. Fall 2, J. Nr. 2726. Marklager (Nissl, ×100). Fast keine Gliakerne mehr erhalten. (vgl. Abb. 2c)

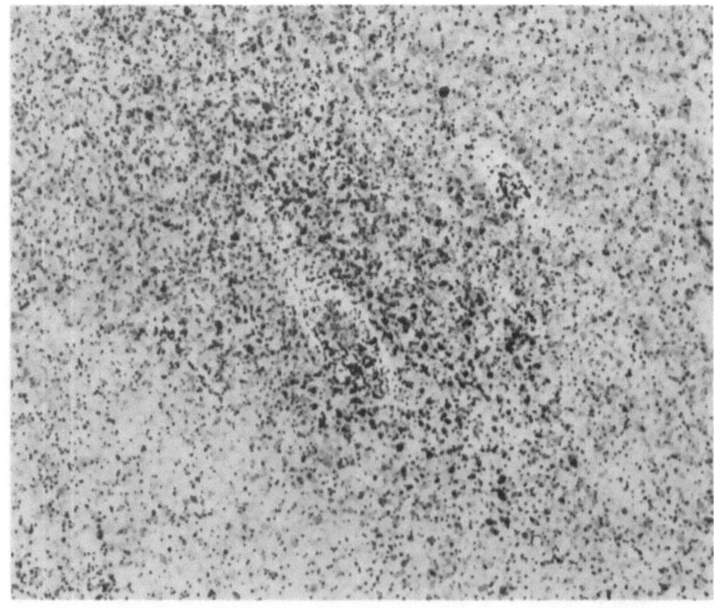

Abb. 7. Fall 7, J. Nr. 2792: Variante der ML mit Beziehung zum Gargoylismus. Deutliche Anreicherung der speichernden Gliazellen in Gefäßnähe (Luxol-Nissl, × 50)

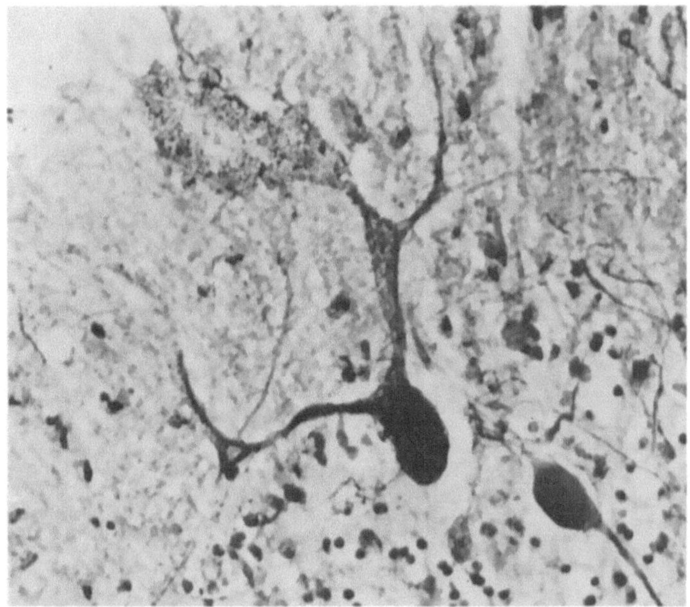

Abb. 8. Fall 7, J. Nr. 2792: Purkinje-Zelle mit Speicherung im Innern der Dendriten. Torpedo-bildung (Bielschowsky, × 350)

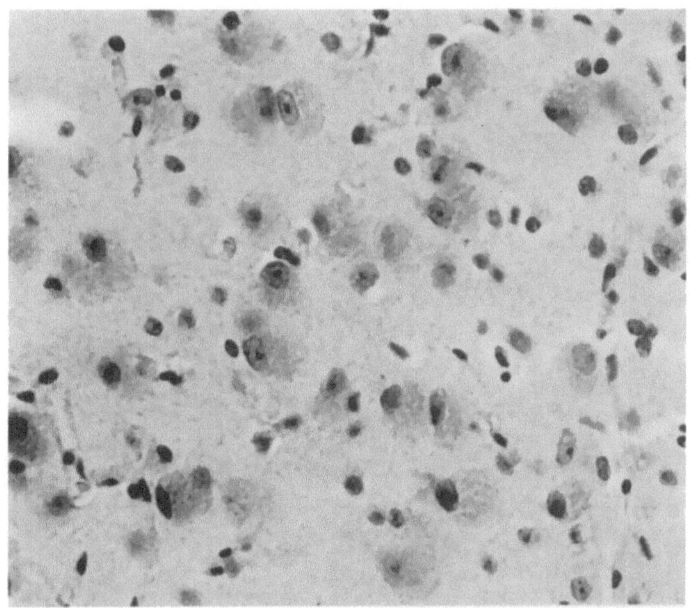

Abb. 9. Gleicher Fall, 4. Schicht der Großhirnrinde. Speicherung in Ganglienzellen (Nissl-Luxol, × 350)

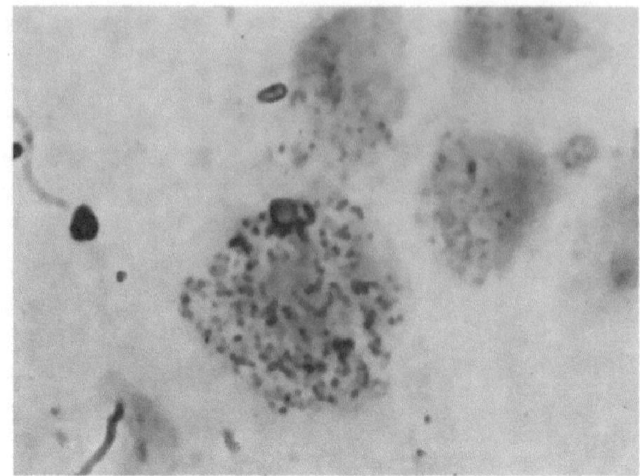

Abb. 10. Liquorsediment Fall 7 (Technik nach Kistler u. Bischoff, ×1400). Bräunliche Granula in Reticulum-Zelle

Abb. 11—13. Leukodystrophie Typ Krabbe

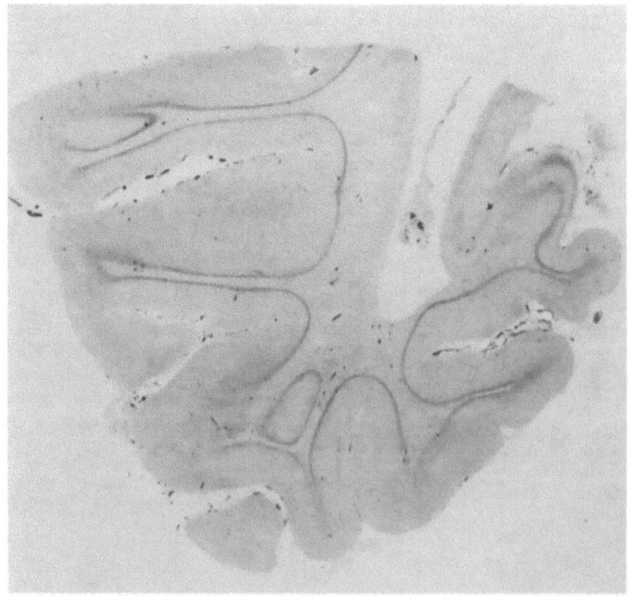

Abb. 11. Occipitalhirn (Markscheidenfärbung nach Loyez, ×1,5). Hochgradige Entmarkung mit Verschonung der U-Fasern. (Fall 13, J. Nr. 3116)

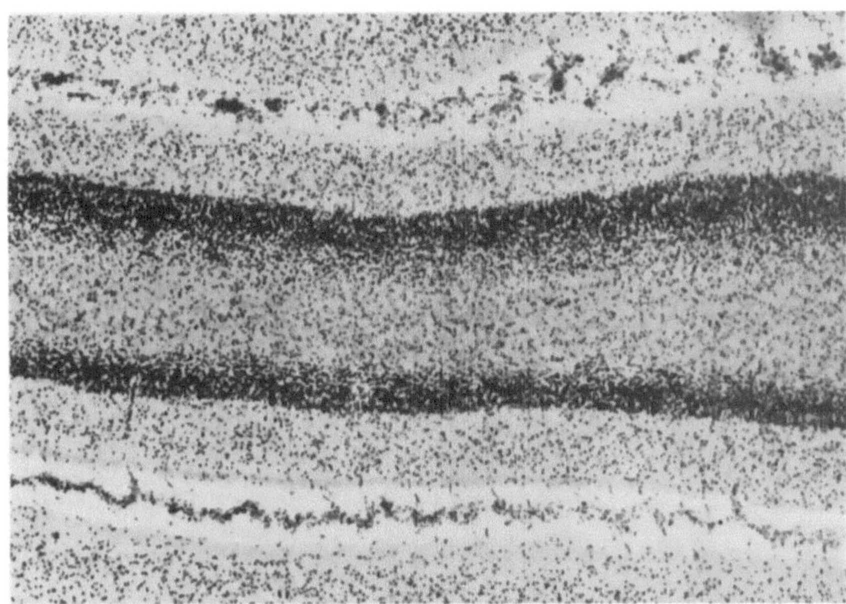

Abb. 12. Kleinhirnrinde (Nissl-Luxol, ×50). Purkinje-Zellen fehlen. Vermehrung der Glia-population in Molekularschicht. (Fall 12, J. Nr. 3525)

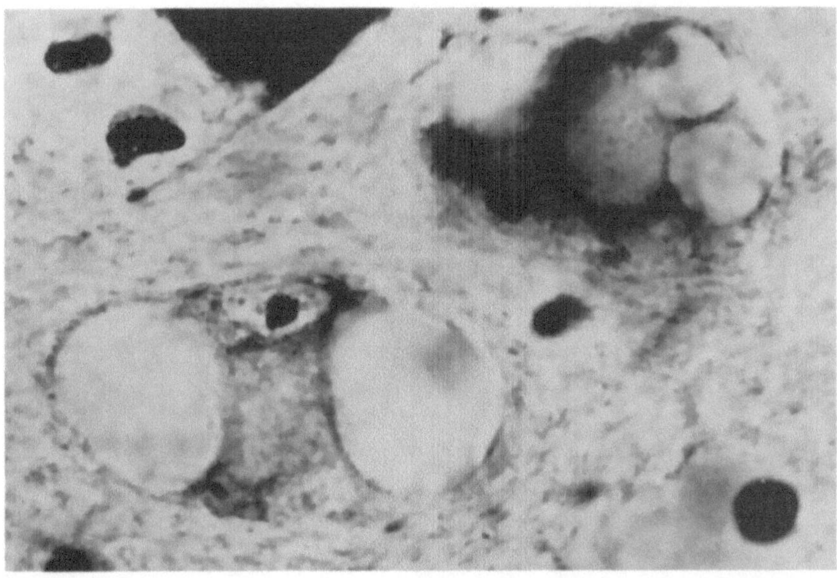

Abb. 13. Ganglienzelle der unteren Olive mit großen cytoplasmatischen Vacuolen (×1400). (Fall 12, J. Nr. 3525)

13*

Abb. 14—19. Sudanophile Leukodystrophie

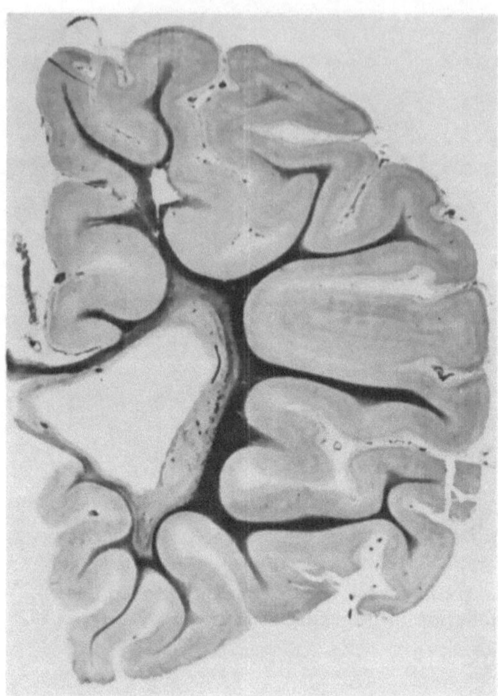

Abb. 14. Konnatale sudanophile Ld: Fall 16, J. Nr. 2583 (Markscheidenfärbung nach Loyez). Schmale Markachsen der Windungen. Entmarkung in Umgebung des Seitenventrikels und an Unterseite des Balkens ($\times$ 2,5)

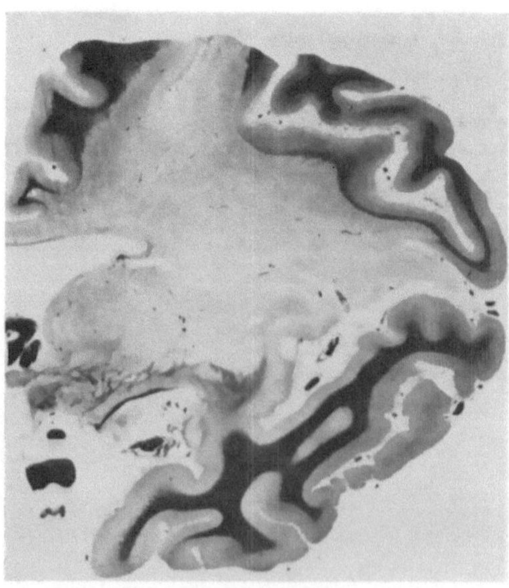

Abb. 15. Sudanophile Ld mit Addisonscher Krankheit: Fall 17, J. Nr. 3391 (Markscheidenfärbung nach Loyez). Zu beachten: Scharfe Begrenzung des Entmarkungsherdes Übergreifen auf graue Substanz, besonders Stammganglien und Rinde. ($\times$ 1,5)

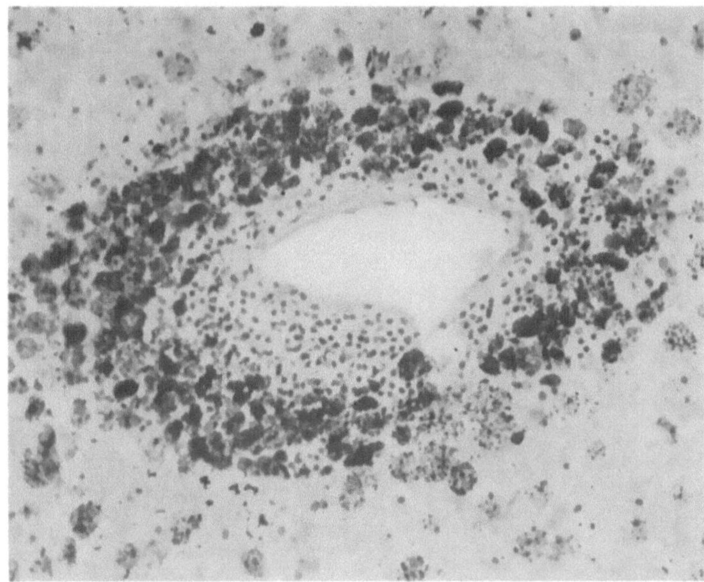

Abb. 16. Gleicher Fall. Perivasculäres Rundzellinfiltrat unmittelbar bei Gefäß, Ansammlung von Fettkörnchenzellen anschließend daran im perivasculären Raum (Sudanfärbung, ×350)

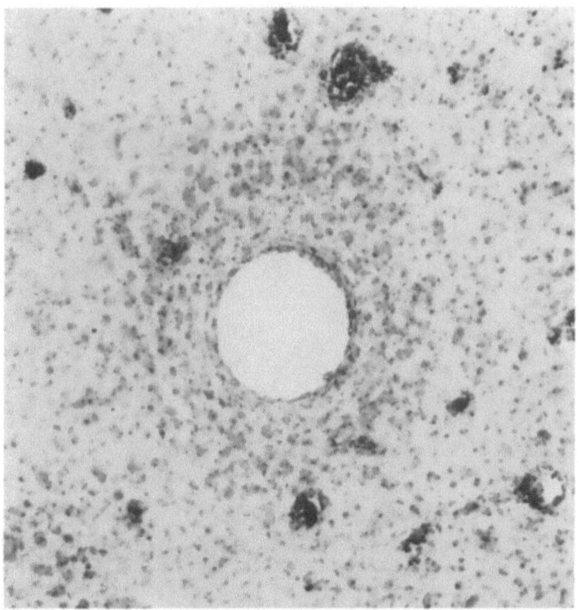

Abb. 17. Gleicher Fall. Anreicherung der im Gewebe verstreuten Fettkörnchenzellen in Gefäßnähe (vgl. auch Abb. 7). (Sudan, ×175)

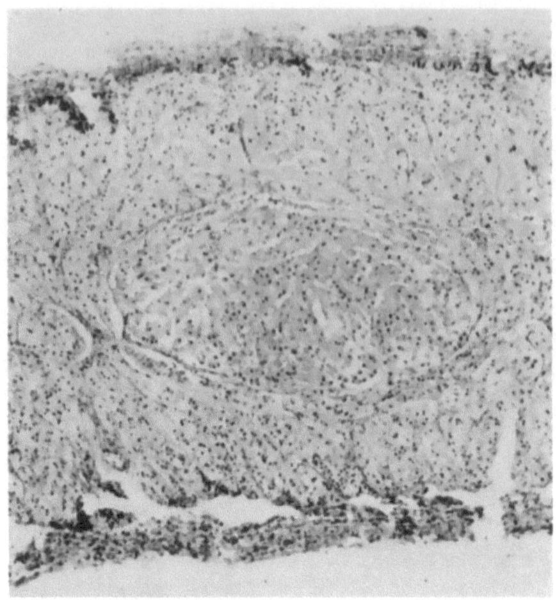

Abb. 18. Fall 19, J. Nr. 2648, Patho-Nr. 1360/62. SL möglicherweise in Beziehung zu Nebennierenkrankheit: Nebennierenrindenknoten (HE, ×50)

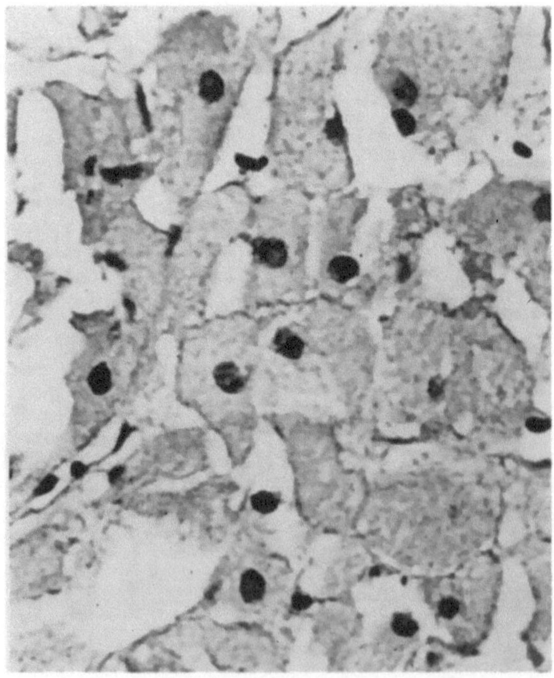

Abb. 19. Idem; Detail aus NNR-Knoten mit großen, eosinophil granuliertem Cytoplasma (HE, ×650)

Abb. 20—22. Pelizaeus-Merzbachersche Krankheit

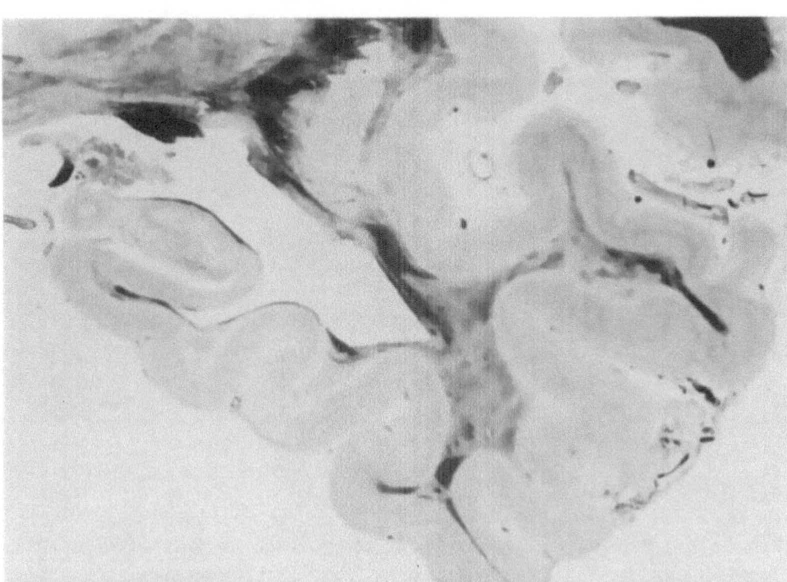

Abb. 20. Fall 21, J. Nr. 3483: Temporallappen (Markscheidenfärbung nach Loyez). Diffuse, unvollständige Entmarkung mit erhaltenen Markinseln. ($\times$ 2)

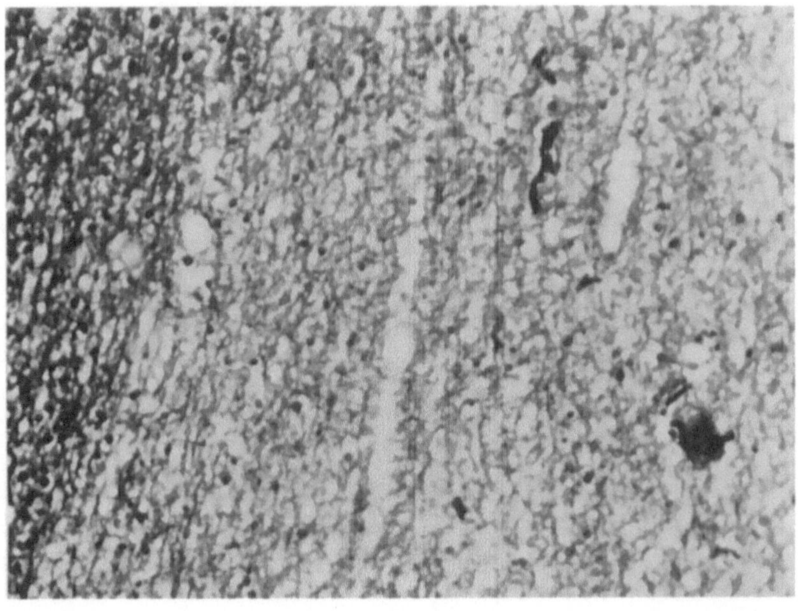

Abb. 21. Gleicher Fall, gleiche Färbung. Rand einer Markinsel (links, rechts das Gebiet der diffusen Entmarkung). Die Markscheiden scheinen hier durch runde, klare Hohlräume auseinandergedrängt. ($\times$ 100)

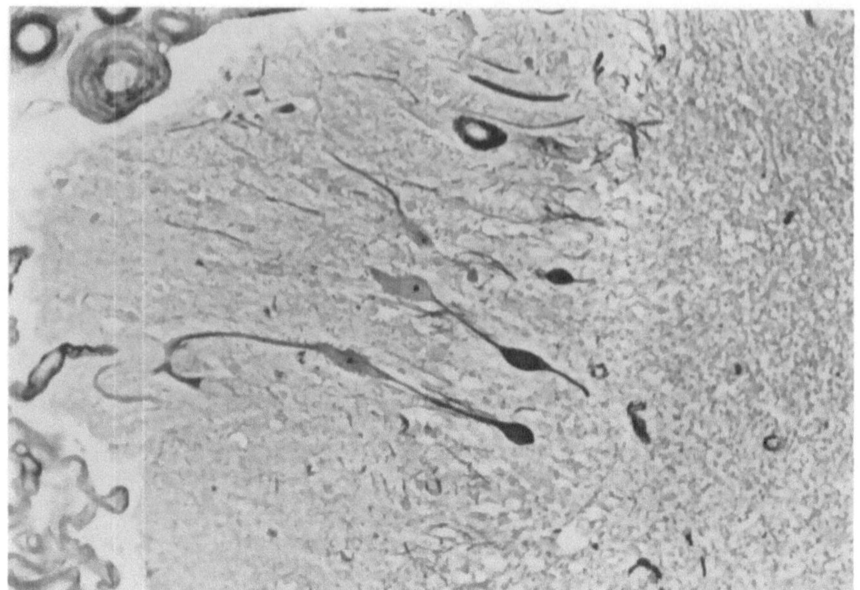

Abb. 22. Gleicher Fall. Atrophische Kleinhirnrinde (Holmes' Achsenzylinderfärbung). In Bildmitte 2 Achsenzylinderschwellungen („Torpedos"), oben und unten anschließend leere Körbe. (× 100)

Abb. 23—27. Spongiöse Degeneration der weißen Hirnsubstanz

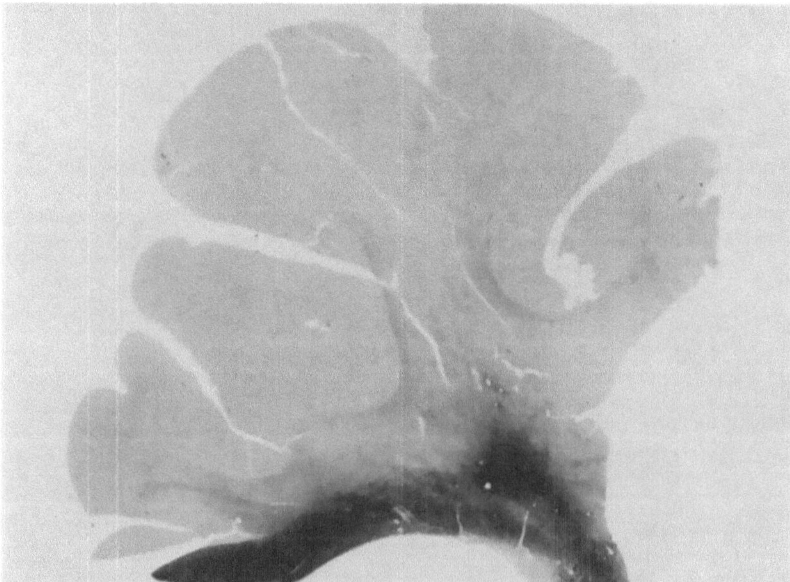

Abb. 23. Fall 22, J. Nr. L 276. Balken und Fissura mediana frontal (Spielmeyers Markscheidenfärbung, ×2). Typische Verteilung der Entmarkung. Markscheiden im Balken ordentlich und in Ventrikelnähe erhalten. In Rindennähe stärkere Entmarkung

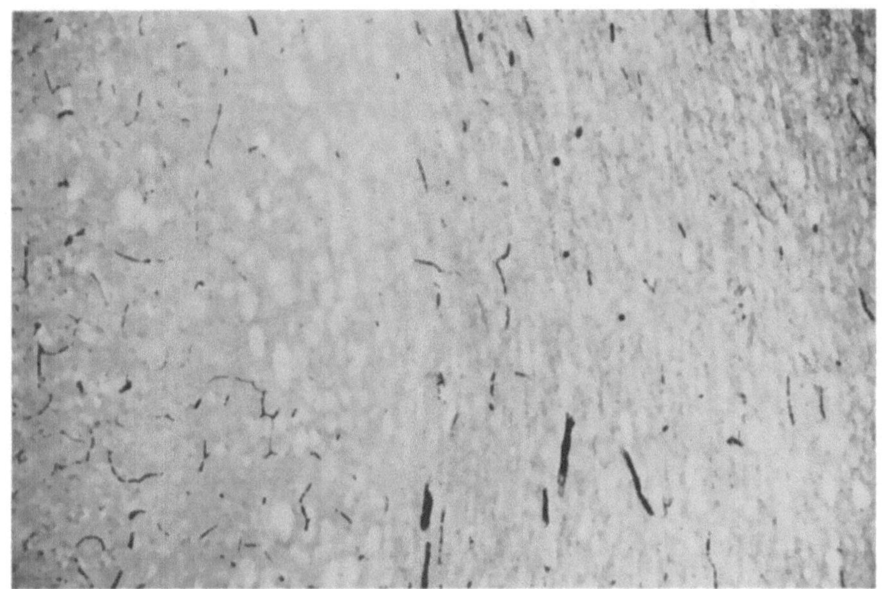

Abb. 24. Gleicher Fall, gleiche Färbung. Status spongiosus an Mark-Rinden-Grenze (Rinde links, Mark rechts). (×50)

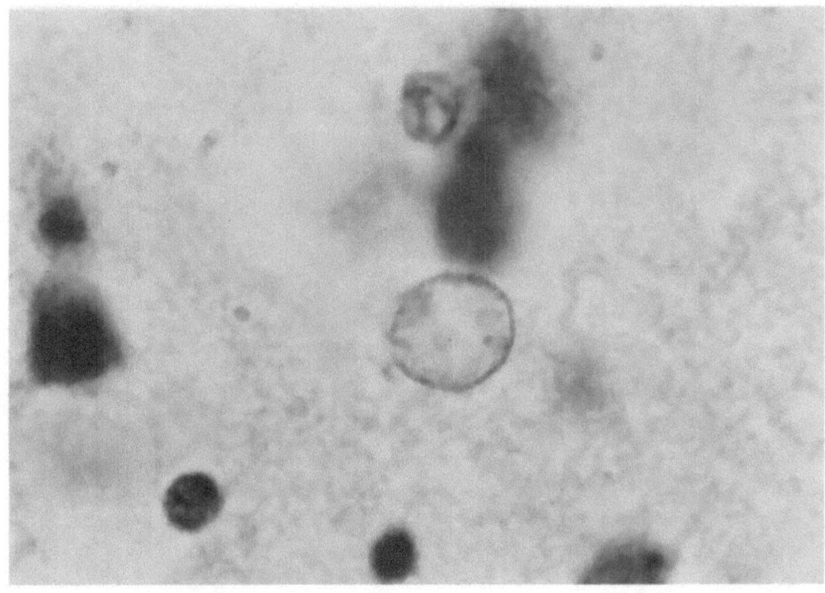

Abb. 25. Gleicher Fall, Nissl-Färbung. Alzheimer-II-Glia. Aufgetriebene Astrocyten mit zum Rand verdrängtem Chromatin (Ölimmersion, ×1400)

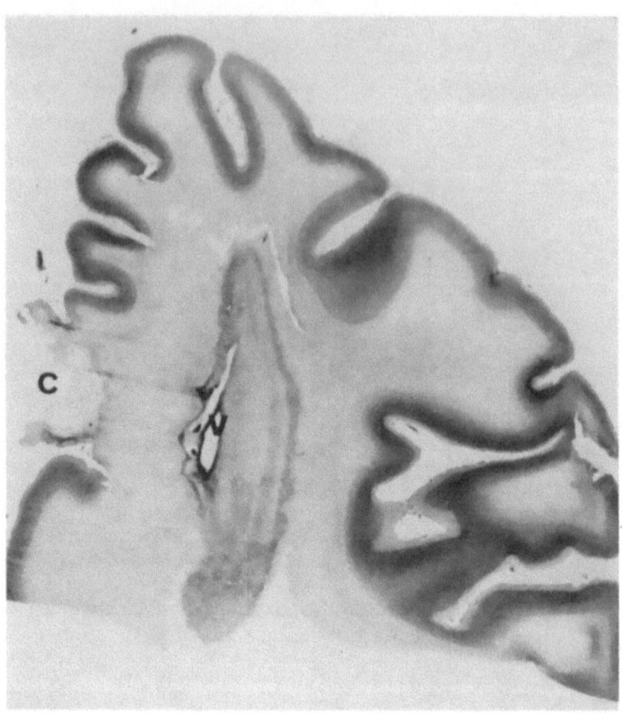

Abb. 26. Fall 23, J. Nr. 2717 (Markscheidenfärbung nach Loyez, ~×2). Praktisch vollständige Entmarkung. Markscheidenreste ausschließlich in einer Glialeiste, die an die Vorderhornspitze des Seitenventrikels anschließt. (*C* Corpus callosum; *V* Vorderhorn des Seitenventrikels)

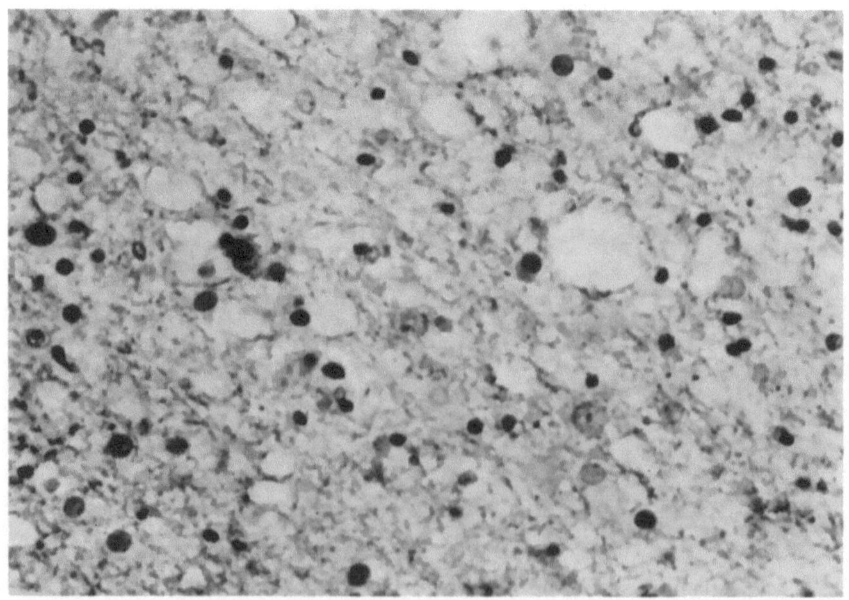

Abb. 27. Gleicher Fall. Status spongiosus, Luxol-Nissl, keine Alzheimer-II-Glia (Markscheidenfärbung, ×350)